PORZELLAN ALCHIMIE + kunst

NYMPHENBURGER

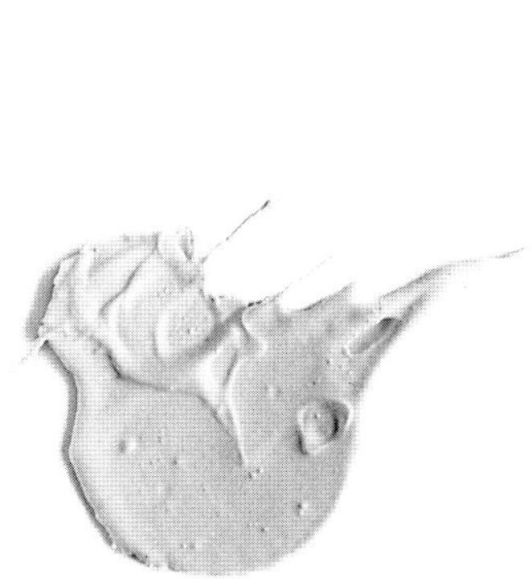

Fotografien von Raffaella und Manuel Schnell

Grusswort

Im Jahre 1747 gründete Kurfürst Max III. Joseph von Bayern in der Hofmark Neudeck in der Au bei München die kurfürstliche Porzellan-Manufaktur. Acht Jahre später erteilte sein pfälzischer Vetter, Kurfürst Carl Theodor, das Privileg für den Betreiber der Frankenthaler Porzellan-Manufaktur. Seit dieser Zeit spielt das Porzellan für unsere Familie eine wichtige Rolle. Die beiden Manufakturen wurden dann im Jahre 1800 in Nymphenburg vereinigt. Der Wittelsbacher Ausgleichsfonds hat 1975 den Betrieb der Porzellan-Manufaktur in Eigenregie übernommen und deshalb fühlen sich mein Haus und auch ich persönlich dem künstlerischen Anspruch, der dort gepflegt wird, besonders verpflichtet.
Ich freue mich über das Buch „Porzellan, Alchimie und Kunst", weil es nicht zuletzt auch die Zeitlosigkeit und bleibende Schönheit Nymphenburger Porzellans und seiner Herstellung zeigt und in diesem Sinne auch die jüngere Generation ansprechen wird.

Schloß Nymphenburg im Oktober 1998

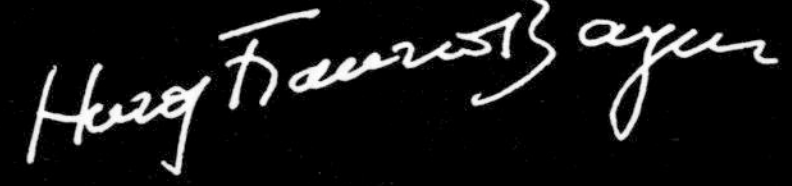

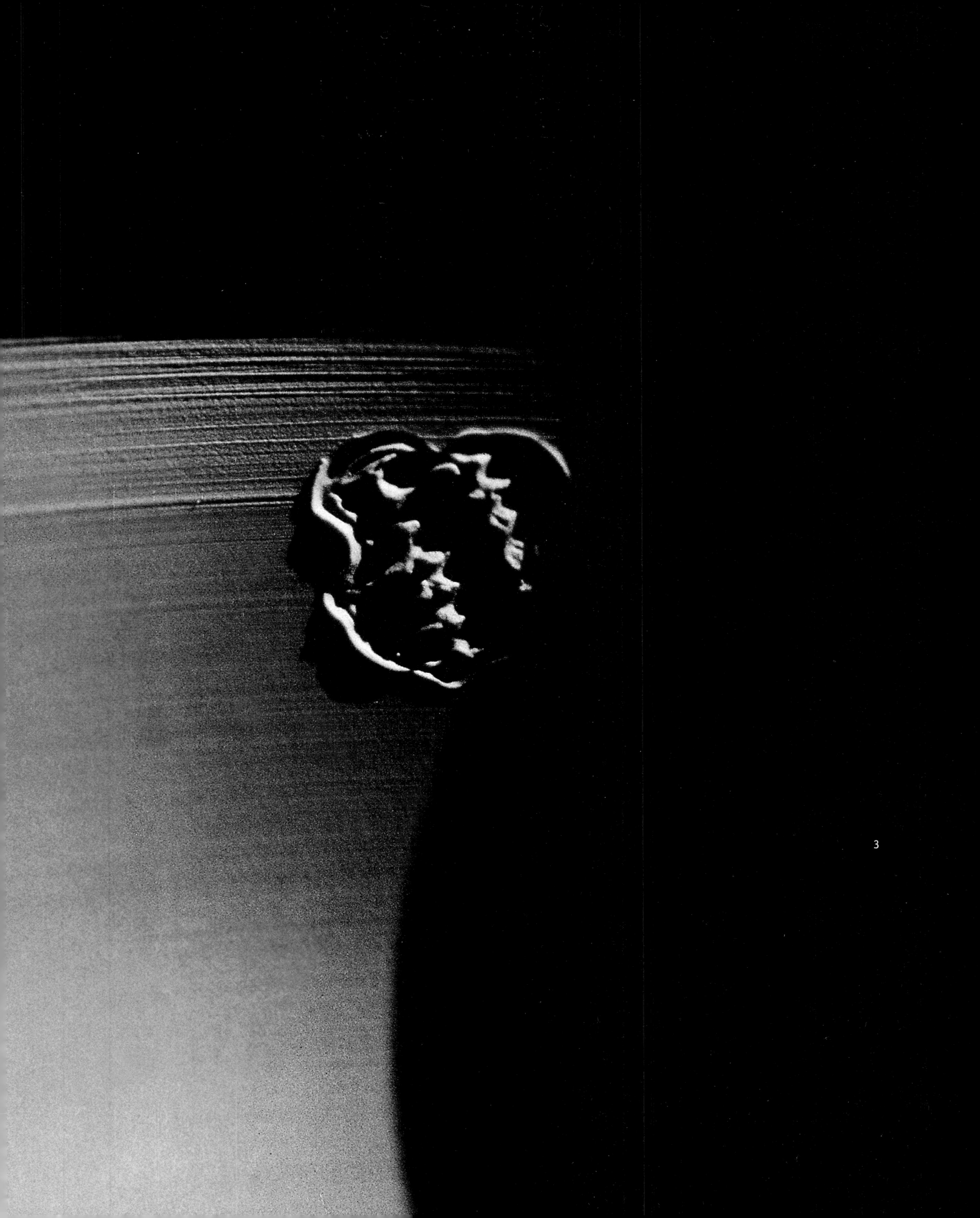

Denkwürdige Zeiten oder „Mehr Schein als Sein“.

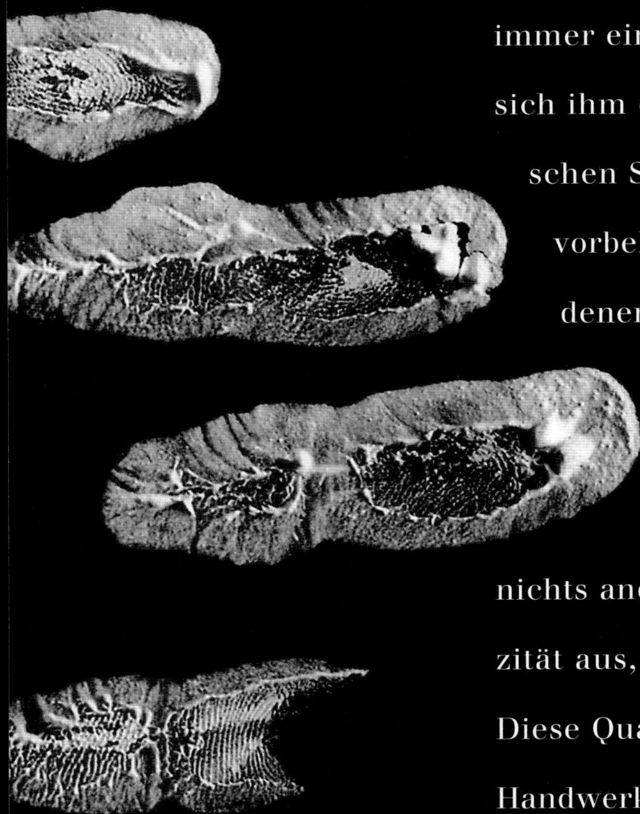

Gewiß, für den halbwegs aufmerksamen Beobachter ergibt sich immer ein denkwürdiges Bild, wenn er auf die Jahre blickt, die sich ihm erschließen. Und was wirklich richtig an seiner kritischen Schau ist, diese Bewertung bleibt den Nachgeborenen vorbehalten. Die Diagnose jedoch, daß wir in Zeiten leben, in denen mehr Schein als Sein zählt, diese Beobachtung könnte durchaus Bestand haben.

Und trotzdem: In dieser Kultur der Mimikry gibt es noch Dinge, die sich auf Vorbilder berufen können, die nichts anderes sind als die eigenen. Sie strahlen eine Authentizität aus, wie sie nur ganz wenigen Dingen mehr zu eigen ist. Diese Qualität, diese Unverwechselbarkeit, rührt u. a. von einer Handwerkskunst her, die ihren Namen noch verdient. Alles, wirklich alles, wird noch per Hand gemacht, nach einer Kunst, die wir in unserem technisierten Zeitalter längst ausgestorben glauben. Diese Dinge haben nicht die Qualität des Reproduzierbaren, also dessen, was den Kern unserer Industriegesellschaft ausmacht. Und mit ihrer wochenlangen Entstehungsdauer passen sie so ganz und gar nicht in unsere schnellebige Zeit. Man begegnet diesen Einzelstücken, auch wenn dies für manche übertrieben klingt, mit einer gewissen Ehrfurcht, zumal wenn ihre Wurzeln weit in die Geschichte zurückreichen ...

INHALT

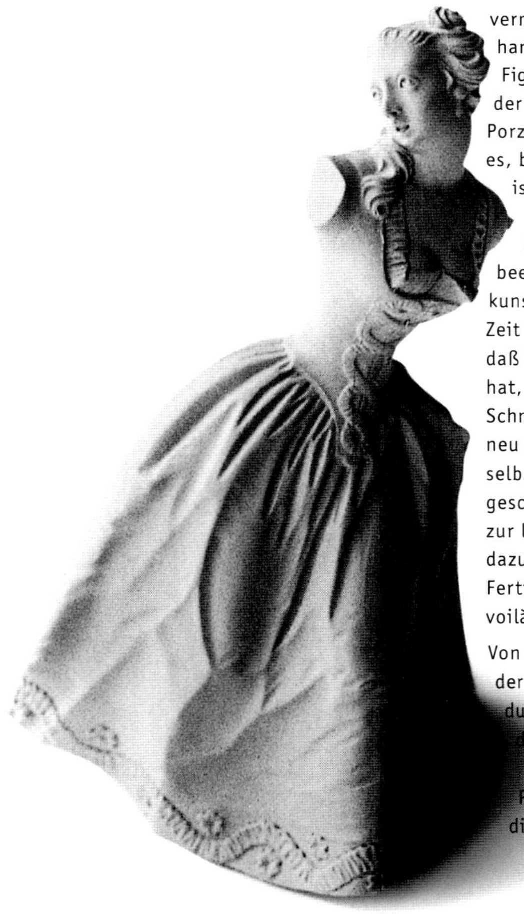

Dieses Buch beleuchtet nicht nur die Geschichte der Porzellan-Manufaktur Nymphenburg. Es vermittelt auch etwas von dem unvorstellbaren handwerklichen Aufwand, der nötig ist, um eine Figur fertigzustellen. Es soll dies an dem Beispiel der „Leda" geschehen, einem Glanzpunkt der Porzellangeschichte. Allein sechs Wochen dauert es, bis die Figur in ihrer vollen Pracht fertiggestellt ist: ein zeitlicher Aufwand, zu dem sich noch viele weitere addieren. Von Franz Anton Bustelli gestaltet, gehört sie zur wahrscheinlich beeindruckendsten Kreation dieser Handwerkskunst: der Gruppe Commedia dell´Arte aus der Zeit um 1760. Gleichsam um zu unterstreichen, daß diese Figur nichts von ihrem Zauber verloren hat, erklärte sich die italienische Haute-Couture Schneiderei „Missoni" bereit, diese Rokokofigur neu zu interpretieren. Und es versteht sich von selbst, daß dies im typischen Missoni-Stil geschah. Die Fotovignetten rechts unten sind zur leichteren Orientierung gedacht. Sie dienen dazu herauszuheben, in welchem Stadium der Fertigstellung die Leda sich gerade befindet, voilà...

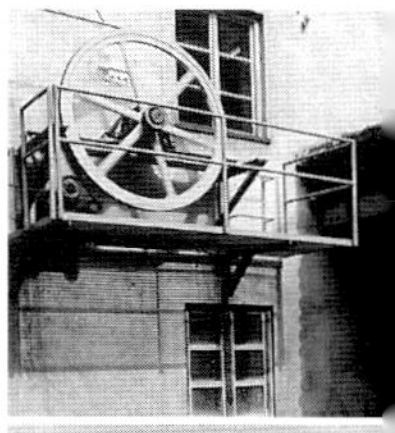

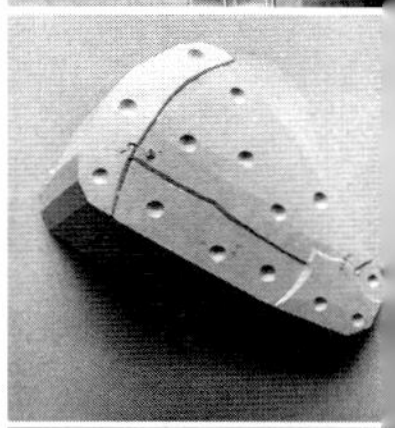

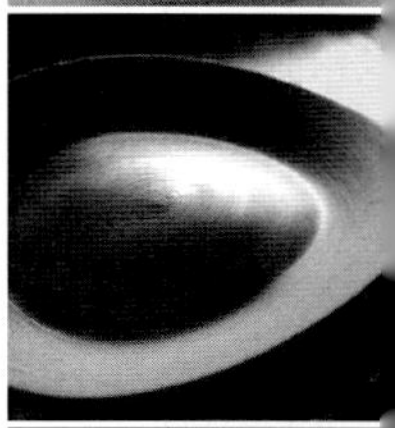

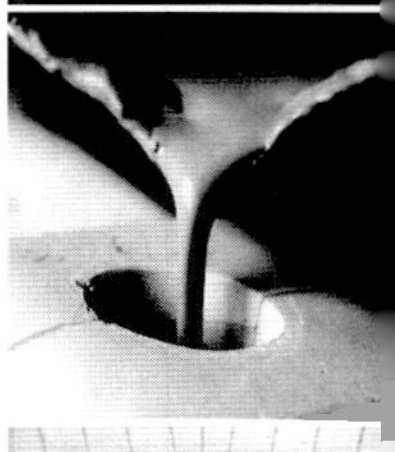

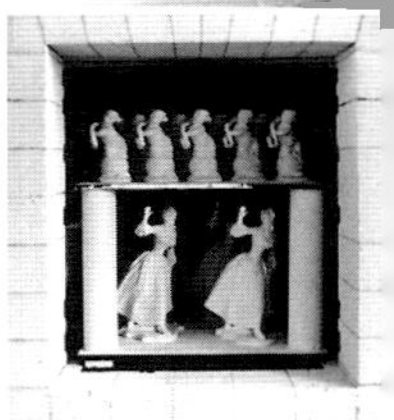

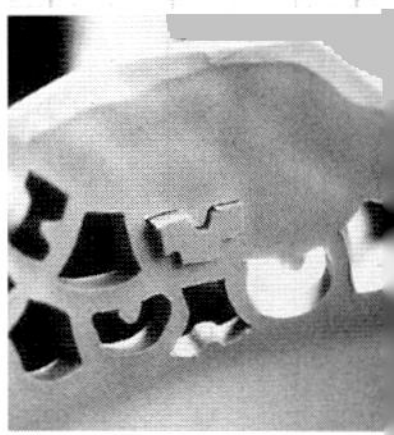

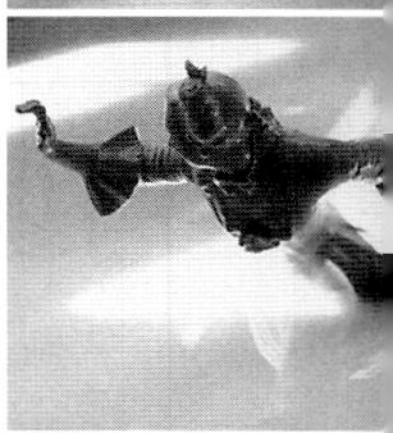

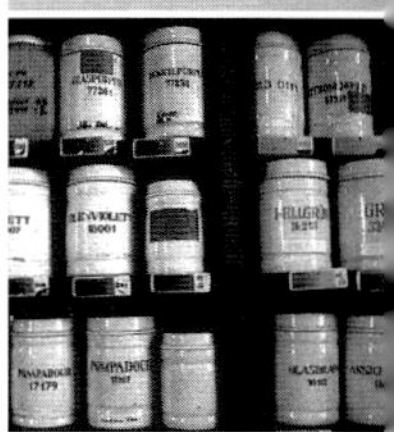

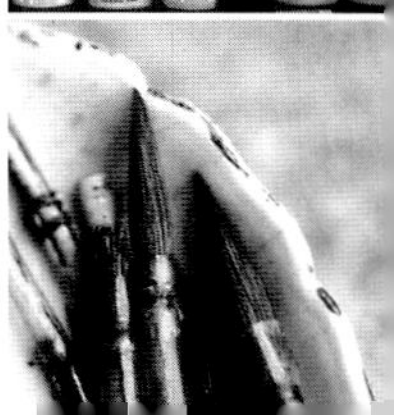

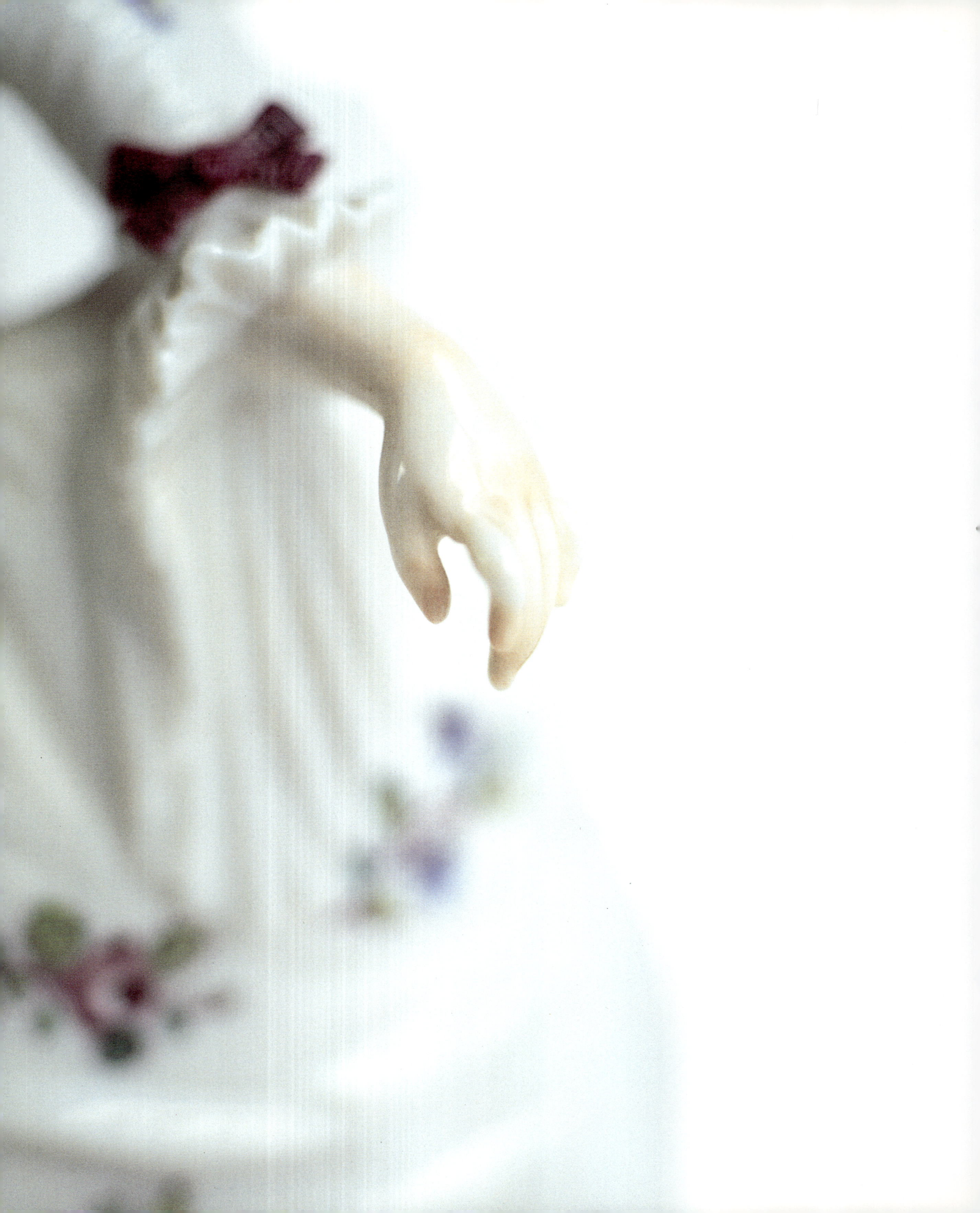

INHALT

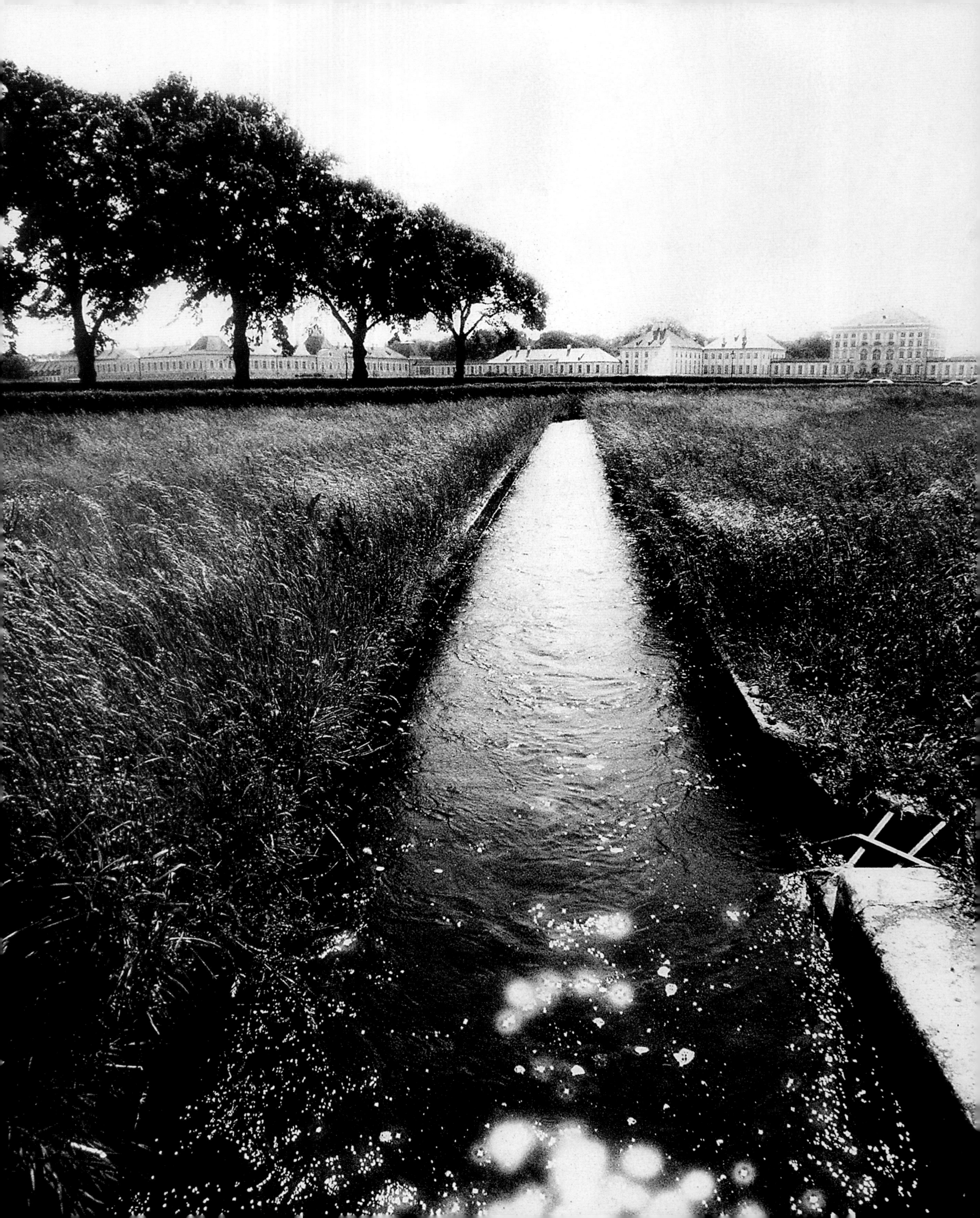

Die Porzellan-Manufaktur Nymphenburg. Ein unverkrampfter Anachronismus

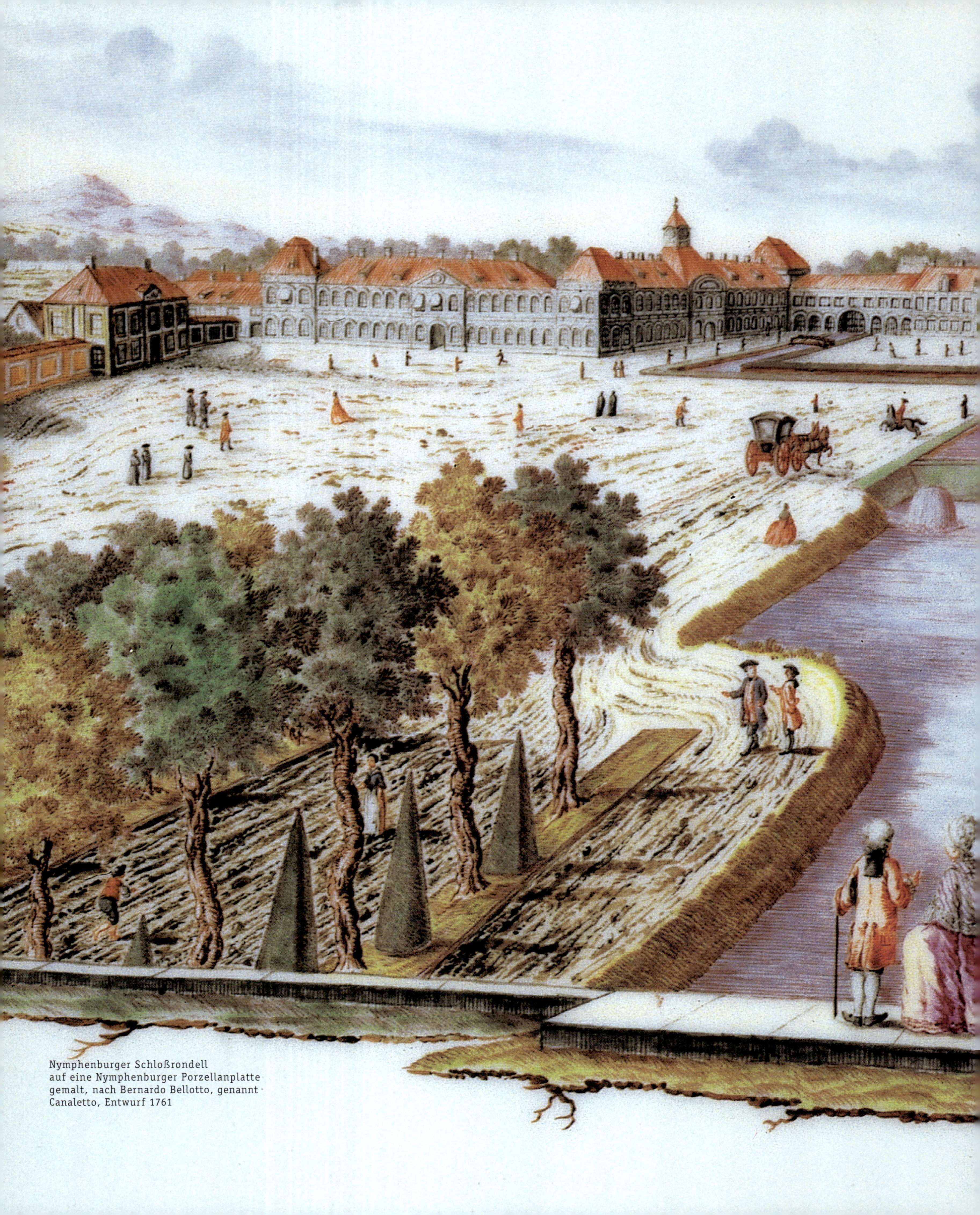

Nymphenburger Schloßrondell
auf eine Nymphenburger Porzellanplatte
gemalt, nach Bernardo Bellotto, genannt
Canaletto, Entwurf 1761

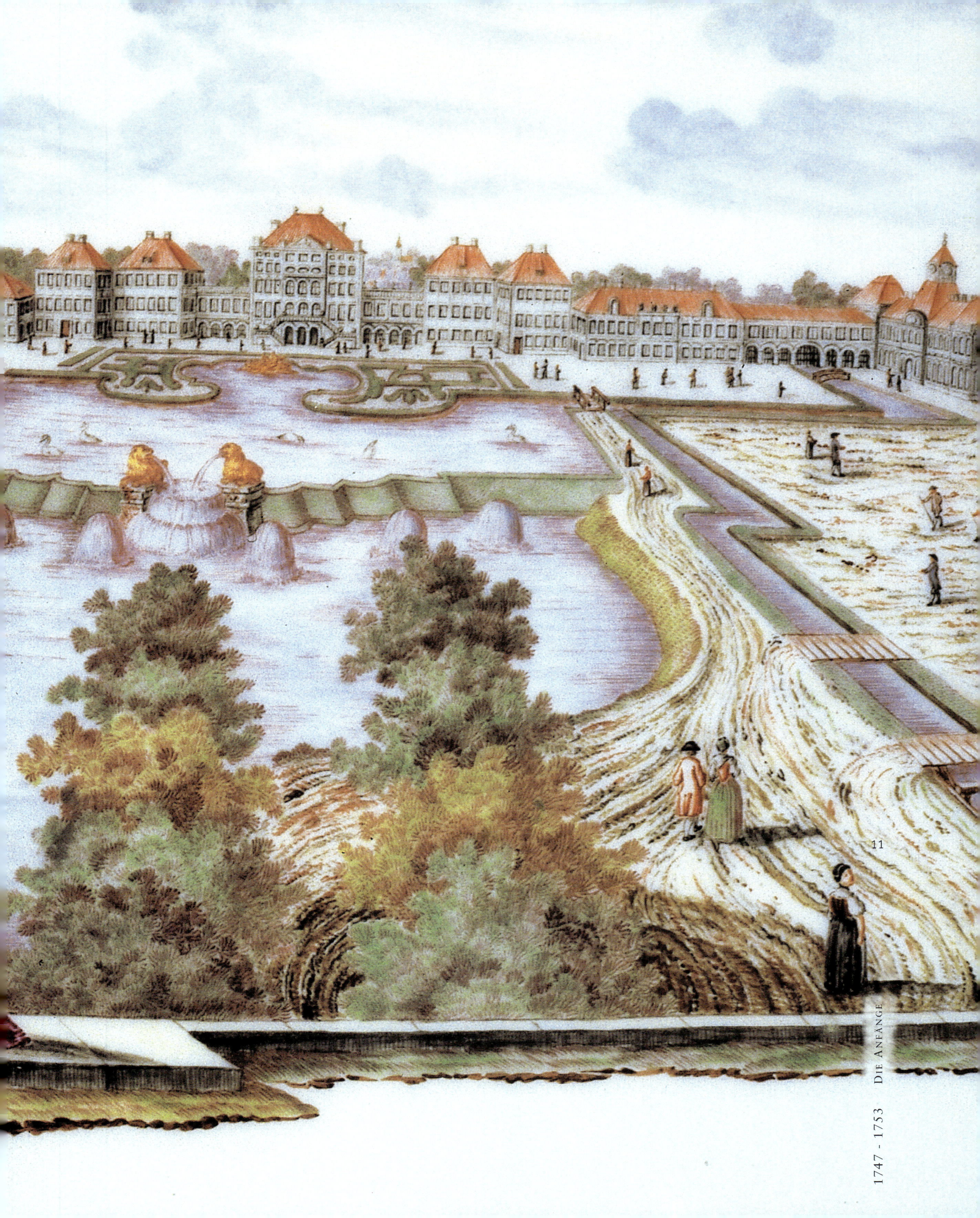

Wer das Geviert am prachtvollen Rondell betritt, entdeckt eine andere Welt. Eine Art Parallel-Welt, in der die Zeit seit über hundert Jahren stehengeblieben scheint. Was dort passiert, ist eine tiefe Verneigung vor der Vergangenheit. Eine Ehrerbietung, die nichts Konservatives oder gar Reaktionäres hat. Es ist auch kein verängstigtes Klammern an alte Werte, so als wollten die Leute im Betrieb sich gegen die Moderne stemmen. Nein, es hat etwas Selbstverständliches, wie die Menschen dort den Anachronismus leben. Und diese Unverkrampftheit macht alles eher noch ungewöhnlicher. Anderswo wären diese Umstände längst zu einem Marketingmodell verkommen. Hier ist es ein den modernen Zeitläufen entrücktes Modell, in dem Dinge gefertigt werden wie sonst nirgendwo. Von Menschenhänden und – von einem Bach. Der betritt das Gelände. Und bevor er es verläßt, hat er über drei Meter an Höhe verloren und ein Wasserrad angetrieben. Und als habe sich hundert Jahre lang nichts verändert (hat sich wirklich nicht), treibt er über ein das Gelände umspannendes Riemensystem die Arbeitsläufe an: Das Mahlwerk, das Walkwerk, die Dreherei, die Farbaufbereitung etc. Die Menschen schwören auf diesen Antrieb. Weil er sich so leicht dosieren und instand halten läßt. Weil er so ökologisch ist. Und weil die Entsorgung ein Bruch mit der Philosophie wäre, ein Verlust an Authentizität, die jedem einzelnen Teller, und sei es der kleinste, innewohnt. Eben dieses Authentische strahlt das ganze Gelände aus. An der Vorderfront die Spätrokoko-Gebäude des Rondells, von Kur-

Die Alte Linde im
Garten der Porzellan-Manufaktur
Nymphenburg

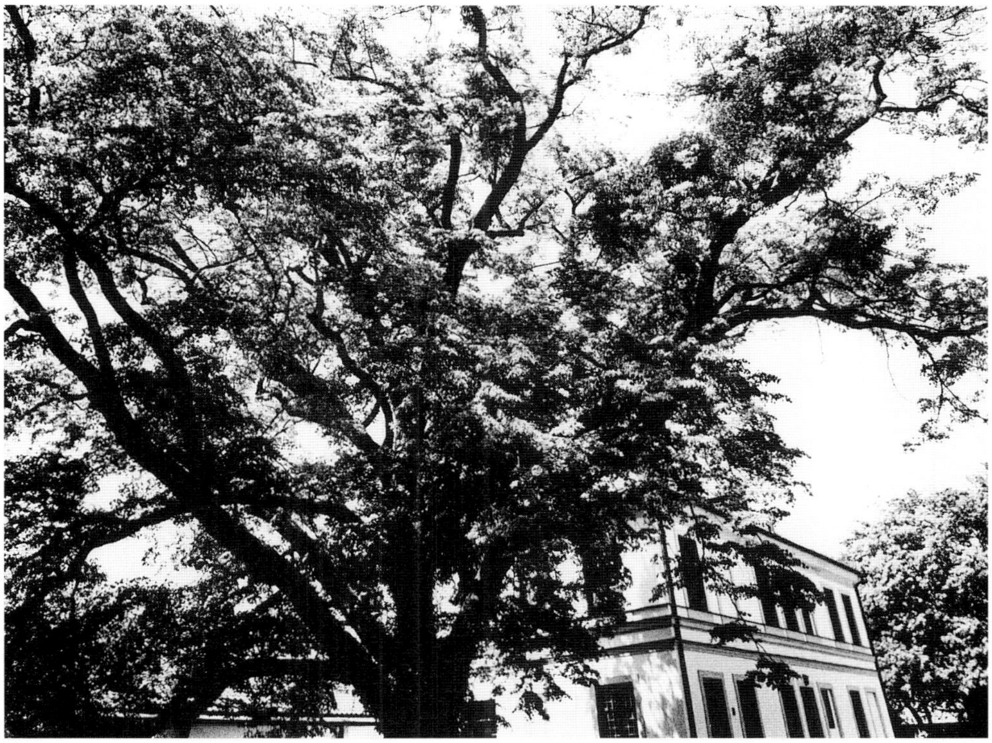

fürst Max III. Joseph 1761 erbaut. Dahinter die Betriebsgebäude aus den letzten zwei Jahrhunderten. Und dazwischen, wie ein verwunschener Garten, den noch ein Hauch französischer Gartenarchitektur des Ancien Régime umweht, kleine Rabatten, kleine Häuschen und große alte Bäume. Welche Liebe zur Tradition und zur Geschichte in diesem Betrieb wohnt, bezeugt die Bachumleitung, die eigens für die Linde gebaut wurde, als sie im Zweiten Weltkrieg von einer Bombe zerfetzt wurde. Die Wasserkur tat ihr gut, sehr gut. Jetzt noch steht der 1760 gepflanzte Baum mächtig hinter dem Hauptgebäude.

Jeder, der diesen Ort betritt, ist verzaubert von dieser Atmosphäre, vielleicht oder gerade wegen der menschlichen Dimensionen. Nichts ist überrestauriert, nichts ist platte Zurschaustellung von zweihundertfünfzig Jahren Handwerkskunst. Und es strahlt noch etwas von dem Mysterium der Anfänge aus. Der Anfänge der Porzellanzeit. Als die Herstellung noch ein gehütetes Geheimnis war, Staatsgeheimnis gar. Und das Rezept noch den schauderhaft schönen Namen „Arkanum“ trug. Als Menschen, getrieben von einer Mischung aus Habgier und Erkenntnisdrang, mit Phiolen, Formeln und Schwüren hantierten, um den Stein des Weisen zu finden, den Stein also, der alles Metall in Gold umwandeln könne, und das am besten im Verhältnis eins zu hundert. Es wurde nichts daraus. Dafür erfand einer dieser Alchimisten das weiße Gold, das Porzellan. Aber zurück zu Nymphenburg. Diese „Durchtränktheit" kennt noch ganz andere, überaus sympathische Seiten. So residiert zum Beispiel der Geschäftsführer in einem mit groben Fichtendielen beplankten Raum, der bis zur Decke mit unzähligem Porzellan vollgestellt ist: dem Archiv. Nichts von der sattsam bekannten Büromöbelinternationale mit obligatem Digitalschirm. Nein, einfach ein Tisch. Mit Blick auf das Nymphenburger Schloß. Es ist dies alles natürlich nur ein unvollkommener Versuch, die Aura der Porzellan-Manufaktur Nymphenburg einzufangen. In jedem Teller steckt mehr. Was freilich schon geht, ist, die Geschichte Nymphenburgs ein wenig zu erzählen – anhand einiger ausgewählter Epochen und Künstler. Außerdem werfen wir auf den folgenden Seiten einige Seitenblicke auf historische Entwicklungen und Zeitumstände, in die das Porzellan und die Manufaktur eingebettet waren. Und sollte den Leser während der Lektüre der leise Wunsch befallen, zum Beispiel eine Tasse der Porzellan-Manufaktur Nymphenburg neugierig zwischen die tastenden Finger zu nehmen, dann haben die folgenden Seiten ihr Soll erfüllt.

Es gab viele Gründe, eine Porzellanmanufaktur zu gründen. Es gehörte fast zum guten Ton. Wir schreiben das Jahr 1747, und Max III.

Joseph ist ein wenig verstimmt. Ansonsten ist er Kurfürst, zwanzig Jahre jung und regiert einen kleinen deutschen Zwischenstaat namens Bayern. Er ist verstimmt, weil der Kurfürst von Mainz schon eine hat, der Herzog von Braunschweig eine, die verhaßten Habsburger in Wien und allen voran natürlich August der Starke von Sachsen: eine Porzellanmanufaktur. Nur er nicht. Hinzu kommt, daß er im Juli Maria Anna Sophia von Sachsen geheiratet hat. Und die ist vollkommen vernarrt in Porzellan. Kein Wunder, ist sie doch die Enkelin von August dem Starken, der die Wiederentdeckung des Porzellans so entscheidend angeschoben hatte. So ein – im damaligen Sinne – High-Tech-Unternehmen, das würde ihm schon gefallen.

Gut Ding will Weile haben. Eine Gründung ohne Erfolgsgarantie. 1747 traf das glückliche Gründerlos den Herrn Franz Ignaz Niedermayer. Er bekam die nötigen Privilegien, Neudeck (das war ein Platz in Münchens Au, da, wo heute am Mariahilfplatz das Standesamt steht) und genügend Vertrauensvorschuß – den er auch bitter nötig hatte. Denn Niedermayer hatte keine Ahnung. Keine Ahnung von der Zusammensetzung der Porzellanmasse, von der Ofentechnik und der Farbenmischung, kurz: das Arkanum, sprich das Rezept zur Porzellanherstellung, war ihm ein Buch mit sieben Siegeln. Also ein recht vorlautes Vorgehen, das er an den Tag legte und ein Jahr praktizieren durfte. Bis der Kurfürst ein Einsehen hatte – und Niedermayr seine Entlassung. Drei Mitarbeiter aus der Wiener

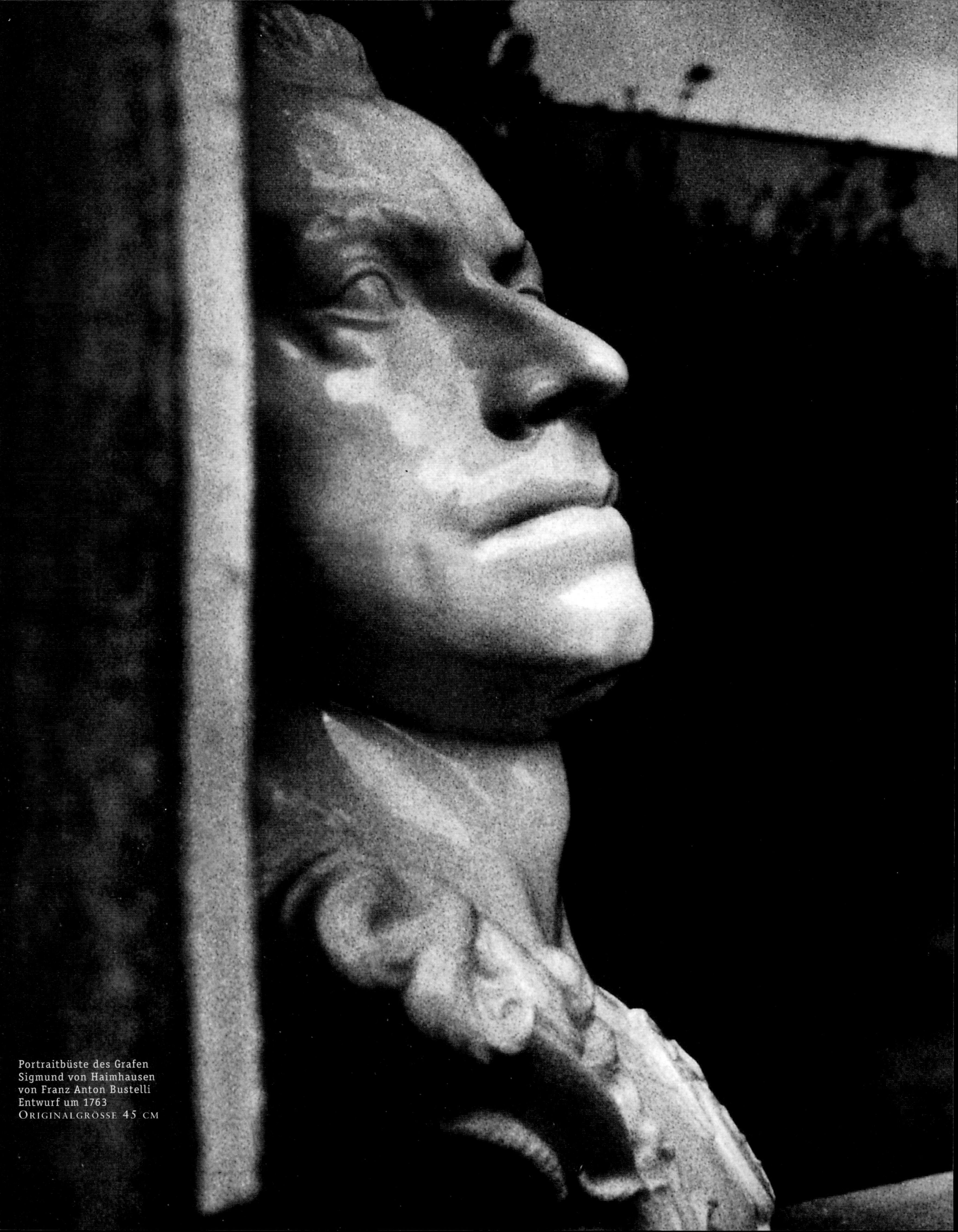

Portraitbüste des Grafen
Sigmund von Haimhausen
von Franz Anton Bustelli
Entwurf um 1763
Originalgrösse 45 cm

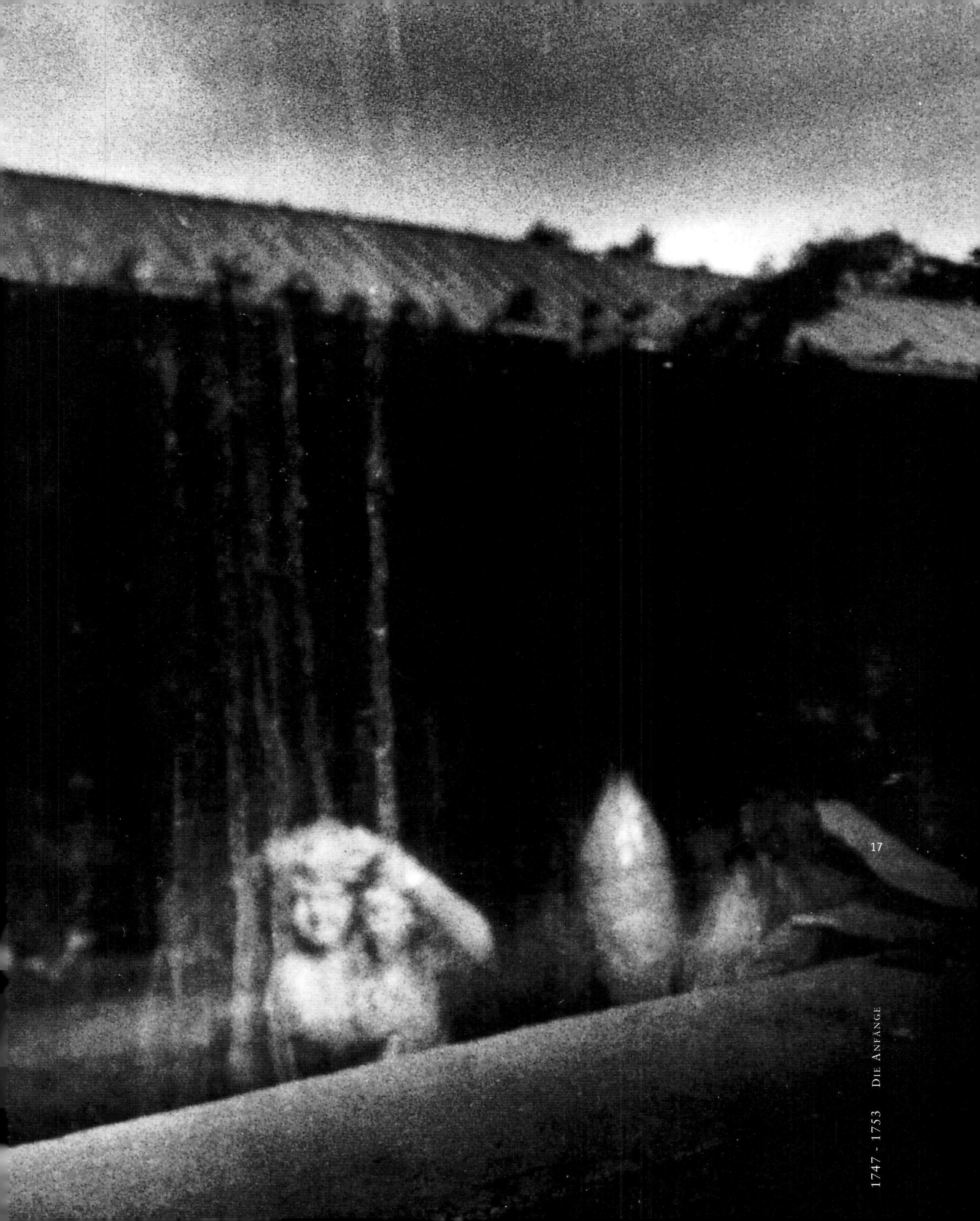

Porzellanmanufaktur durften es nun versuchen, immerhin drei Jahre lang. Es blieb dabei. Kein Arkanum – kein Porzellan. Es war folglich nur zu vernünftig, daß Max III. Joseph sich mit seinen Privilegien aus dem Geschäft zurückzog. Auftritt Graf Sigmund von Haimhausen. Es fordert Respekt ab, wie er sich in dieser Situation, wo es kaum etwas zu gewinnen gab, engagierte und Herrn Niedermayer ein zweites Mal zu weiteren Porzellanforschungen anregte. Doch der Dauerbrenner Niedermayer scheiterte wieder. Trendwende! Der Wiener Joseph Jakob Ringler erschien 1753 auf der Bildfläche. Endlich ein wirklicher Arkanist. Und in seinem Gefolge ein paar Wiener Mitstreiter, die denn auch bald wahres Porzellan zu Tage förderten. 1754 kam es zur Wiedergründung der Neudecker Porzellanmanufaktur, die 1761 in „Churfürstliche Porcelain-Fabrique" umbenannt werden sollte. Offensichtlich hatte auch Max III. Joseph wieder Vertrauen in das Unternehmen gefaßt. Herrn Ringler wurde von Haimhausen der Chymikus Johann Paul Rupert Härtl zur Seite gestellt. Bis 1757 konnte er soviel von seinem Lehrmeister lernen, daß Haimhausen es wagen konnte, Ringler zu entlassen. Der hatte sich standhaft geweigert, das Arkanum und die Ofenbauweise schriftlich festzuhalten, wohl auch, weil Haimhausen ihm die geleisteten Dienste nicht im gewünschten Sinne entgolt. So fand sich Ringler etwas undankbar auf der Straße wieder und setzte mit dem Arkanum im Gepäck seine „tour de porcelaine" fort.

Am Anfang stand die Habgier. Der Weg von der Alchimie zu Porzellan und Kunst. Das Arkanum ist das Wissen um die Zubereitung und Fertigung von Porzellan. In ihm wohnte noch die mystische, überaus prickelnde Geschichte der Alchimie: Ein vorwissenschaftliches Fach, bestehend aus Habgier, Hybris und einer guten Portion Transzendenz. Platt gesagt, ging es den Alchimisten seit der mutmaßlich ägyptischen und phönizischen Vorzeit darum, aus jedwedem Metall Gold zu zaubern. Dafür brauchten sie den „Stein des Weisen". Ein Mittelchen, das, appliziert auf irgendein Erz, dasselbe sofort in Gold verwandelt. Es ging jedoch einigen nicht nur um diesen schnöden Mammon. Sie verbanden mit der Suche nach dem magischen Umwandler die Suche nach den ersten und letzten Dingen. Ihre Suche bekam einen transzendenten Zweck. Wie wir wissen, entschlüpfte den ganzen Versuchsreihen schließlich etwas völlig anderes: Porzellan, das weiße Gold. Ursächlich dafür war ein gewisser Herr Johann Friedrich Böttger, der bei August dem Starken zur Gefangenschaft „wohnen" durfte.

Freilich ist dies eine etwas eurozentrische Sicht der Dinge, denn über die frühen Experimente der Neuzeit konnten die Chinesen nur lächeln. Sie waren bereits seit dem frühen Mittelalter im Besitz des Arkanums und hätten sich den Tort angetan, das Rezept nach außen dringen zu lassen. Viel zu gut verdienten sie an dem Porzellan, das wahrscheinlich mit Marco Polo zum ersten Mal den

Weg nach Europa fand und seither für eine ausgesprochen positive Handelsbilanz des fernen Kaiserreiches sorgte. Ein gutes Jahrzehnt gelang es August dem Starken, das Arkanum in seinem Besitz zu halten. Seine Unerbittlichkeit vermochte es dann doch nicht, alle Kanäle dichtzuhalten, und „sein“ Arkanum glitt in die Hände weiterer Arkanisten.

Erste Station des Geheimnisses war wahrscheinlich Wien. Dort, wo auch Ringler in den Besitz des gelüfteten Wissens kam. Und er versuchte, daraus sein Glück zu machen. Er zog richtiggehend eine Spur durch Mitteleuropa. Seine Stationen waren Wien, Höchst, Straßburg, Neudeck und Ludwigsburg. Überall hinterließ er funktionierende Betriebe und prägte so entscheidend die Entwicklung der deutschen Porzellankunst – freilich aus egoistischen Beweggründen heraus. Sein „Porzellan-Marathon“ beschleunigte auch die Halbwertzeit des Arkanums beträchtlich. Je mehr Menschen davon wußten, wie zum Beispiel Härtl in Nymphenburg bzw. Neudeck, desto wertloser wurde es. Aber Ringler kam gut unter. Über vierzig Jahre lang sollte er schließlich die Ludwigsburger Porzellanmanufaktur leiten. Ein Happy-End für einen Arkanisten.

Cabala, Spiegel der Kunst
und Natur, in: Alchimie.
The Golden Game
Stephan Michelspacher, 1616

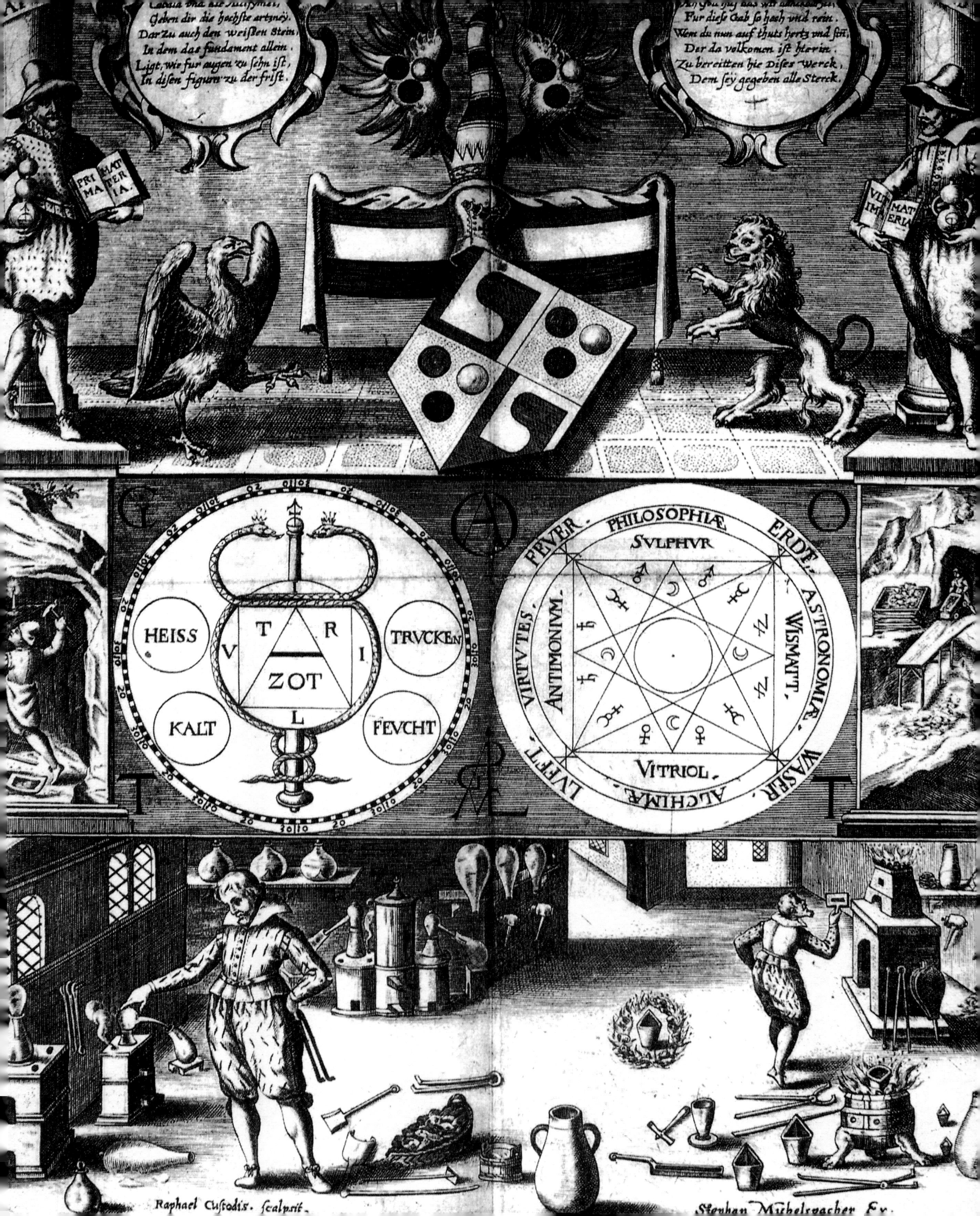

Geben dir die hochste artzneÿ.
Dar zu auch den weißen Stein,
In dem das fundament allein,
Ligt, wie fur augen zu sehn ist,
In disen figurn zu der frist.
Fur diese Gab so hoch vnd rein.
Wem du nun auf thuts hertz vnd sin,
Der da volkomen ist hierin.
Zu bereitten hie Dises Werck,
Dem seÿ gegeben alle Sterck.
PRIMA MATERIA.
VLTIMA MATERIA
HEISS
TRVCKEN
KALT
FEVCHT
T
R
V
I
ZOT
L
PHILOSOPHIÆ
ERDE.
ASTRONOMIÆ.
WASER.
ALCHIMIÆ.
LVEFT.
VIRTVTES.
FEVER.
SVLPHVR
WISMATT.
VITRIOL.
ANTIMONIVM.
G
O
T
T
Raphael Custodis. sculpsit.
Stephan Michelspacher Ex.

„Nymphenburger Arkanum“
von Johann Paul
Rupert Härtl
um 1761

Beschreibung
aller zur Porcelain-Fabrique
gehörigen Wissenschaften,
durch
selbst genommene siebenjährige
Erfahrung,

Wie solche mittels unausgesezt-
angewendten Fleiß: und vieler
tausend gemachten Proben bey
der Churfürstl: Bayer: Porce-
lain-Fabrique seiner Zeit glück-
lich zu Stande gebracht
worden,

von

dem ehemahligwirklichen Hofkam-
mer Rath: vormahligen Porcelain-
fabrique Directorn Jos: Paul
Rupert Härtl edlen von Harten-
stein.

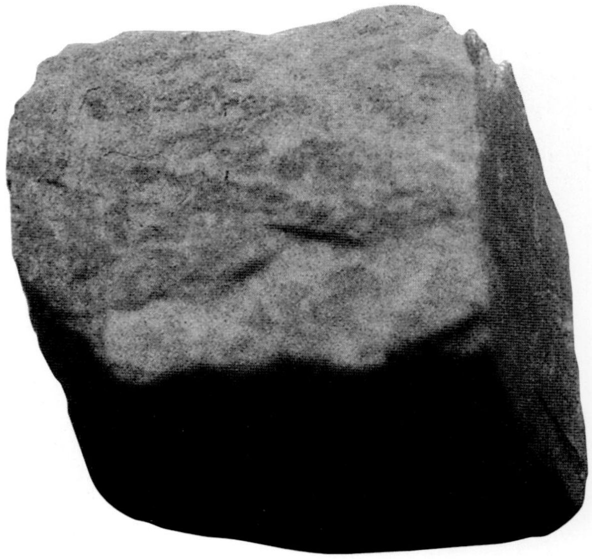
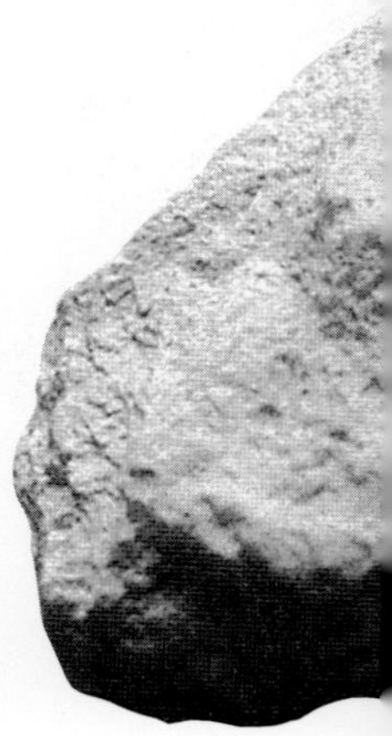

Porzellanherstellung oder „Aller komplizierten Dinge sind drei". So von weiter Ferne, nämlich von einem Blatt Papier aus gesehen, liest sich die Porzellanherstellung sehr einfach. Man nehme 50 Teile Kaolin, 25 Teile Feldspat und 25 Teile Quarz, brenne die verknetete Masse bei 1400 °C und schon werden daraus ca. 24 % Mullit, 58 % Glas und irgendwas um die 18 % Quarz – bekannt auch als Porzellan. Selbstverständlich verhält sich alles ein wenig komplizierter. Kaolin ist nichts anderes als vewitterter Feldspat. Es muß also von beiwohnenden Mineralresten wie Feldspat und Quarz in großen Schlämmbädern befreit werden. Nachdem es derart geputzt und schließlich gemahlen wurde, erhält man feines, weißes Kaolinpulver. Quarz – wie auch Feldspatpulver – gewinnt man durch ziemlich rabiates Mahlen in großen Trommeln, bis es die nötige Feinheit aufweist. Die drei Elemente werden nun gemischt, wobei das Mischungsverhältnis sich nach dem Hausrezept richtet. Auch die chemische Analyse

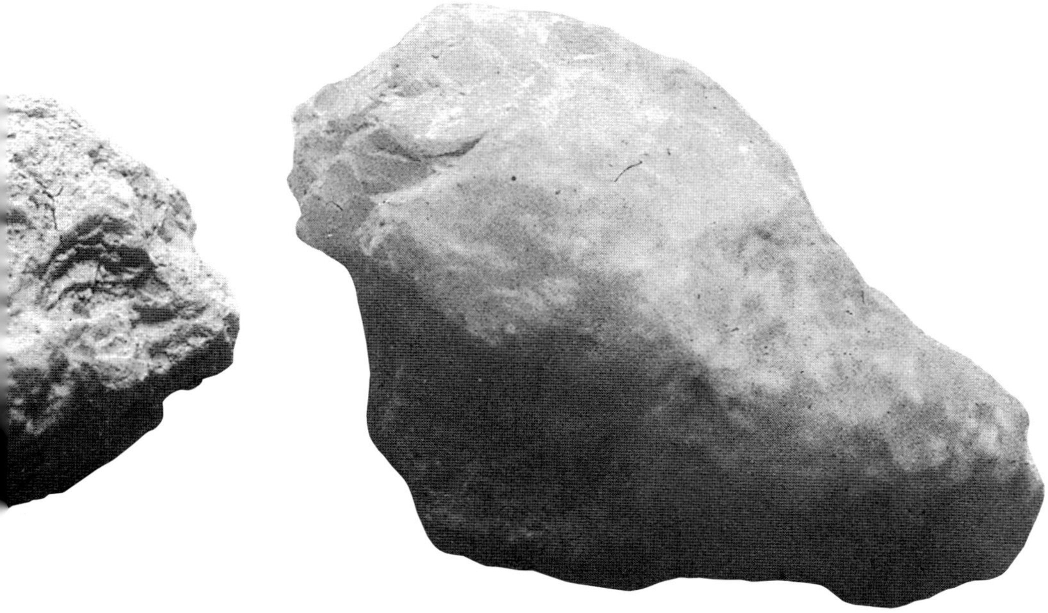

des Kaolins ist hier von Bedeutung. Nach der Filterpressung darf die plastische Masse ähnlich wie Wein im dunklen Keller reifen - mauken heißt man diesen Vorgang. Was bei dieser Reife genau passiert, wissen die Wissenschaftler bis heute noch nicht. Aber man fühlt es. Die Masse wird elastischer und feiner. Eine Theorie geht dahin, daß die in dem Ton befindliche kieselsaure Tonerde den Quarz und Feldspat anätzt, respektive die Oberfläche vergrößert, was wiederum die Geschmeidigkeit fördert. Vielleicht sind es aber auch Bakterien, irgendwelche anderen Mikroorganismen ... wer weiß. Schließlich kommt die Mischung in eine Masseschlagmaschine, eine Art Kneter, der sie von den letzten Luftbläschen befreien soll. Das Formen des Porzellans geschieht händisch auf der Drehscheibe. Formgebend sind hierbei Gipsform und Schablone. In Industriebetrieben werden die Objekte auch gepreßt. Das abgedrehte Stück lagert nun auf der Gipsform, die ihm über die Lufttrockung hinaus Wasser entzieht. Der Teller bzw.

die Schale löst sich und kann nach ca. 4 - 48 Stunden weiterverarbeitet werden. Nachdem die Grate entfernt worden sind, geht es ans Verglühen. Die getrockneten Gegenstände kommen in den Ofen und werden bei 950 °C verglüht. Dadurch verliert die Tonsubstanz das chemisch gebundene Wasser. Sie wird fest, bleibt aber stark saugend. Unglasiert und zweimal gebrannt wird daraus das Biskuitporzellan, das vornehmlich für Kunstgegenstände wie z. B. Büsten verwendet wird. Die verglühten Objekte werden jetzt glasiert. Die Glasur selbst ist sehr hart, glatt, glänzend und haftet fest auf der gebrannten Masse. Das verdankt sie ihrer Zusammensetzung, die mit der des Porzellanscherbens nahezu identisch ist. Meist wird die flüssige Masse durch Eintauchen angebracht und die Standfläche gereinigt, damit der Gegenstand beim Brennen nicht anklebt. Der folgende zweite Brand, der Glatt-, Gar- bzw. Glasurbrand, unterzieht das Brenngut einem 36-stündigen Hitzemartyrium. Mehr als 1400 °C wirken auf den Ton ein,

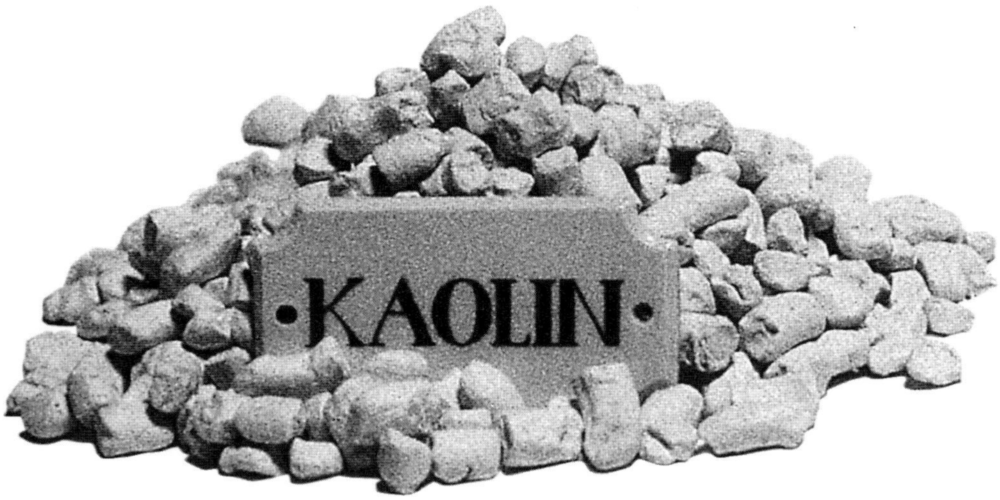

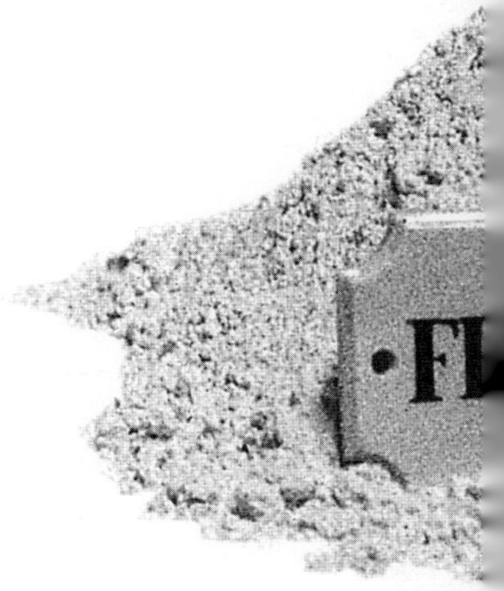

der Feldspat schmilzt und löst hierbei das Kaolin und den Quarz. Vor allem Letztgenannter dient als Gerüst und gibt die nötige Festigkeit. Heraus kommt eine gesinterte Masse – das Porzellan. Es ist aber alles noch ein wenig kniffliger. Nur soviel: Indem der Brenner zum Beispiel die Ofenatmosphäre reduktiv anlegt, werden die den Scherben gelb färbenden Eisenoxydverbindungen in nicht färbende Eisenoxydulverbindungen verwandelt. Das wußte man in früheren Zeiten noch nicht, weshalb zum Beispiel die alten Bustellifiguren alle eine leichte Gelbfärbung aufweisen. Jedenfalls, nach längerem Auskühlen, die Masse ist im übrigen um 14% geschrumpft, kann die einwandfreie von der fehlerhaften Ware getrennt werden. Eine beschränkte Anzahl von Farben erträgt die Hitze des Scharfbrands. Sie werden direkt auf den Scherben aufgetragen und dann glasiert. Wer sich nun vorstellt, daß er Rot aufträgt und nach dem Brand Rot erhält, unterliegt einer Täuschung, der sich die Farbmischer mit Kalkül unterziehen. Gerade

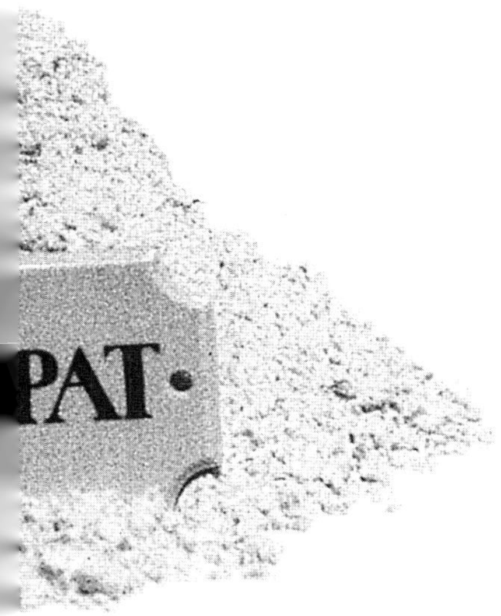

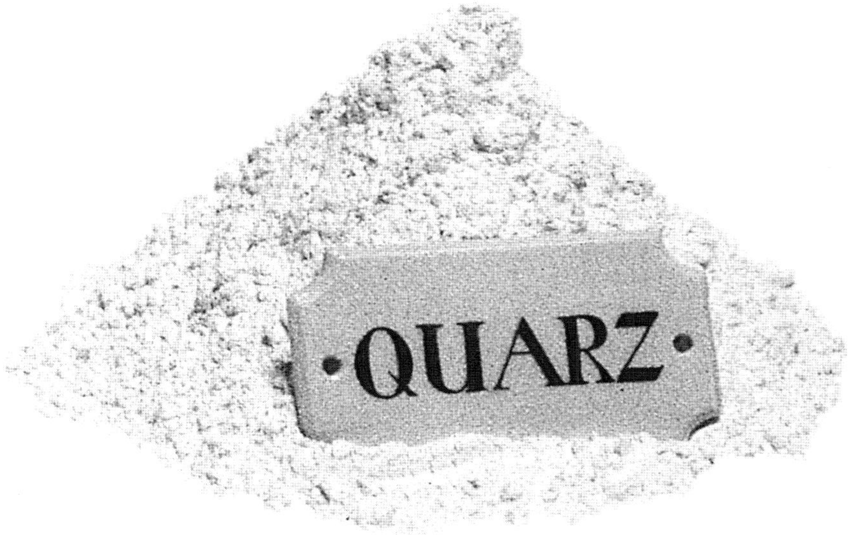

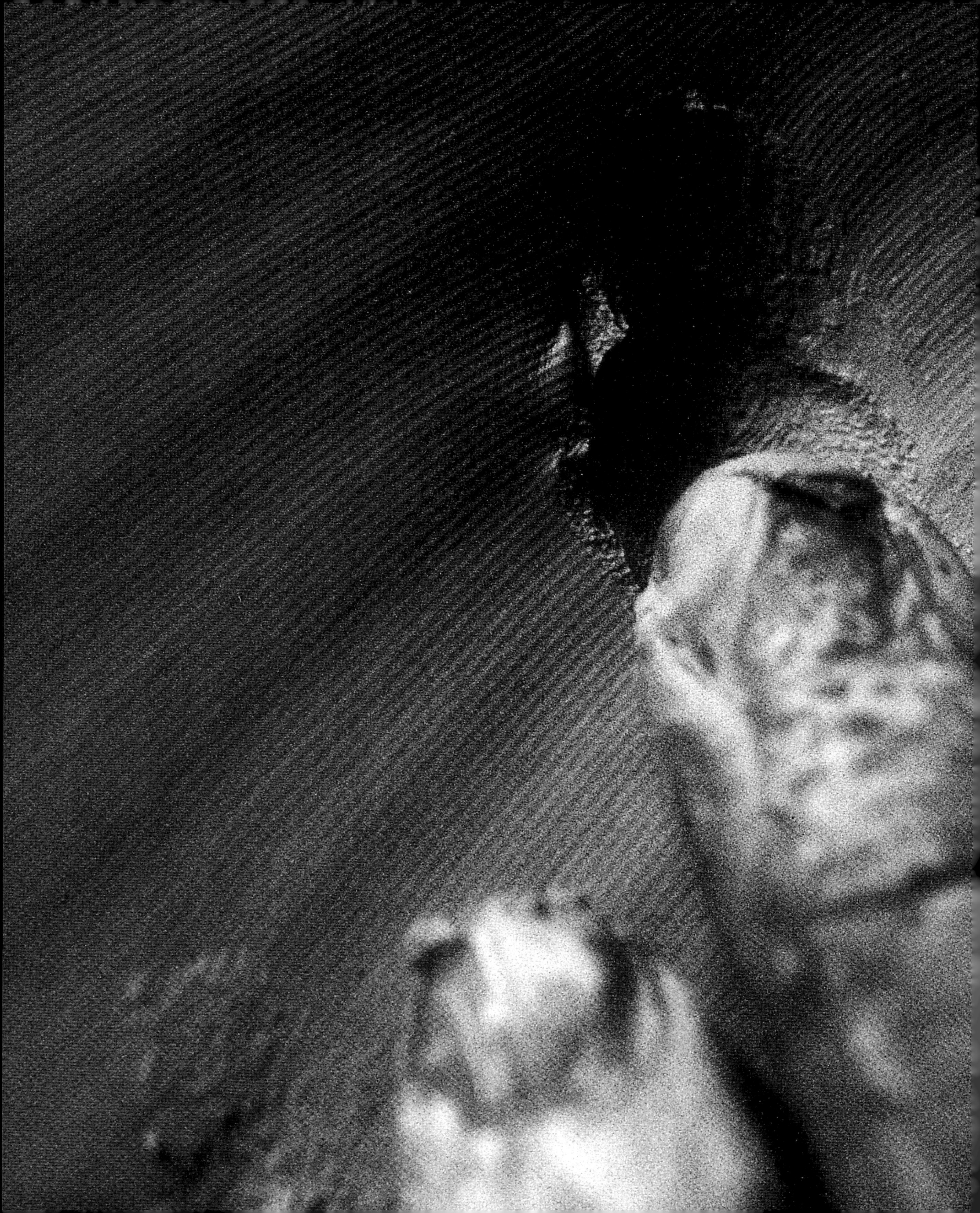

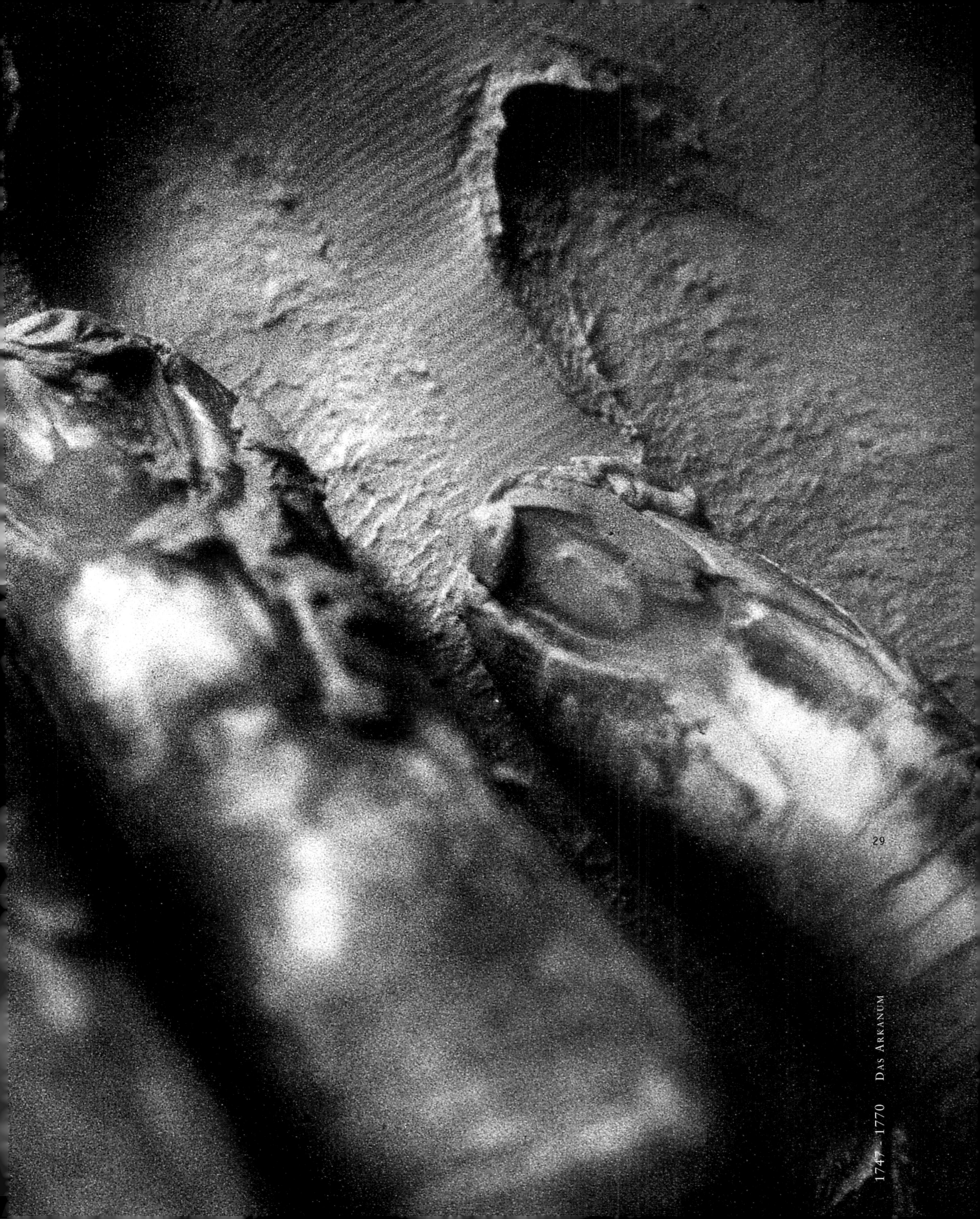

die Scharffeuerfarben nehmen einen Ton an, der sich von der Ausgangsfarbe radikal unterscheidet. Und sie haben, da sie mit dem Scherben verschmolzen sind, einen exquisiten Ton. Die meisten Porzellanfarben werden jedoch auf die Glasur des gargebrannten Porzellans aufgetragen und in Muffeln (speziell für diesen Zweck entwickelte Öfen) bei 800°–900°C eingebrannt. Diese sogenannten Muffelfarben liegen leicht erhaben über der Glasur, und jede Manufaktur mit Geschichte hat ihre eigenen Mischungen, respektive Farbtöne. Früher verwendete man Mischungen mit Beimengungen von Uran, Kobald, Blei und ähnlich giftigen Stoffen. Heute haben die „Farbalchimisten" dafür Alternativen entwickelt. Es bleibt leider festzuhalten, daß einige bleihaltige Farben in ihrer Intensität noch ungeschlagen sind. Bei der Vergoldung wird feinvermahlenes, vierundzwanzigkarätiges Gold mit einem Träger vermischt und in der Muffel eingebrannt. Es kommt blaßbraun aus dem Ofen und erhält erst durch Polieren mit Achat oder Blutstein seinen Glanz. Je nach Polierrichtung wird das Licht unterschiedlich reflektiert. Diese Technik erlaubt brillante, reliefartige Effekte – ein sehr aufwendiges Verfahren.

Vive la différence. Zur Klarstellung: Das eben beschriebene Verfahren zur Porzellanherstellung ist bereits die Ausnahme. In Reinstform existiert dieses Herstellungsverfahren nicht mehr – nur noch in der Porzellan-Manufaktur Nymphenburg. Die Perfektion, die Hin-

„Starkbrandofen"
von Johann Paul
Rupert Härtl,
um 1761

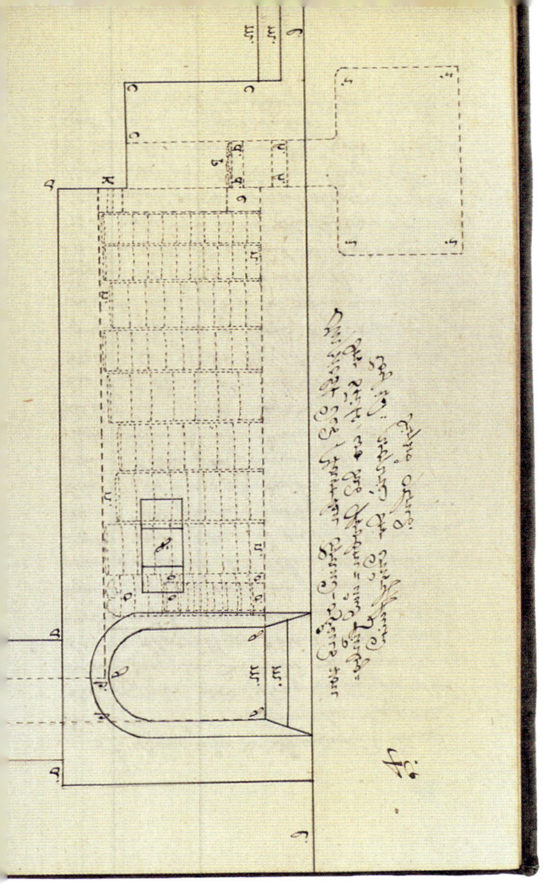

gabe wird dort allerdings noch weiter getrieben. Das Kaolin beispielsweise wird noch vom Betriebsleiter persönlich in Böhmen ausgewählt und nach speziellem Wunsch zusätzlich geschlämmt. Auch der allerfeinste auf dem Markt erhältliche Feldspat reicht nicht den Ansprüchen der Manufaktur. Zusammen mit dem Quarz wird er nochmals gemahlen. Bis zu einer „Korngröße“ von unvorstellbaren 50 µm, das sind 50/1000 Millimeter. Nur so ist eine Plastizität zu erreichen, die es erlaubt, auch die kleinste Schleife nachzubilden. In das der Tradition verpflichtete Bild paßt die Tatsache, daß die Mahlarbeiten von großen Gußtonnen verrichtet werden, die über hundert Jahre alt sind. Sie tragen die Namen Clara I, Clara II und Bianca und werden von Wasserkraft angetrieben. Das Mauken, das heutzutage so gut wie nicht mehr praktiziert wird, ist ein weiteres Unterscheidungsmerkmal zu anderen Betrieben. Mindestens zwei (!) Jahre läßt man der Porzellanmasse im Keller Zeit, um die angestrebte, allerhöchste Stufe der Formbarkeit zu erreichen. Wer einmal etwas von dieser Masse in den Mund nimmt, ist erstaunt. Nicht die geringste Körnung, kein Widerstand, nichts ist zu spüren. Einen weiteren Unterschied zur gängigen Manufakturpraxis ist die Zwischenstufe des Hubels. Die Masse wird nicht gleich zu einem Teller gedreht, sondern wird händisch zu einem sogenannten Hubel vorgeformt. Es gibt auch keine Trockenkammern. Das Verdunsten geschieht noch bei Raumtemperatur, langsam und vorsichtig.

Die Porzellanmanufaktur. Ein fürstliches Vergnügen und ein Prestigeerfolg. Ab 1754 wurde produziert, was die Öfen hielten. Neudeck wuchs rasant. Es entstanden wunderschöne Arbeiten, viele mit einem leichten Gelbstich, da es noch nicht gelang, die Eisenoxide in den Griff zu bekommen. Die ganze Entwicklung der europäischen Porzellankunst hatte man aufgeholt, und Max III. Joseph verfehlte es nicht, die Porzellanmanufaktur seinen Gästen zu zeigen. Das verfing. Zunehmend mehr Fürstenhäuser bestellten ihr Porzellan in Neudeck.

Die erste wichtige Probe bestand Neudeck anläßlich der Heirat der Fürstenschwester Maria Anna Josepha mit dem Markgrafen Ludwig Georg von Baden. Es galt, einen Tafelschmuck für das süße Finale des Festmahls zu gestalten. Angeregt von einem Stich, fertigten der Wiener Modellmeister Joseph Ponhauser und sein Figurist Franz Anton Bustelli eine Gartenanlage, die sich ganz an die strenge Gartenarchitektur des Ancien Régime in Frankreich anlehnte. Darin „verloren“ sich watteauartige Figuren, die sich in amourösen Koketterien verausgabten. Das Ensemble wurde ein großer Erfolg. Nicht zuletzt bei dem Kurfürsten, der in der symmetrisch angeordneten Anlage den rationalen Geist des französischen Absolutismus widergespiegelt sah, einen Geist, den er gerne in Bayern verwirklicht gesehen hätte.

Rokokogarten
Schloß Linderhof

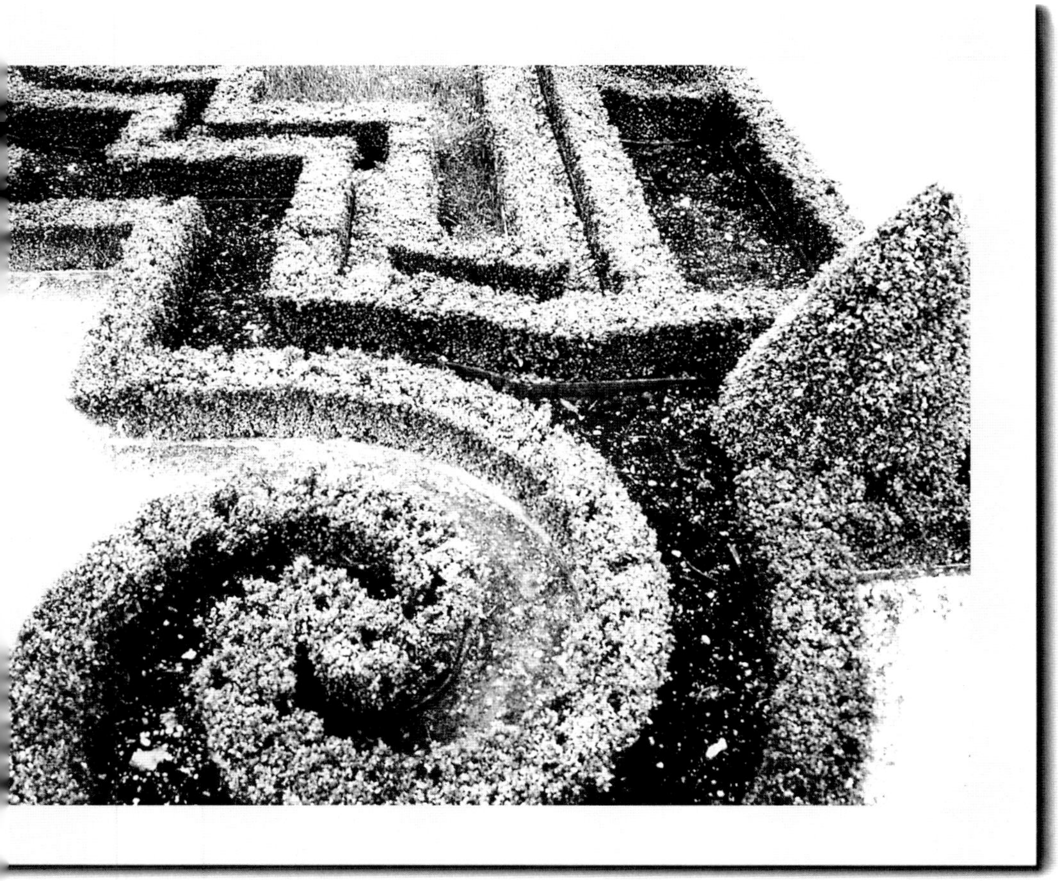

Die Tafelkultur und der lange Weg zum Porzellan

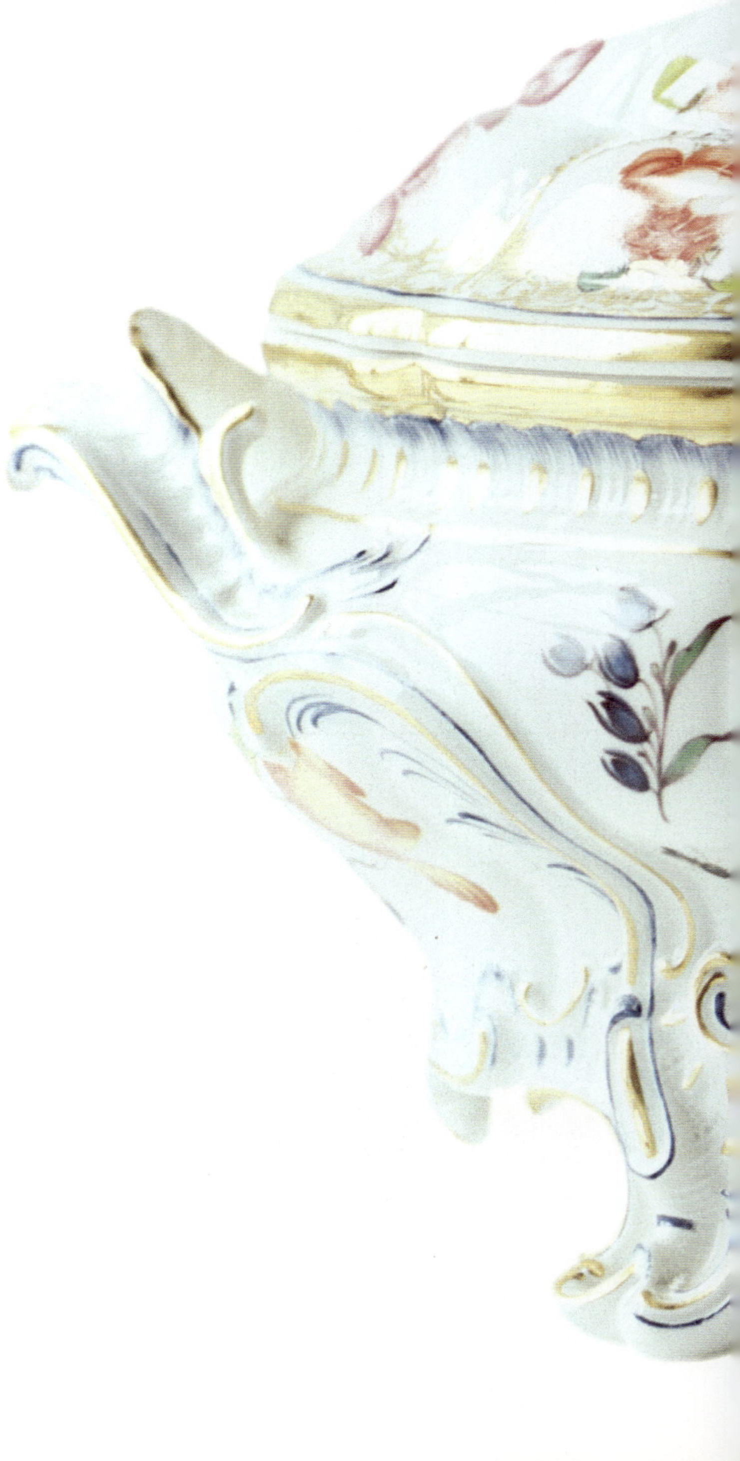

Terrine aus dem Service Form "Rokoko" mit Blumenmalerei
und Goldspitzenkante
Dekor nach Joseph Zächenberger
1760-1765

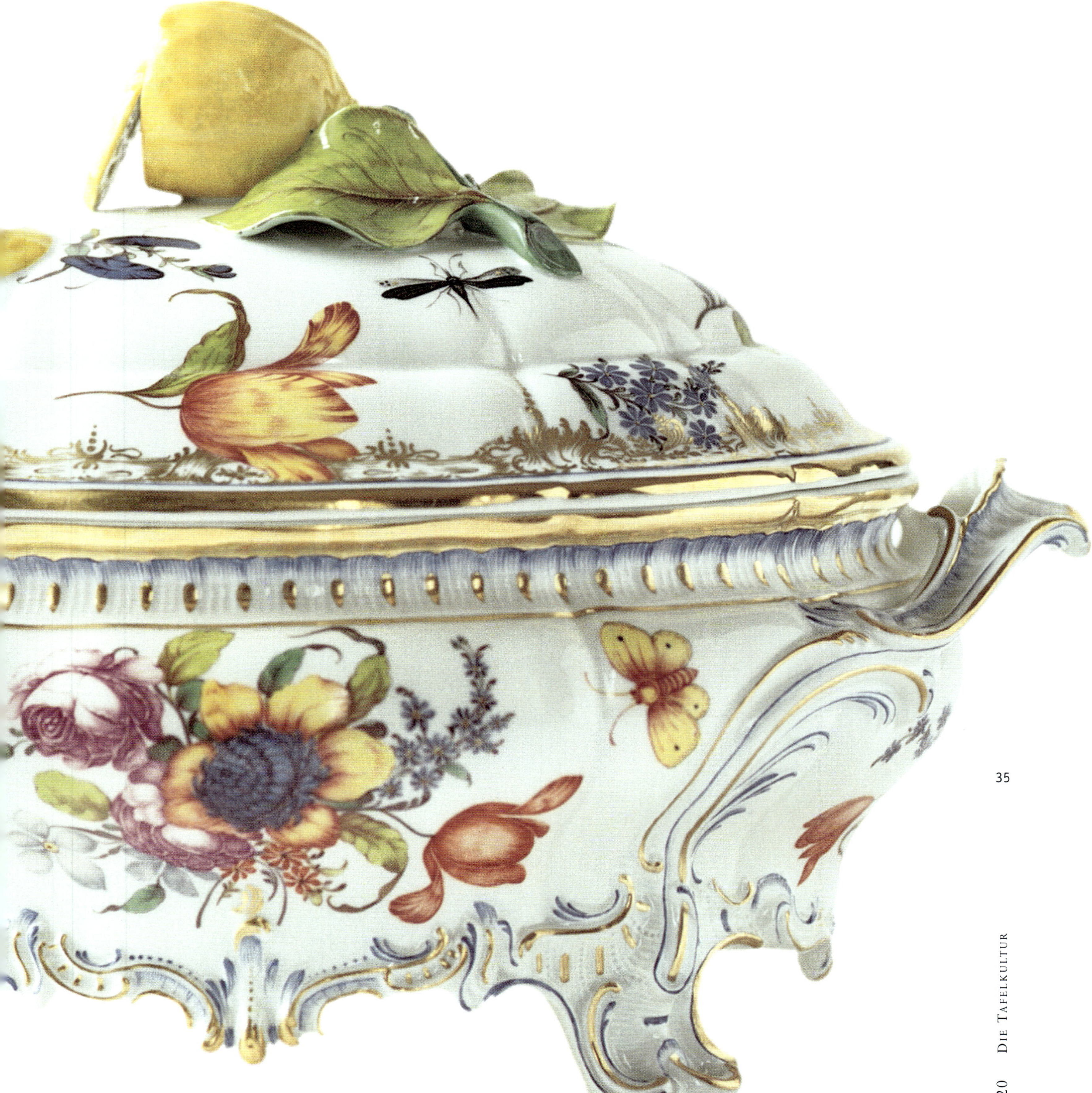

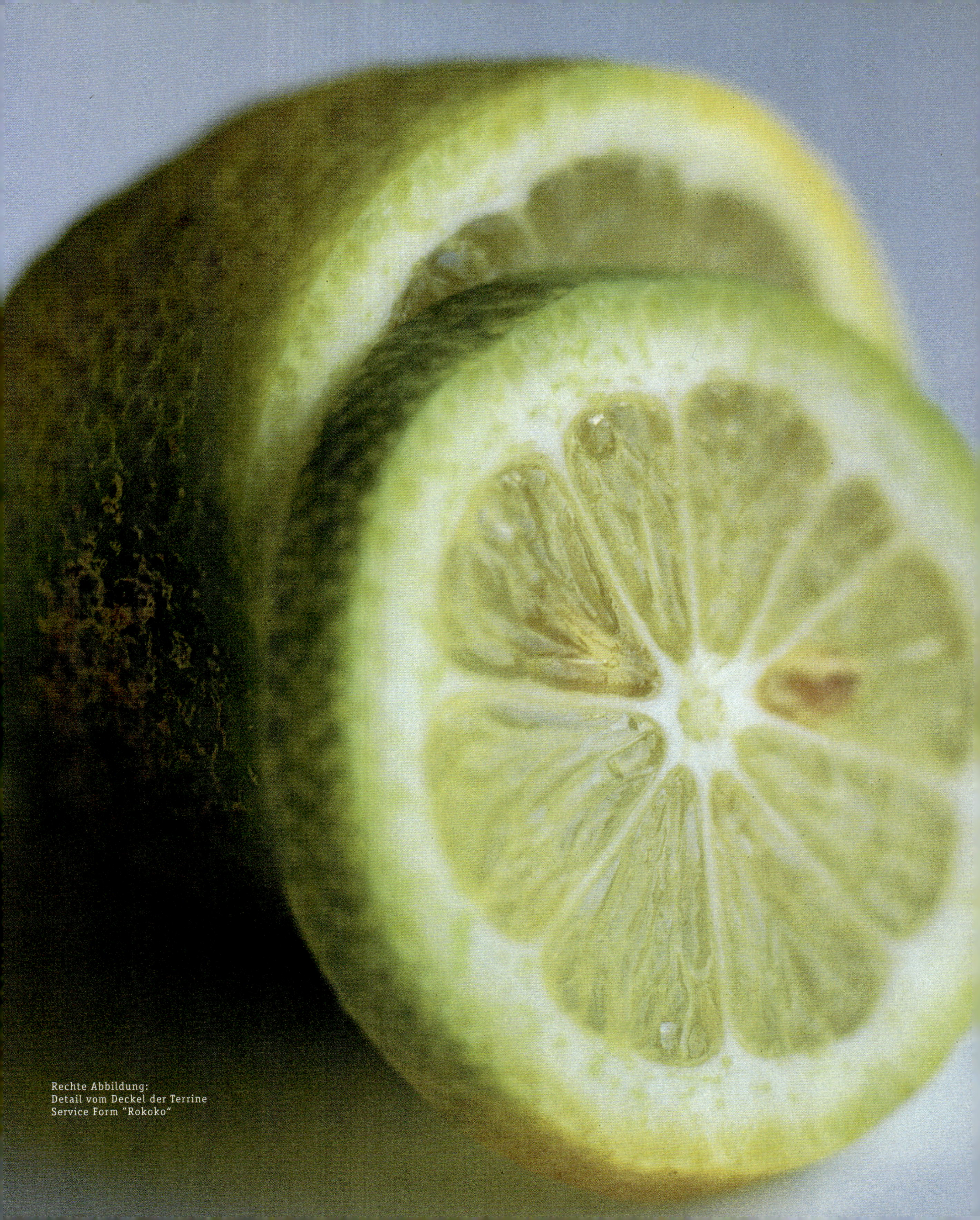

Rechte Abbildung:
Detail vom Deckel der Terrine
Service Form "Rokoko"

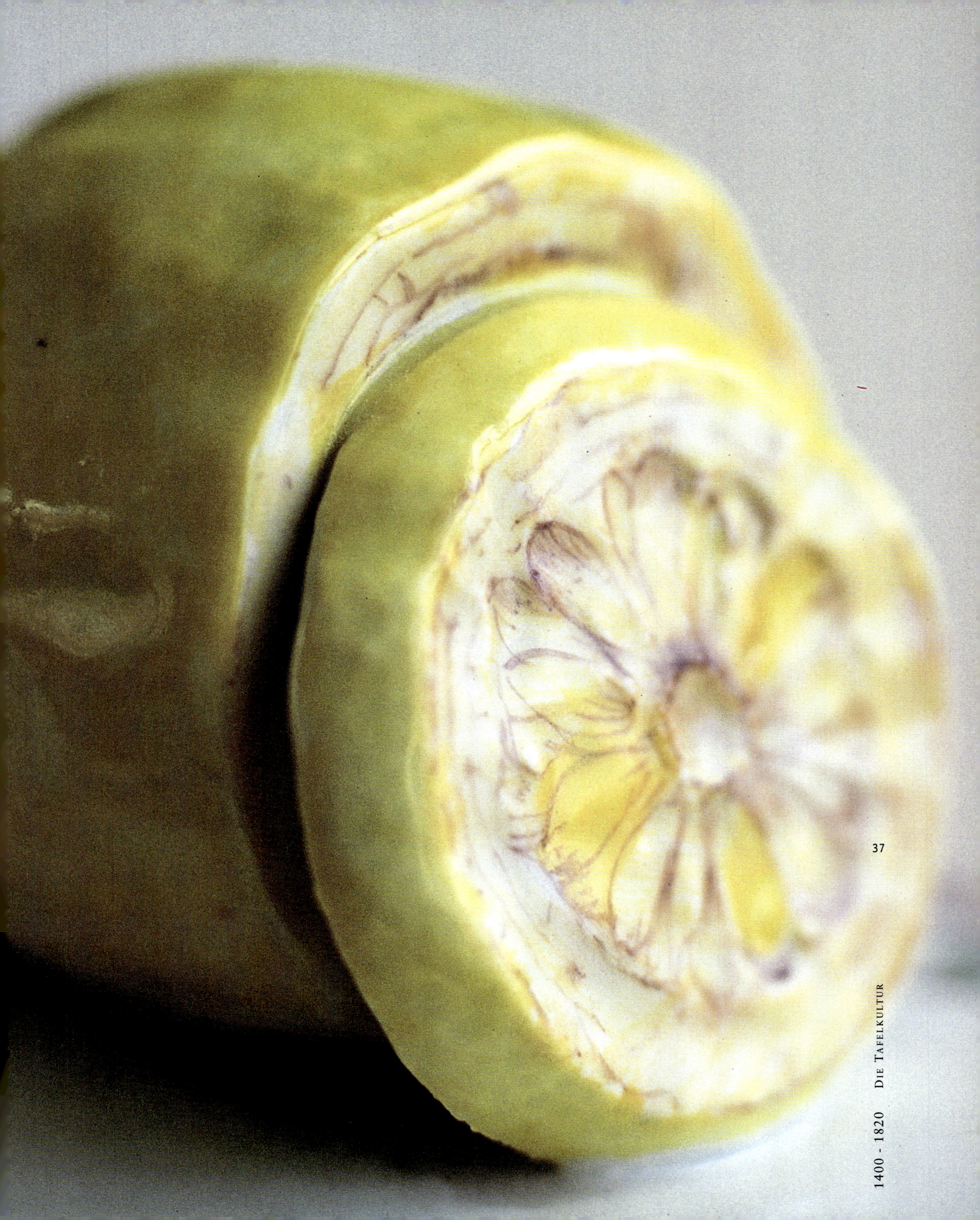

Bereits die Römer hatten schon eine differenzierte und hochstehende Tafelkultur. Mit ihrem Niedergang zerstob diese. Es begann das Mittelalter, in vielerlei Hinsicht. Erst mit der Renaissance kam wieder so etwas wie Tischkultur auf, die sich fast ausschließlich auf die Höfe beschränkte. Kulminationspunkt war die barocke Pracht des Hofes Ludwig XIV. Nichts, aber auch gar nichts wurde dem Zufall überlassen. War schon das Aufwachen des Königs ein Staatsakt, so geriet die Essensaufnahme erst recht zu einer öffentlichen Angelegenheit. Alles war aufs Kleinste geregelt. Der König speiste, der Hof stand herum und durfte zusehen. Im übrigen war es nur veritablen Edelmännern erlaubt, ihm zu servieren. Allein drei waren nötig, um ihm ein Glas Wein zu kredenzen. Immerhin, das Trinken erledigte er selbst. Und er aß leidenschaftlich gern. Ernstzunehmende Schätzungen belaufen sich auf zwei Pfund Fleisch, die an den europäischen Höfen pro Kopf und Tag (!) verbraucht wurden. Nur das Beste und Teuerste war genehm und wurde für passend befunden, Macht und Reichtum zu dokumentieren. Prächtige Tischaufbauten setzten architektonische Akzente. Erst in Silber und Gold, ab dem achtzehnten Jahrhundert zunehmend in Porzellan. Die Tischdekoration wurde nun mehr und mehr von der Dekoration des Dessertgangs bestimmt. Ursächlich hierfür war die Verfügbarkeit exotischer Süßigkeiten und Gewürze aus den Kolonien, als Folge der Öffnung der Seewege. Zumindest für den Adel. Ab 1800 sollte peu à peu der „service à la russe“ dem „service

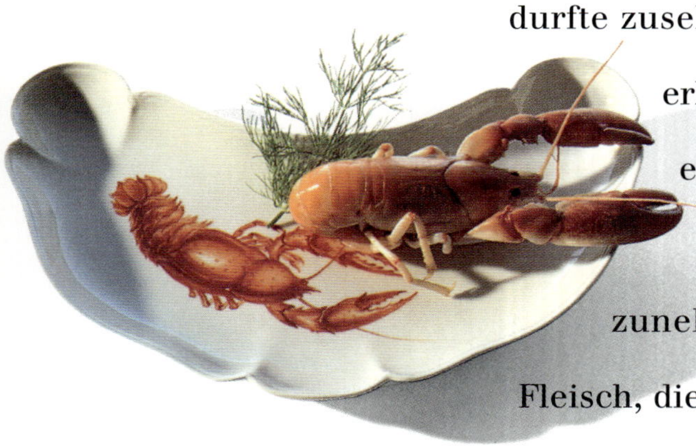

Grätenschale mit Krebsbemalung
aus dem Service
Form "Rokoko", 1754-1763

à la française“ den Rang ablaufen. Beim „service à la française“ war die Tafel üppig mit Schaugerichten vollgeladen, die im übrigen nur zum geringen Teil ihren Weg in die Münder der Gäste fanden. Beim „service à la russe“ wurde das Essen jeweils auf Tellern präpariert dem Gast vorgesetzt. Es war so gewährleistet, daß man über das mehrgängige Mahl hinweg stets warmes Essen bekam. Die Tischmitte stand nun frei zur neuen Gestaltung. Für den Dessertgang, der sich trefflich mit Porzellan fertigen ließ. Es sei noch auf eine weitere Entwicklung hingewiesen, die sich karrierefördernd für das Porzellan erwies. Das Material ist nicht wärmeleitend. Es war somit perfekt für die aufkommenden heißen Trinkmoden aus den Kolonien: Tee, Kakao und Kaffee, die Renner seit dem Spätbarock. Vorbild für die Wittelsbacher Hofhaltung war der französische Hof zu Versailles. Unter dem Régime des Hofmarschalls, sinnfälligerweise auch Tischgeneral genannt, bekam alles seine Bedeutung. Von Bedeutung war, wie und wo man saß (Hocker, Stuhl, mit oder ohne Armlehne, wie nah beim Fürsten), wie oft Wasser zum Händewaschen gereicht und generell mit welcher Aufmerksamkeit man bedient wurde. In diesem Zusammenhang waren auch die Porzellanfiguren wichtig. Nun ist schon bei flüchtiger Inaugenscheinnahme der Figuren ihre Erotik nicht zu übersehen. Köstlich gegessen, manches gar mit aphrodisischer Wirkung, ein süßer Abschluß hinterher, die „anregenden“ Figuren – kein Fernsehen, keine Sportschau –, und war nicht eine der vornehmsten Pflichten der Adelsfrau, den Stamm zu umsorgen und zu mehren? ...

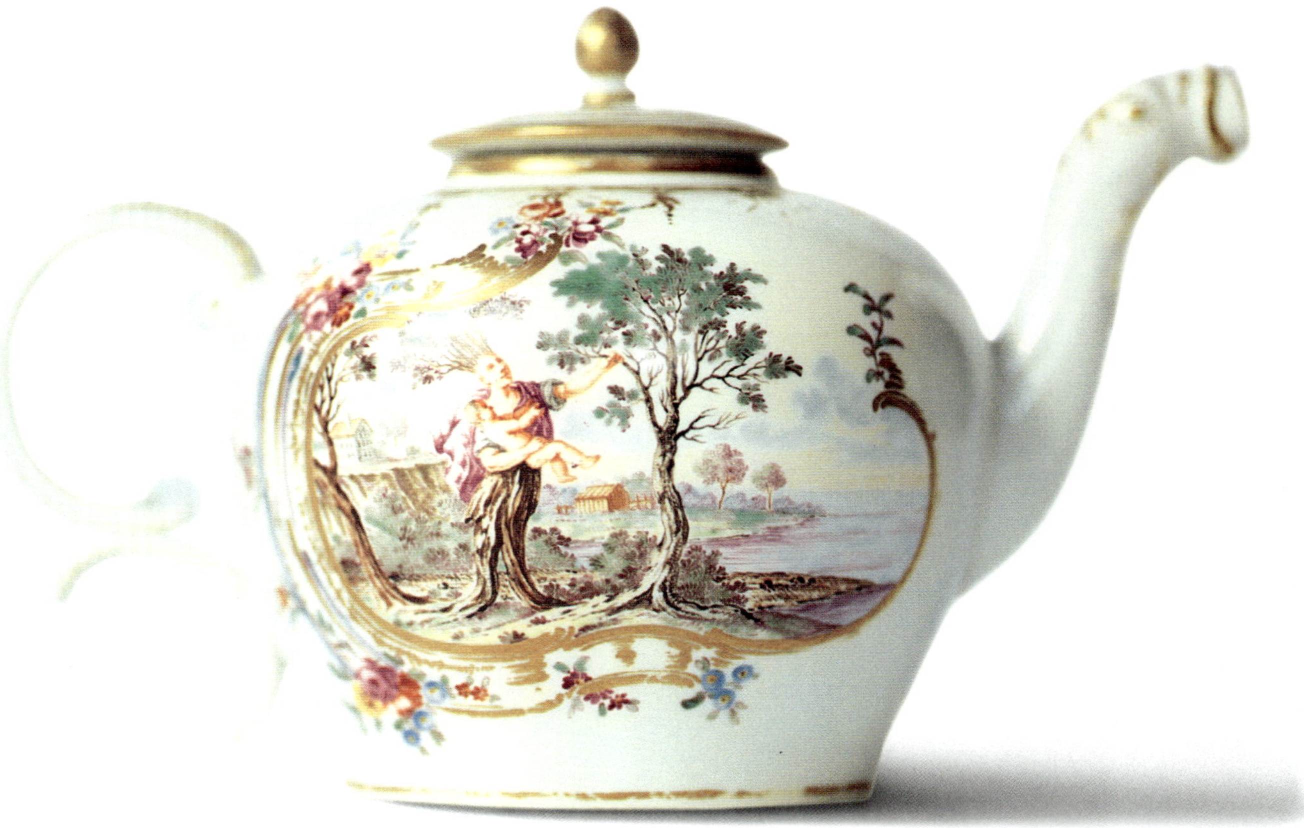

Teekanne und Teetasse
vom Service "Form 920"
mit Motiven aus Ovids
"Metamorphosen"
von C. Purtscher
Entwurf um 1765–1770

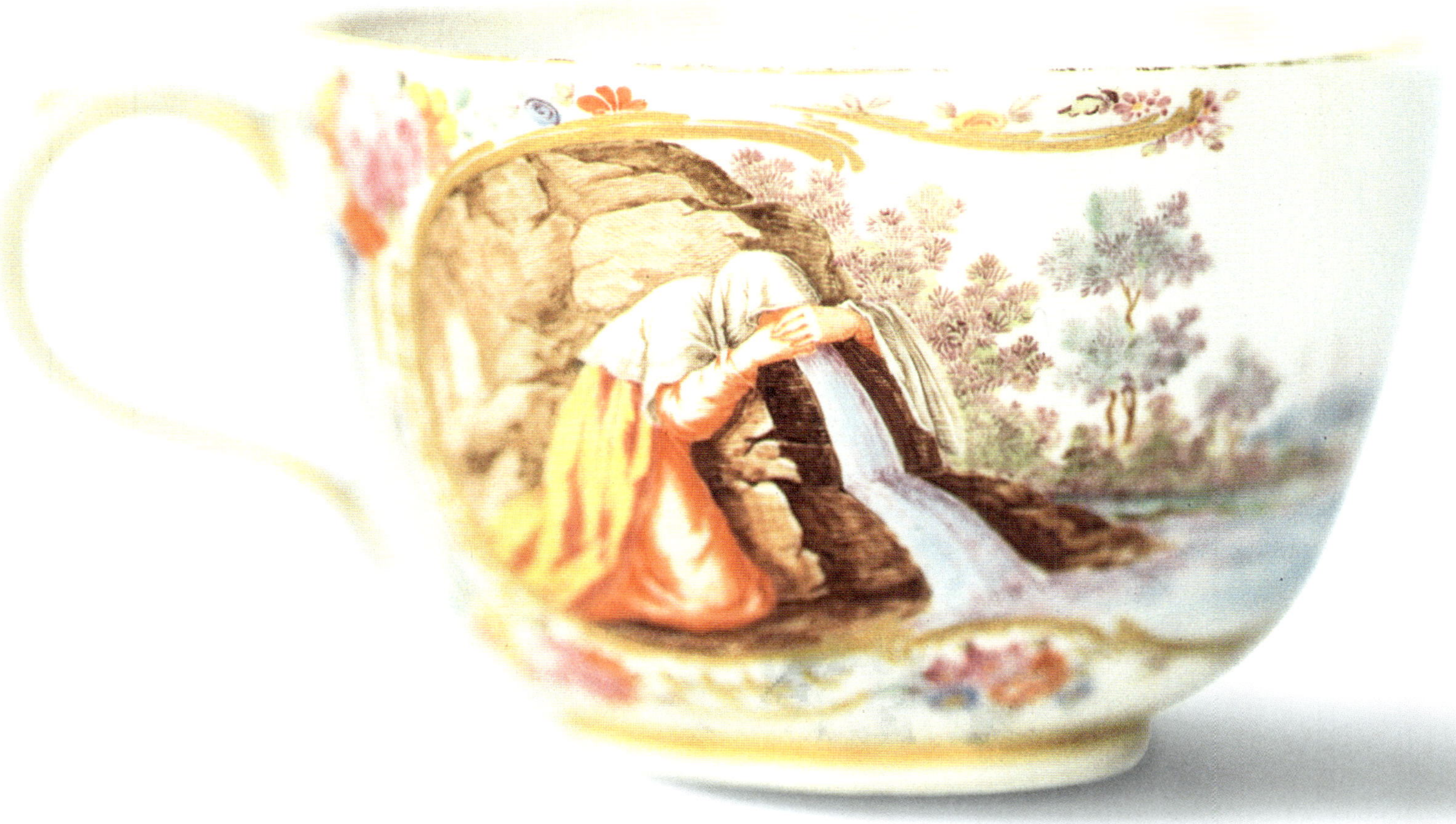

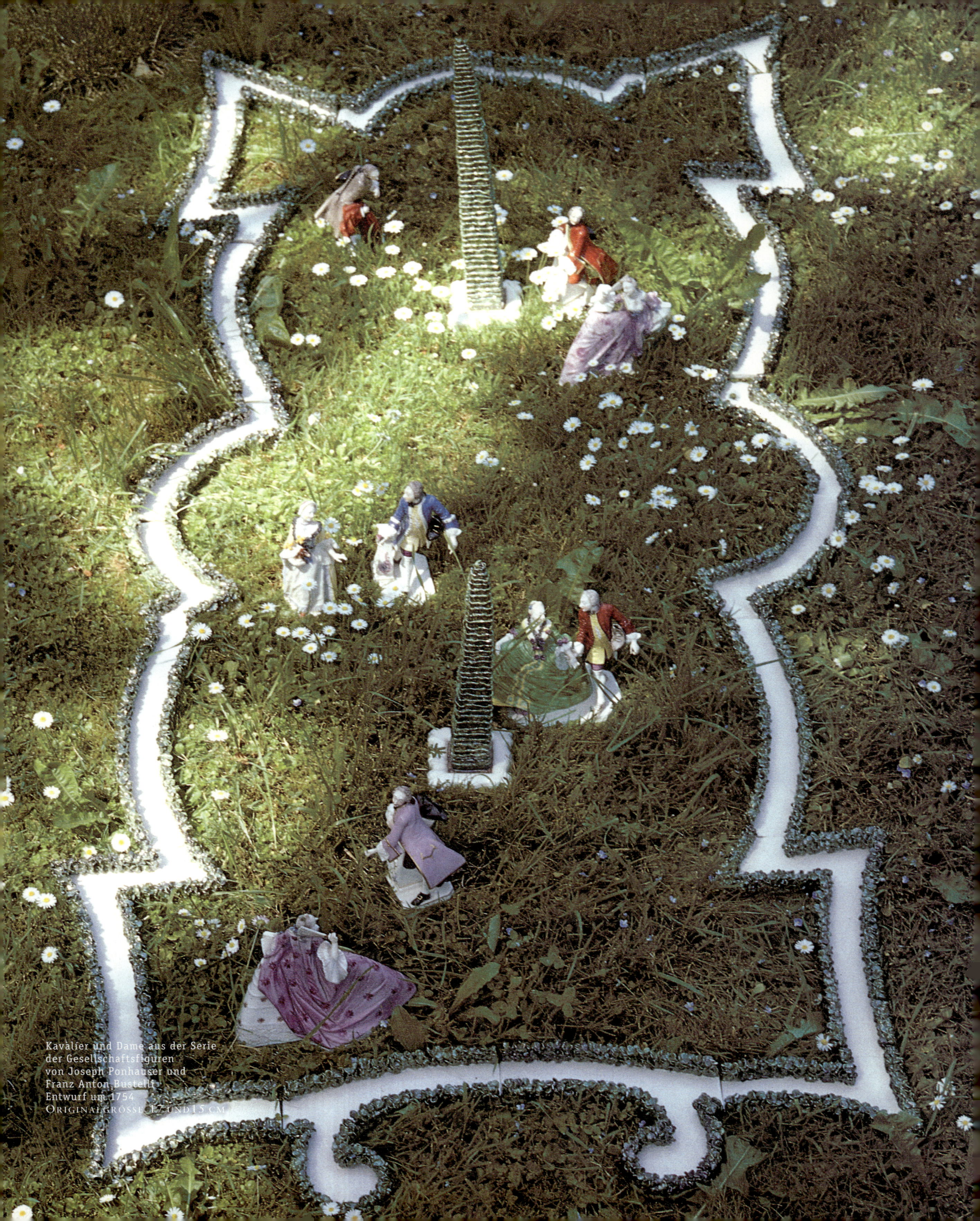

Kavalier und Dame aus der Serie
der Gesellschaftsfiguren
von Joseph Ponhauser und
Franz Anton Bustelli
Entwurf um 1754
Originalgrösse 17 und 15 cm

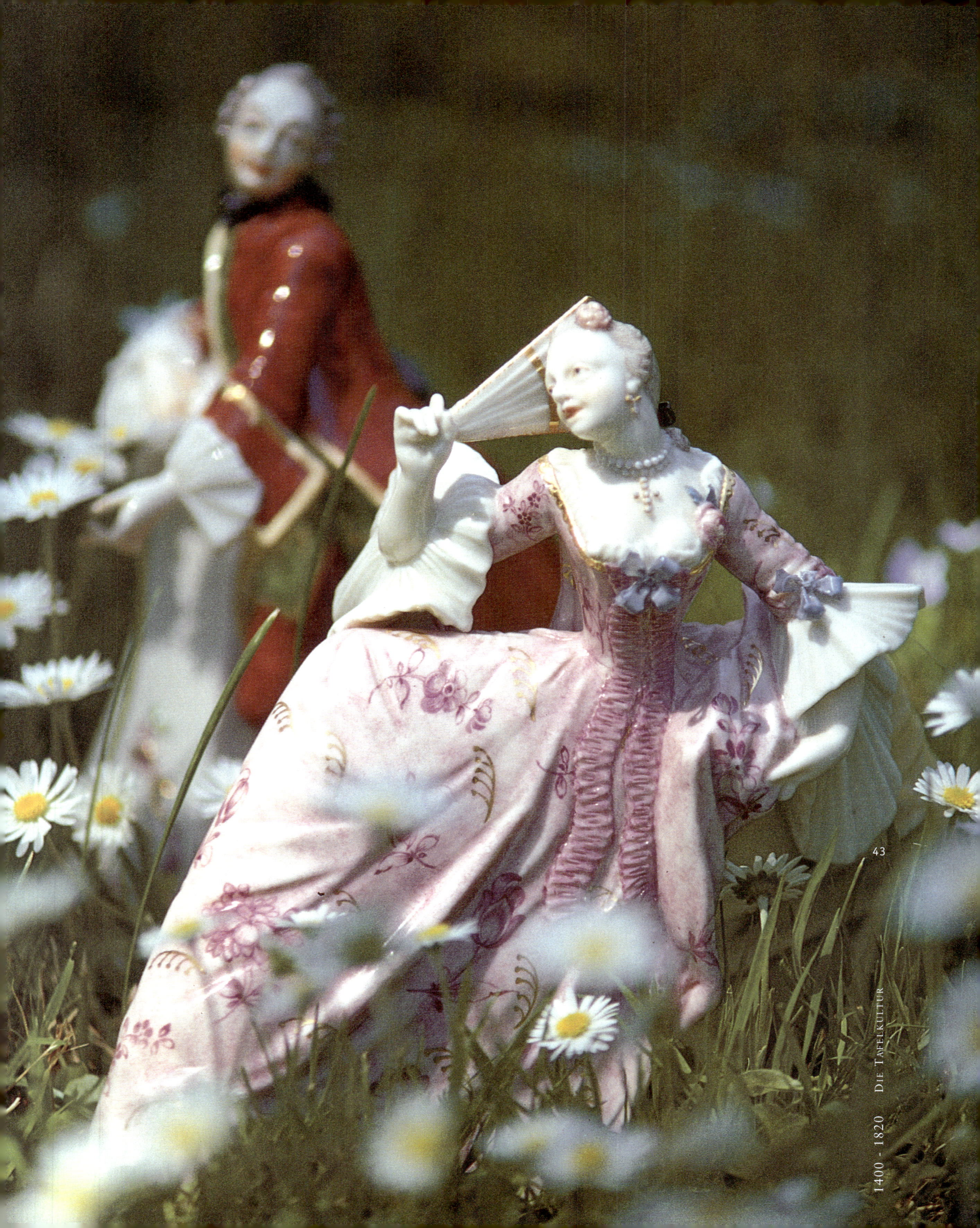

Franz Anton Bustelli. Ein Genie bringt Porzellan das Sprechen bei

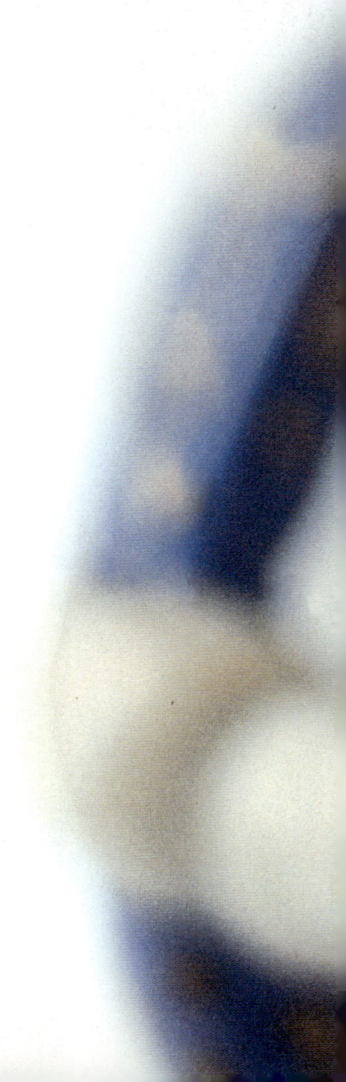

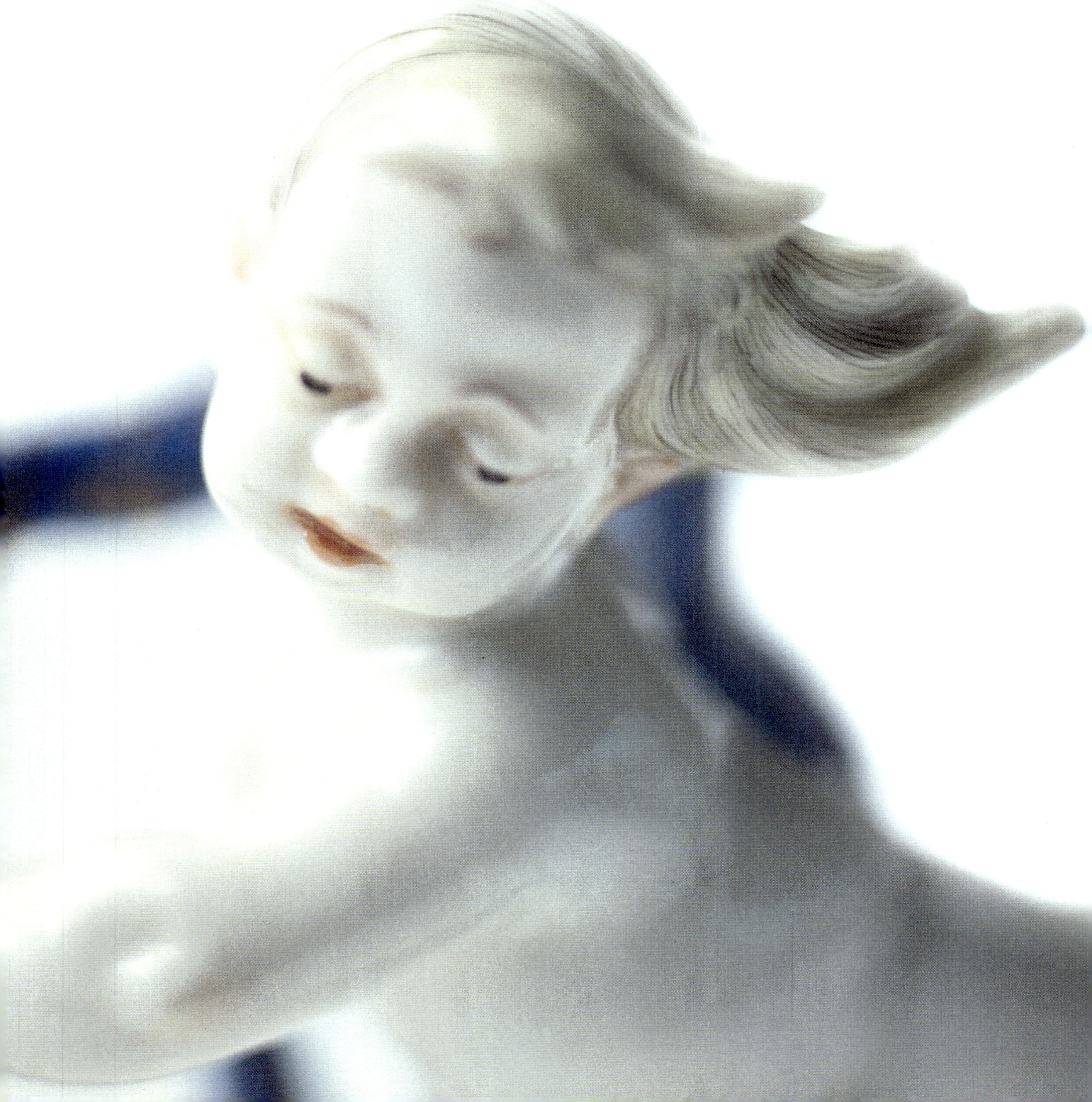

Neudeck erlebte von 1754 bis 1761 eine künstlerisch sehr fruchtbare Zeit, die fruchtbarste. Und sie lässt sich mit einem Namen verbinden: Franz Anton Bustelli. Er führte die Entwicklung der Porzellanfigur zu ihrem Zenit. Keiner vor ihm – auch nicht der wunderbare Kaendler aus Meißen – geschweige denn nach ihm sollte jemals seinen Genius als Figurist erreichen. Wir wissen, wir hängen uns mit diesen Worten sehr weit aus dem Fenster, und nur zu gerne verströmt solches Lob den Hautgout von Naivität und begeisterter Kritiklosigkeit. Doch bei Bustelli kann man es gefahrlos wagen. Denn wenn man sich nur ein wenig mit den Bustellifiguren beschäftigt, mit ihrer Delikatesse, der handwerklichen Perfektion, dann erschließt sich einem die Größe dieses Künstlers. Es ist da zum einen die raffinierte Komposition der Bewegung. Das Wort „manieristisch" vermittelt nur in Ansätzen etwas von der gekonnt aus der Achse gedrehten Figur, die manchmal einem Watteau-Gemälde entnommen scheint. Wenn der Beschauer um die Figur herumgeht, nimmt er immer etwas von dem gerade gesehenen Ausschnitt mit. Trotzdem stellt sich die Gestalt anders dar, gewinnt der zugespitzte Moment, wie nur Bustelli ihn darstellen konnte, an Ausdruck. Es ist, wie Frau Krafft in ihrem lesenswerten Buch es beschreibt, so, als wolle man „Schmetterlinge fangen". Seine Figuren sprechen von einer Eleganz, von einer Leichtigkeit, daß man fast zu glauben meint, dies seien dem

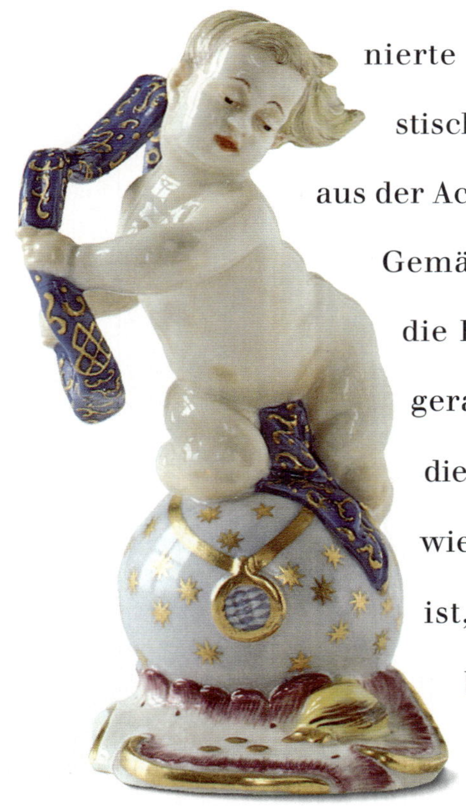

Putto als Fortuna
von Franz Anton Bustelli
um 1755-1760
Originalgrösse 10,5 cm

Porzellan innewohnende Qualitäten. Mitnichten. Der Künstler muß dieses schwierige Material erst beseelen. Und keiner konnte es so gut wie dieser Figurist. Diese Beherrschung der Proportionen, die Ahnung der Gliedmaßen unter dem Gewand, sein wunderbarer Balanceakt zwischen Frivolität und prickelnder Erotik, zwischen Hintersinn und kokettem Spiel, der Schmelz ... all dies macht Bustelli zu einem begnadeten Künstler. Eine gewisse Anzahl seiner Figuren stellt einfache Landleute dar, zumindest formal. Ihr Ausdruck, ihre galante Haltung spiegeln freilich nichts von deren harten und entbehrungsreichen Leben wider. Es ist wohl richtig, verkleidete Höflinge hinter ihnen zu vermuten, die in einer Art kecker Maskerade das einfache Volk mimen. War es doch am Wittelsbacher Hof Mode und Teil des Kurzweilprogrammes, anläßlich von Maskenfesten in die Rolle volkstümlicher Typen zu schlüpfen. Vom Kurfürsten Max III. Joseph und seiner Gattin ist bekannt, daß sie bei einem Fest als Wirtsehepaar auftraten, und man liegt wohl nicht falsch, dahinter eine Auflockerung und Befreiung von der höfischen Etikette zu vermuten.

Berühmt sind Bustellis Figuren der Wander- und Stegreifkomödianten, die sechzehn Figuren der Commedia dell´arte. Und auch hier befällt einen der Verdacht, daß man es nicht mit wirklichen Komödianten zu tun hat. Was oben über die geniale Modellierkunst und Sprache Bustellis gesagt wurde, das gilt besonders für diese unvergleichliche Figurenreihe. Die Leda, jene Figur, deren Herstellung wir in diesem Buch verfolgen, entspringt diesem

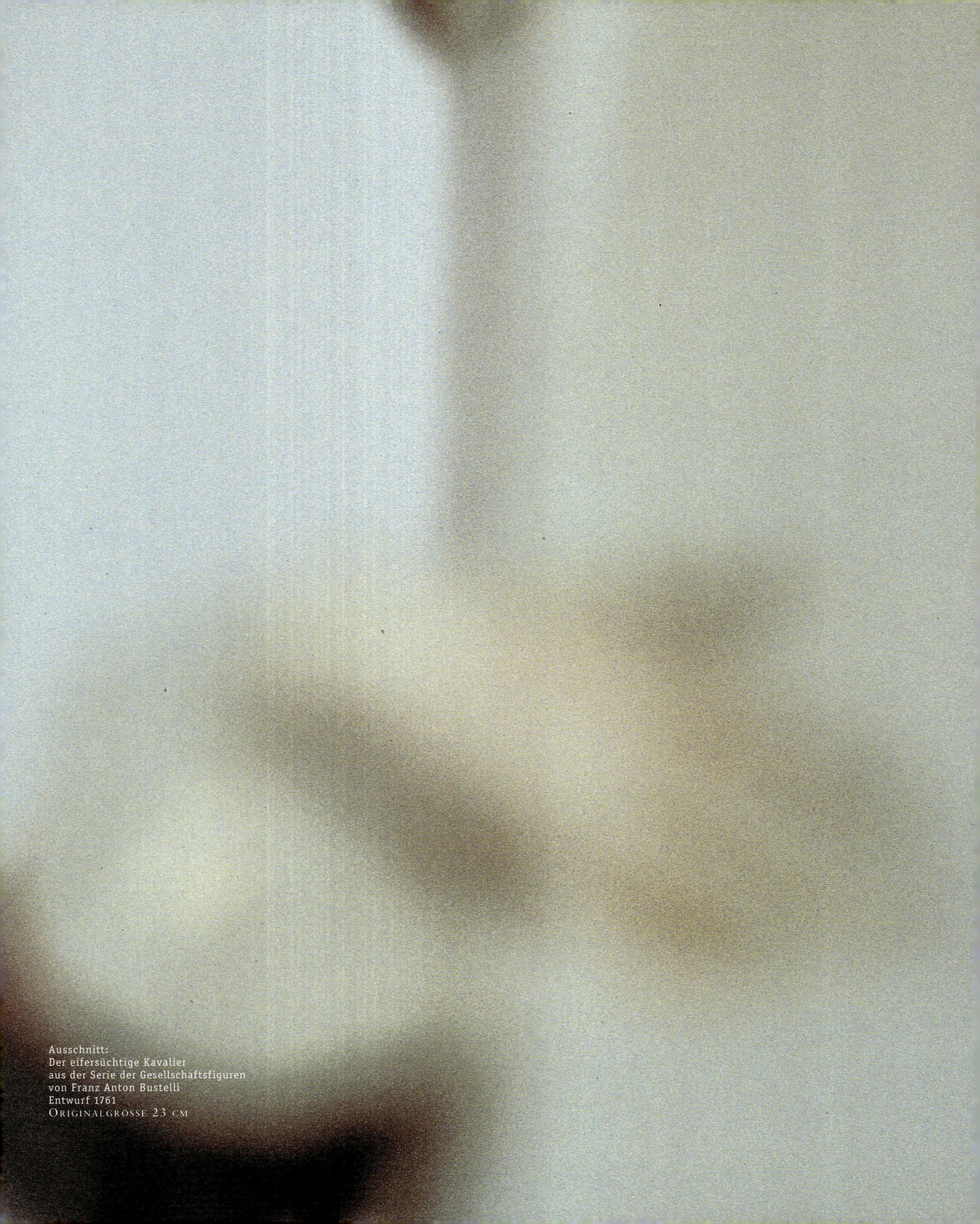

Ausschnitt:
Der eifersüchtige Kavalier
aus der Serie der Gesellschaftsfiguren
von Franz Anton Bustelli
Entwurf 1761
Originalgrösse 23 cm

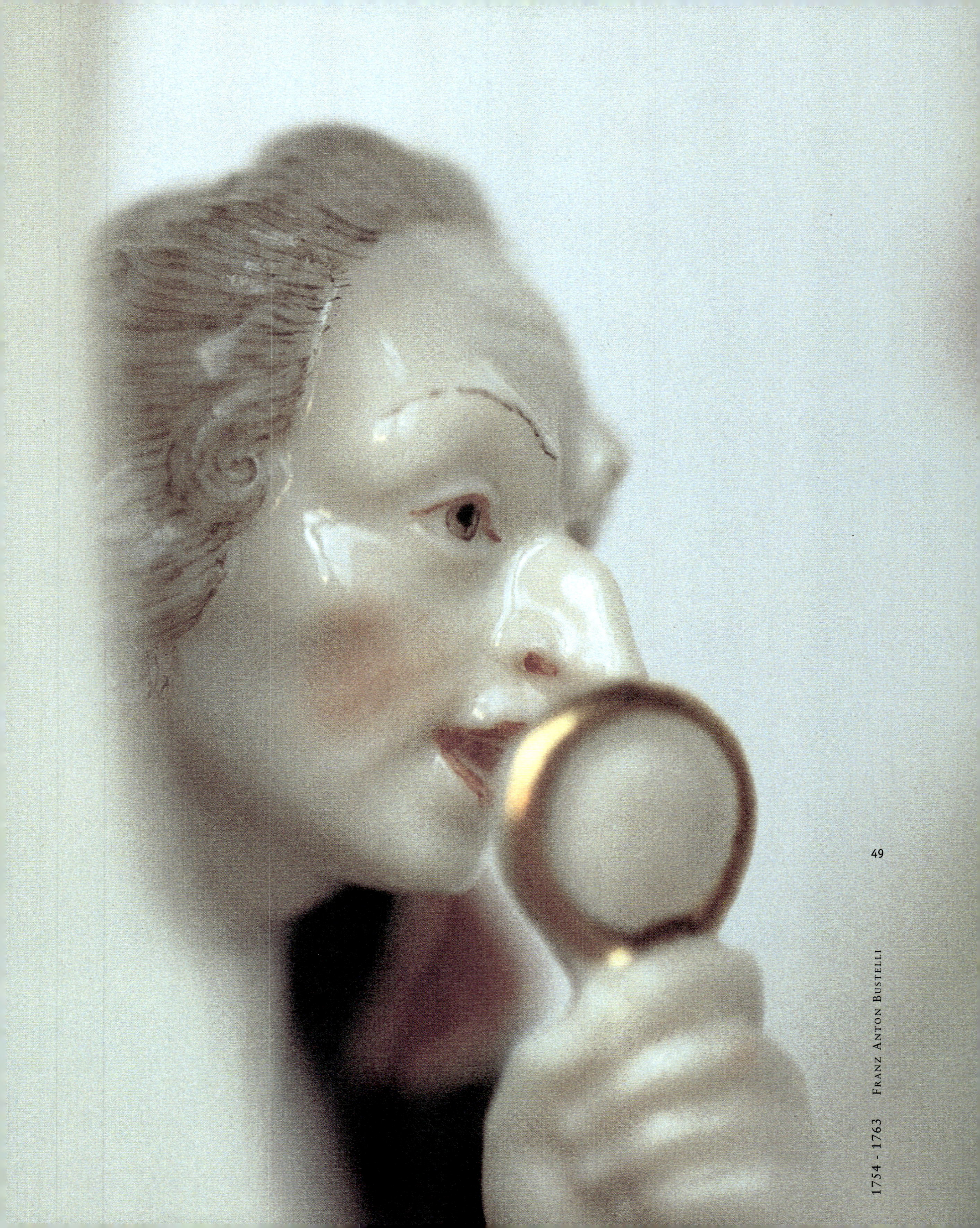

1754 - 1763 Franz Anton Bustelli

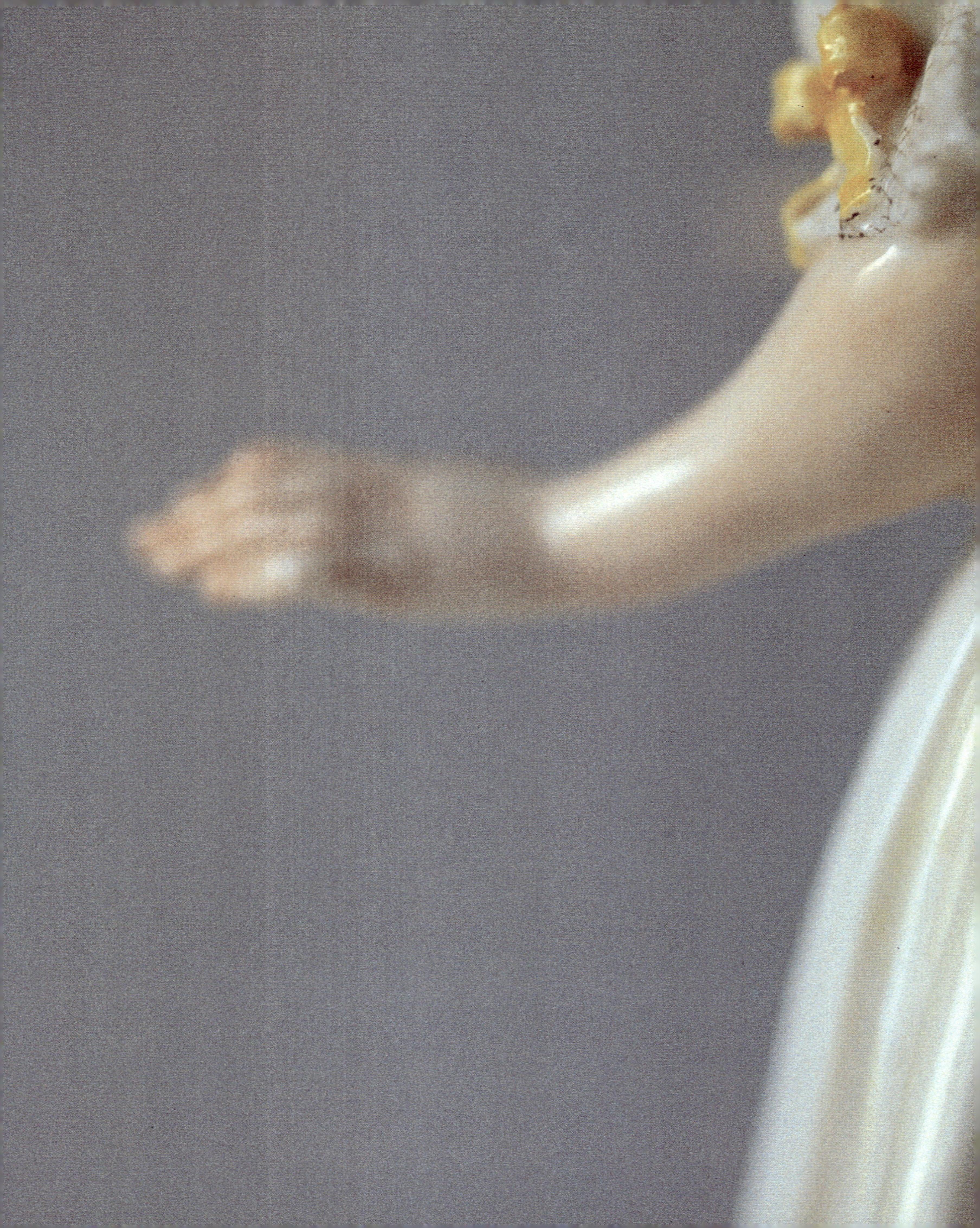

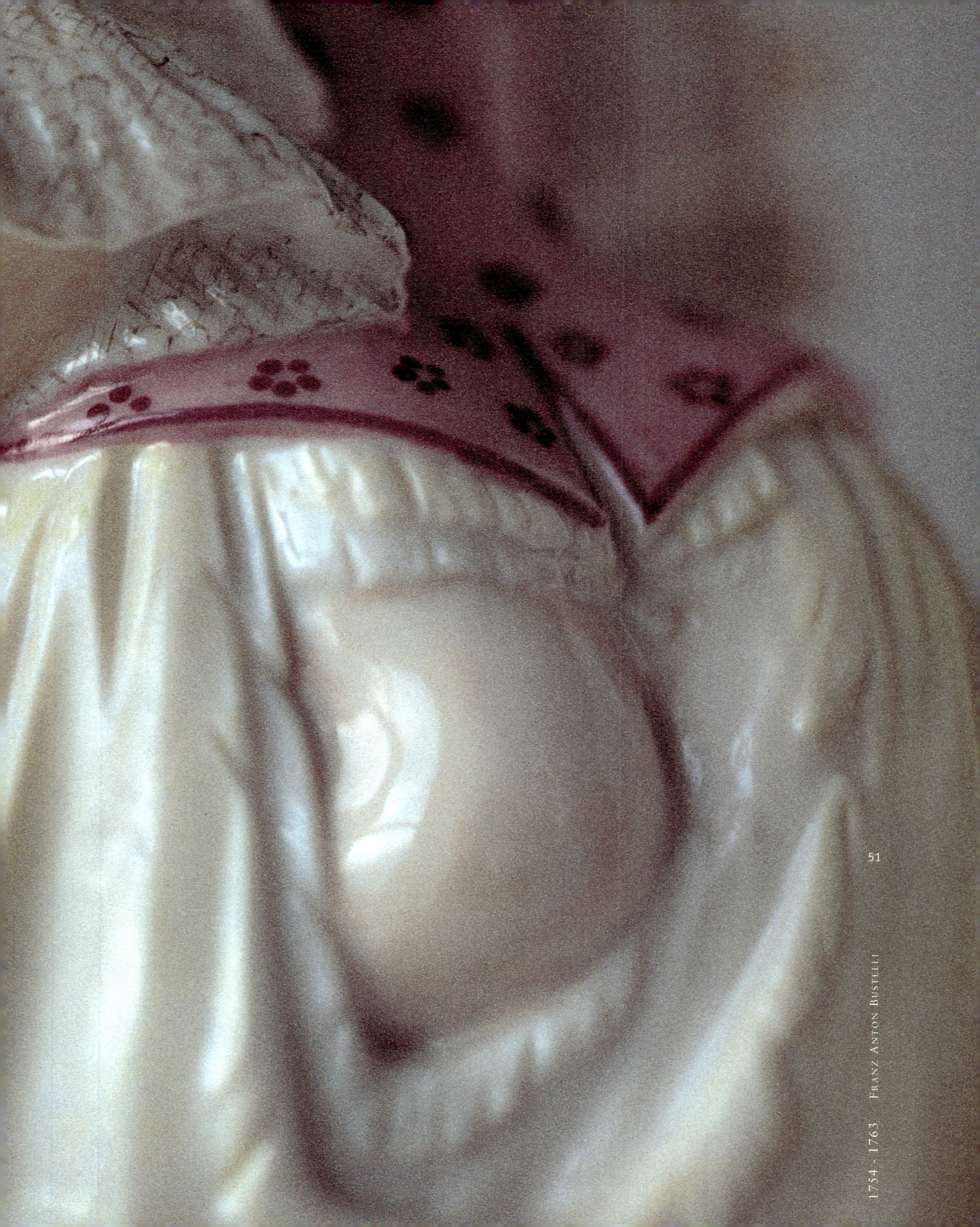

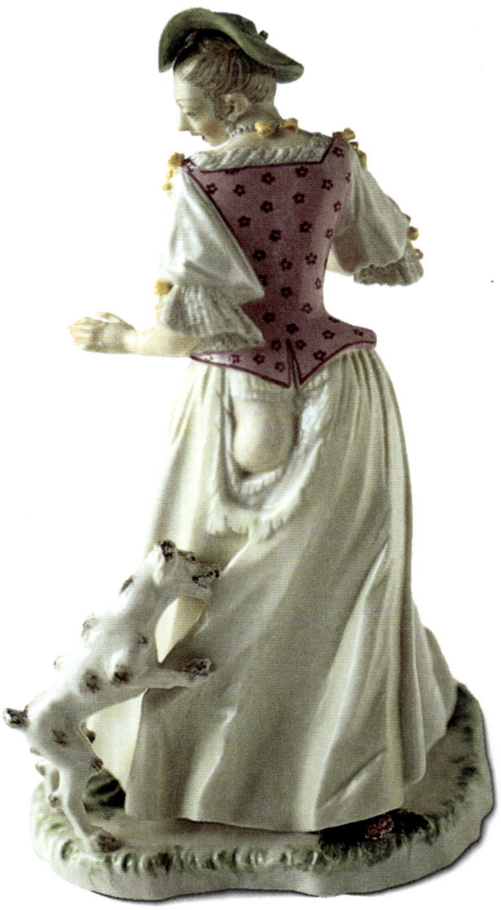

Dame von Hündchen angefallen
von Franz Anton Bustelli
Entwurf 1760
ORIGINALGRÖSSE 21 CM

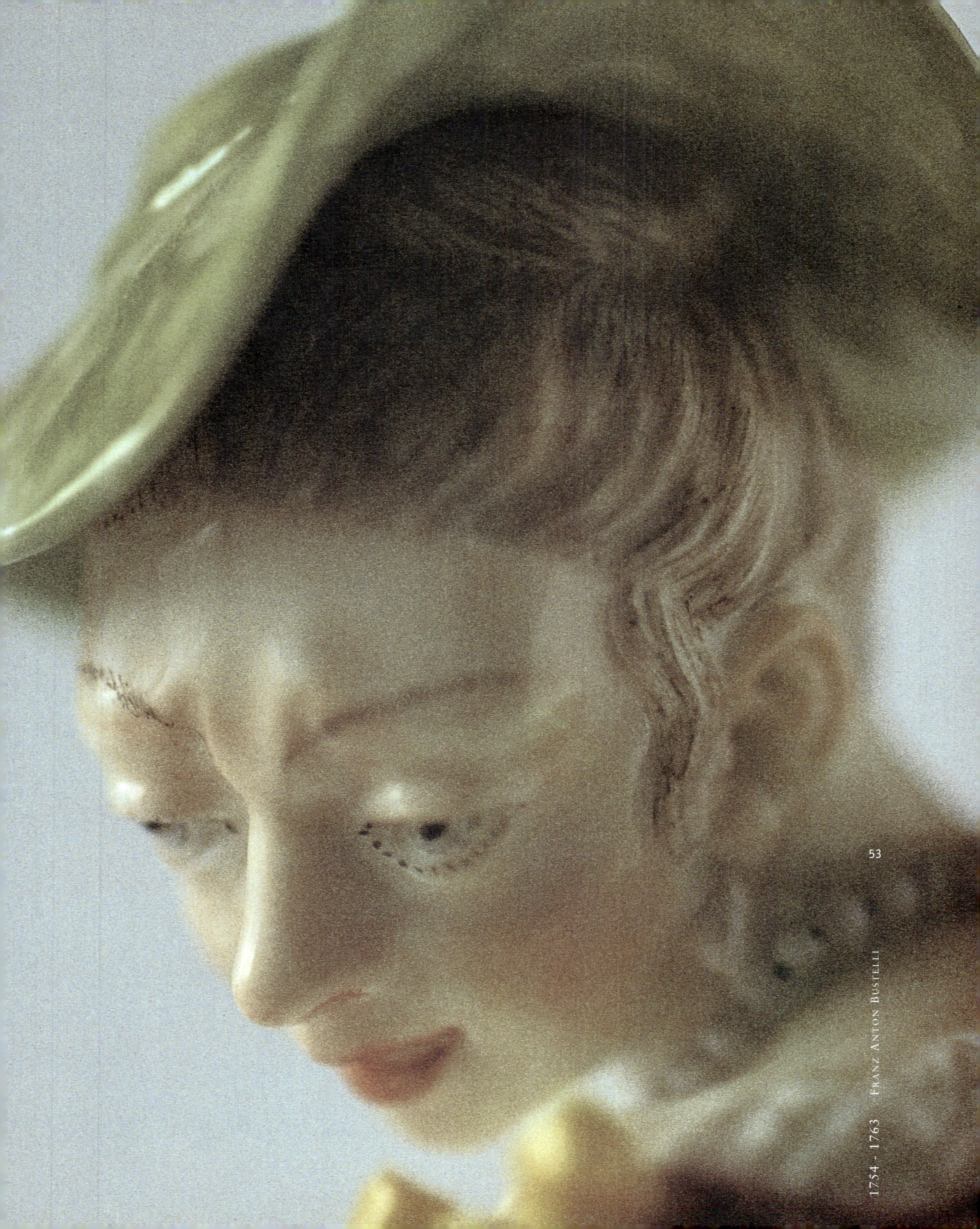

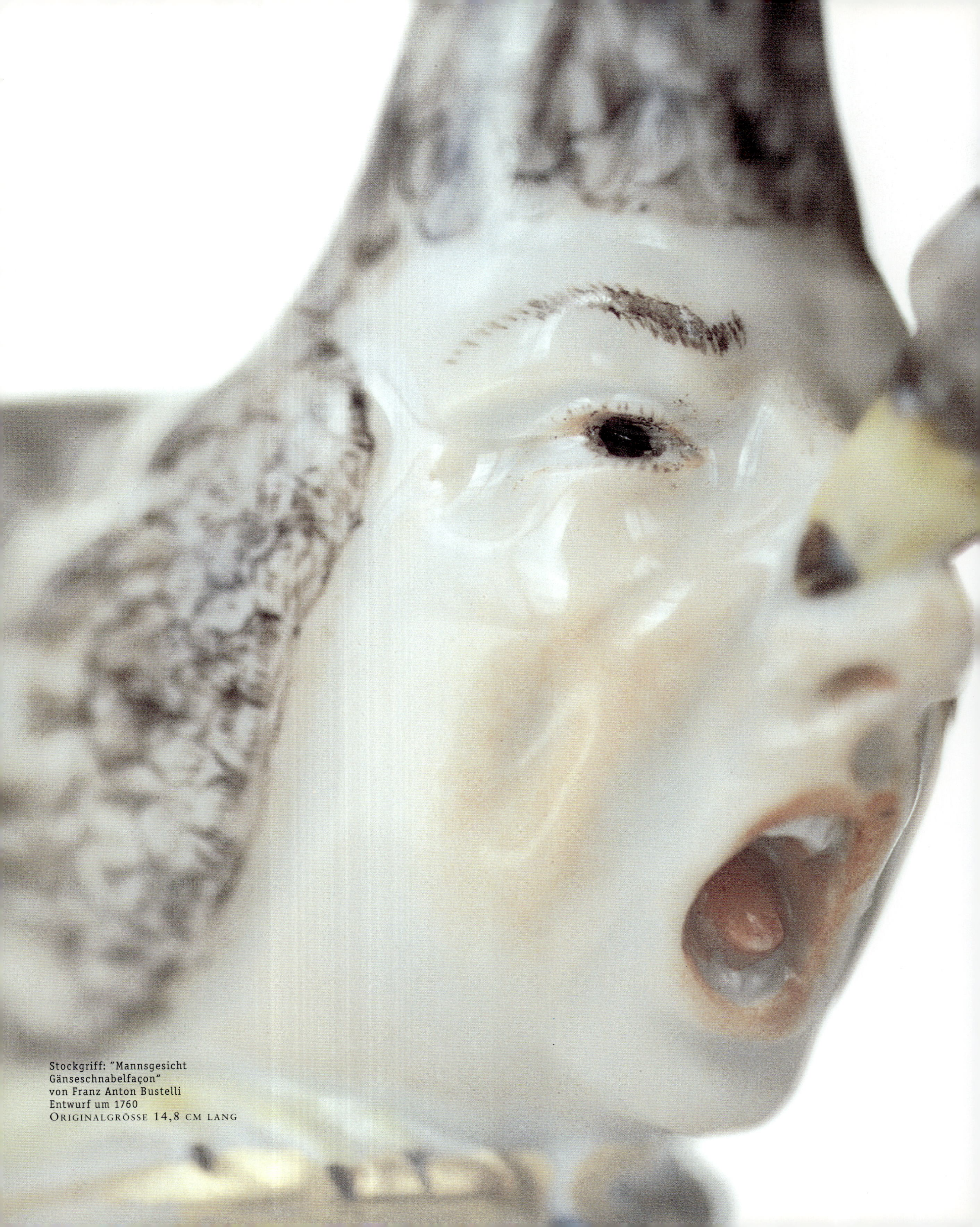

Stockgriff: "Mannsgesicht
Gänseschnabelfaçon"
von Franz Anton Bustelli
Entwurf um 1760
Originalgrösse 14,8 cm lang

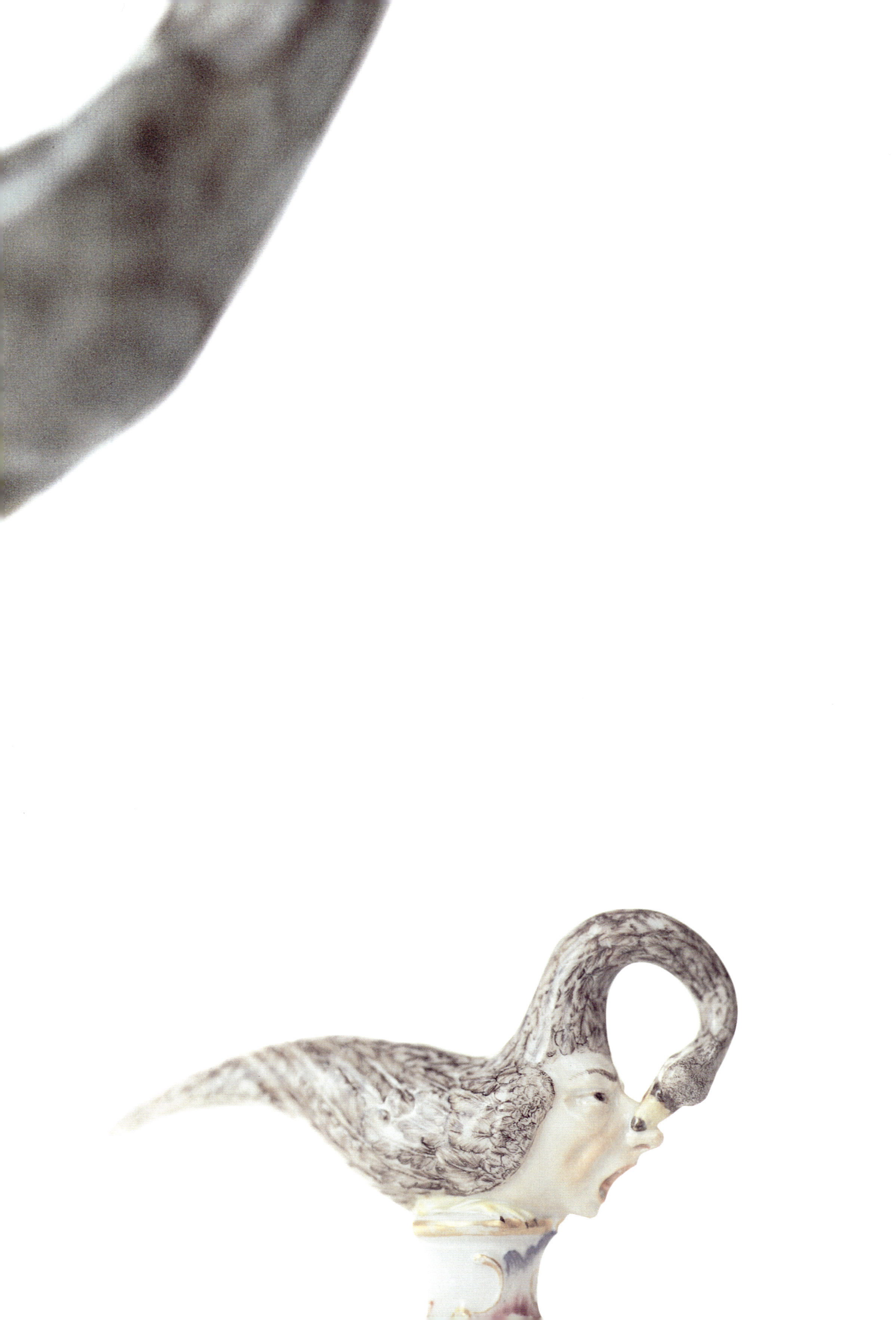

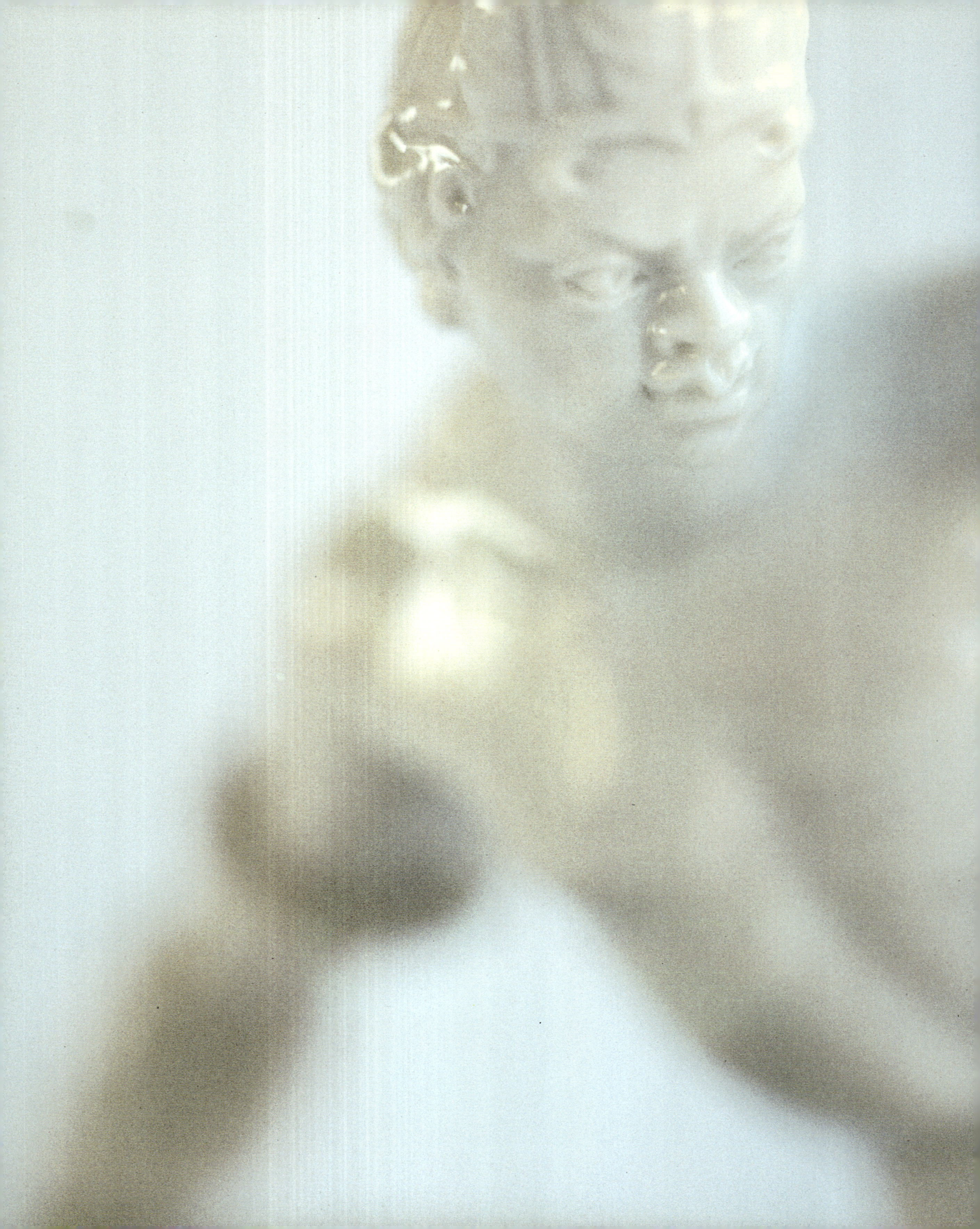

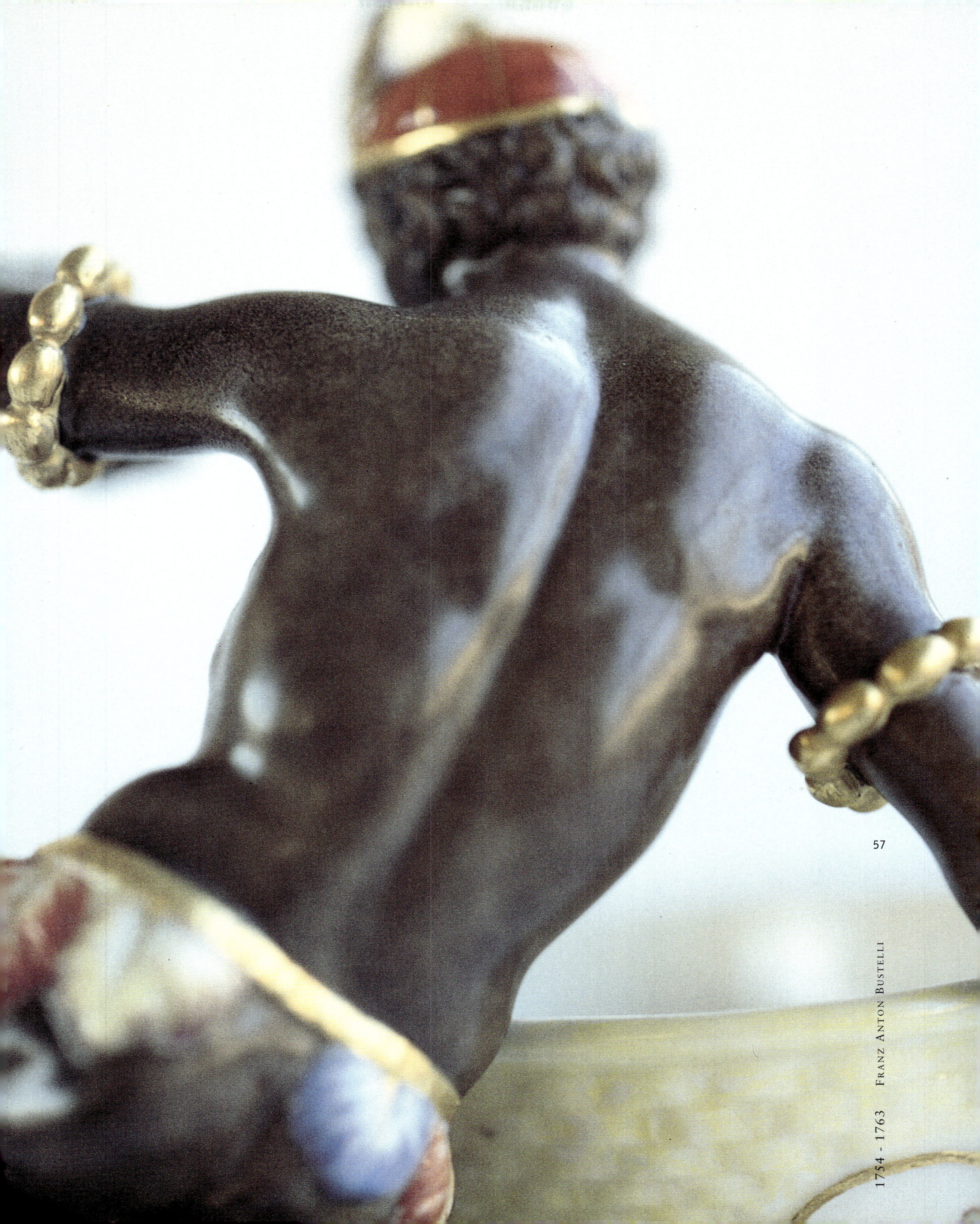

Ensemble, dessen inneres Wechselspiel so vielfältig ist, daß es vertane Zeit ist, darüber zu spekulieren, welche Figuren zusammengehören. Daß Bustelli sich jedoch nicht nur auf die Formung dieser anspielungsreichen und mitunter prickelnden Materie verstand, unterstreichen seine sakralen Figuren und die nahezu lebensgroße Büste des Grafen von Haimhausen. Eine Arbeit, die den Grafen einerseits enthoben, auf der anderen Seite so greifbar darstellt, daß der Beschauer dauernd versucht ist, in die Psychologie des Antlitzes einzusteigen. Gerade diese Figuren rufen Erinnerungen an den berühmten Hofbildhauer Johann Babtist Straub wach, was eine Ausbildung Bustellis in dessen Werkstatt nahelegt. Doch gewiß ist nur die Einzigartigkeit seiner Werke. Sonst nichts. „Bustelli", dieser Name verweist nach Locarno im „italienischen" Tessin. Und es wird auch gemutmaßt, daß seine Ursprünge dort liegen. Genauere genealogische Betrachtungen, auch anhand des dortigen Geburtsregisters, lassen jedoch keine genaue Zuordnung, zu. Und in gewisser Weise paßt diese biographische Unfaßbarkeit zu der unbegreiflichen Schönheit seiner Werke. Er kam aus der Zeit, beglückte uns und verschwand wieder – wie eine Erscheinung.

Mohr mit Zuckerdose
von Franz Anton Bustelli
Entwurf um 1760
Originalgrösse 14 cm

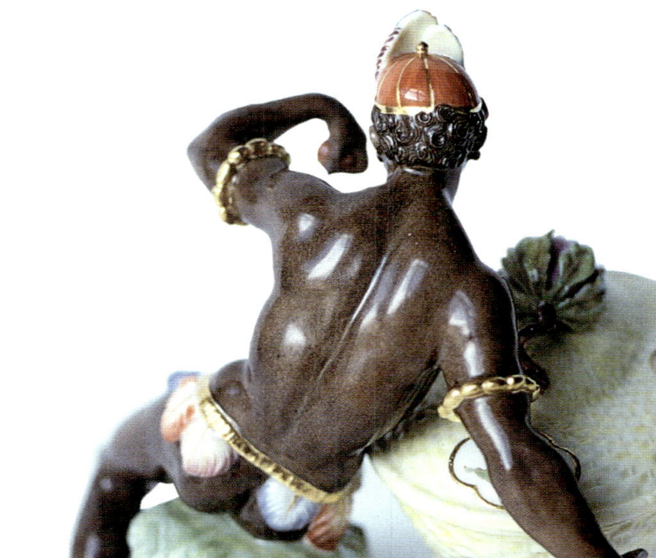

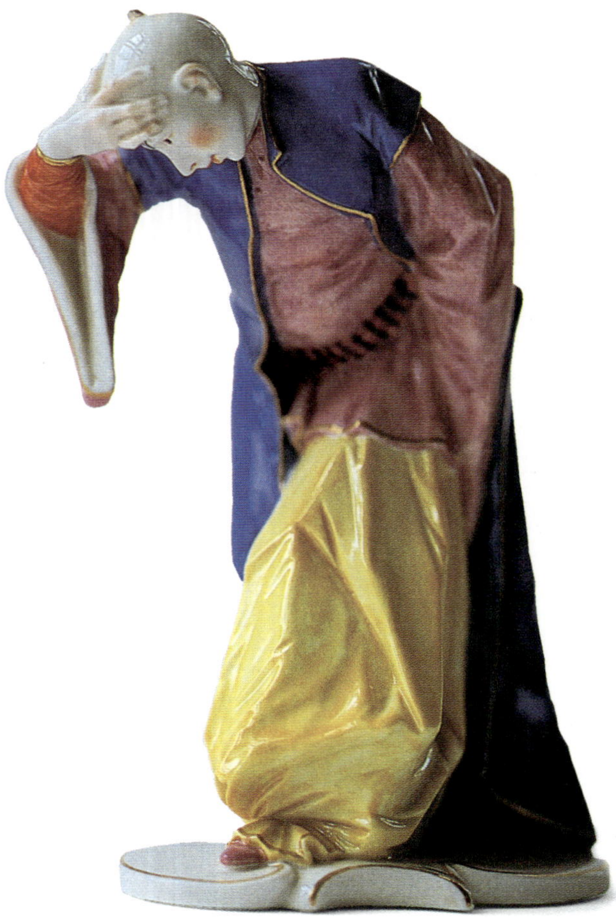

Chinese, das Haupt neigend
von Franz Anton Bustelli
Entwurf 1756-1760
ORIGINALGRÖSSE 15 CM

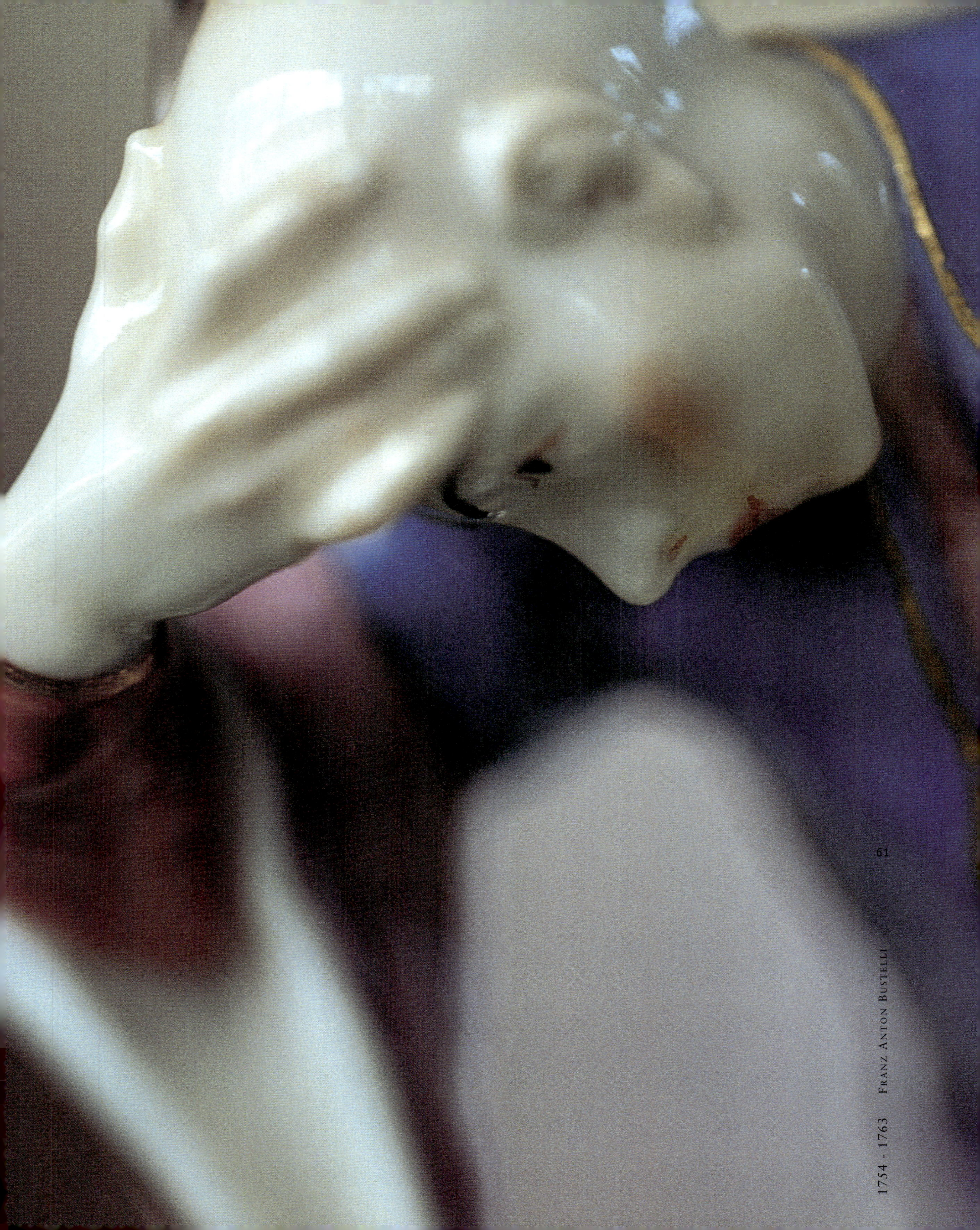

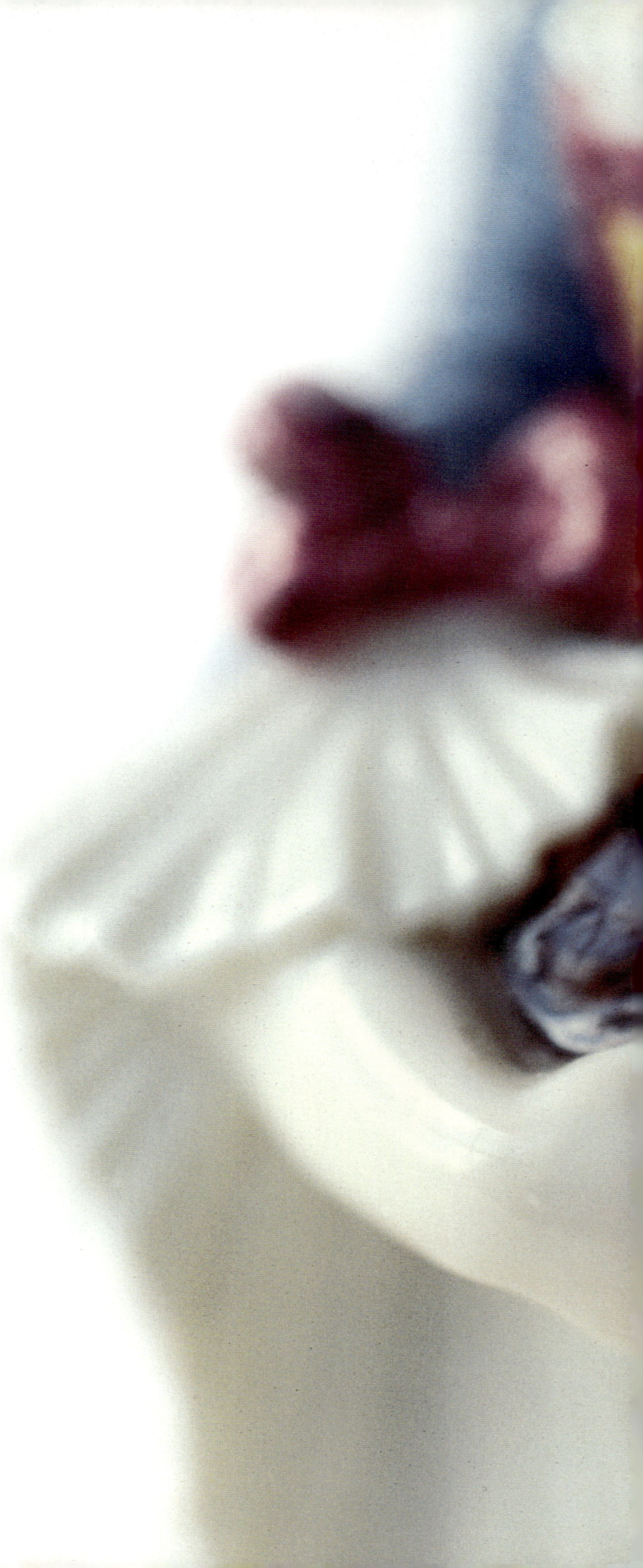

Kammermädchen
aus der Serie der Gesellschaftsfiguren
von Franz Anton Bustelli
Entwurf 1760
Originalgrösse 16cm

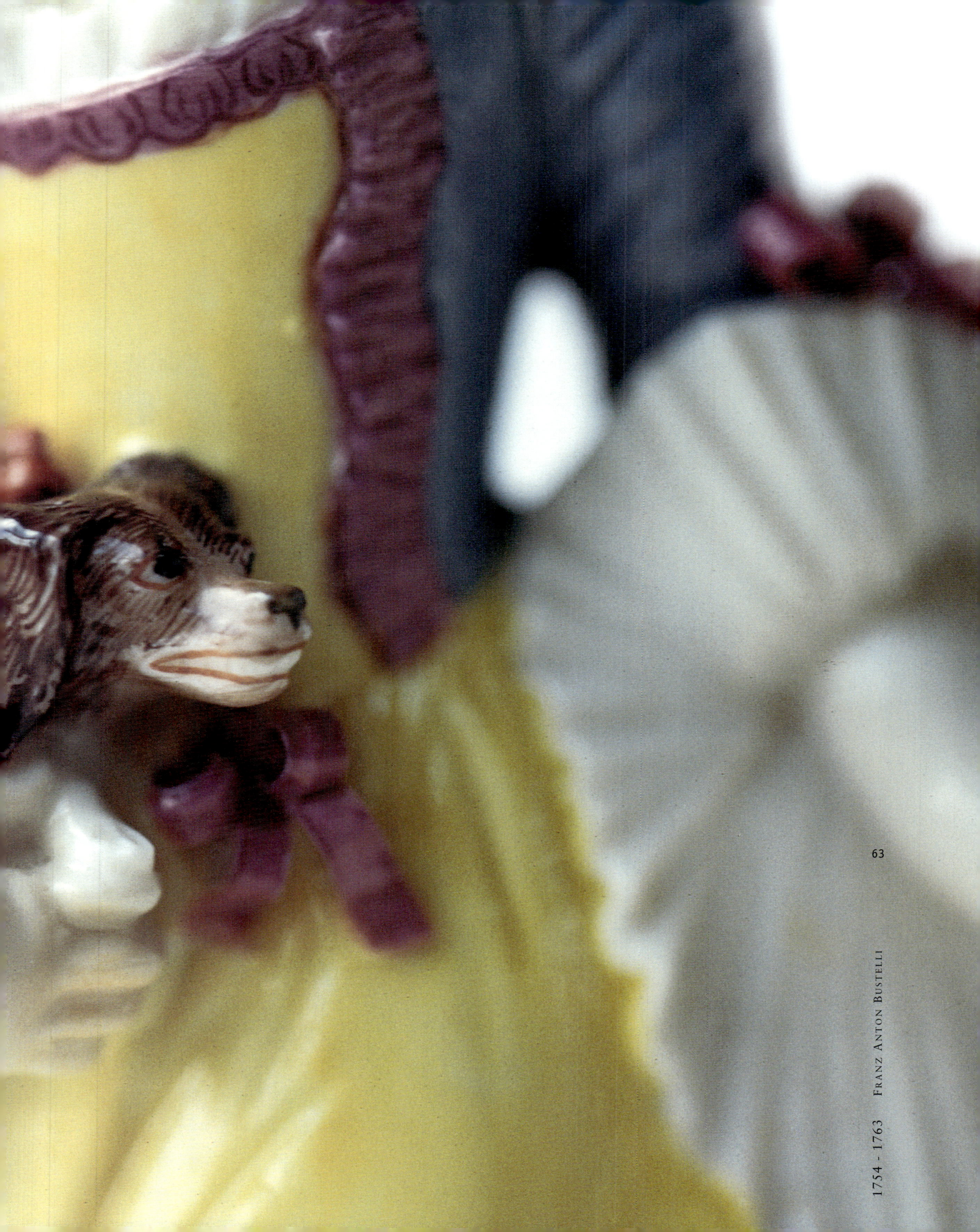

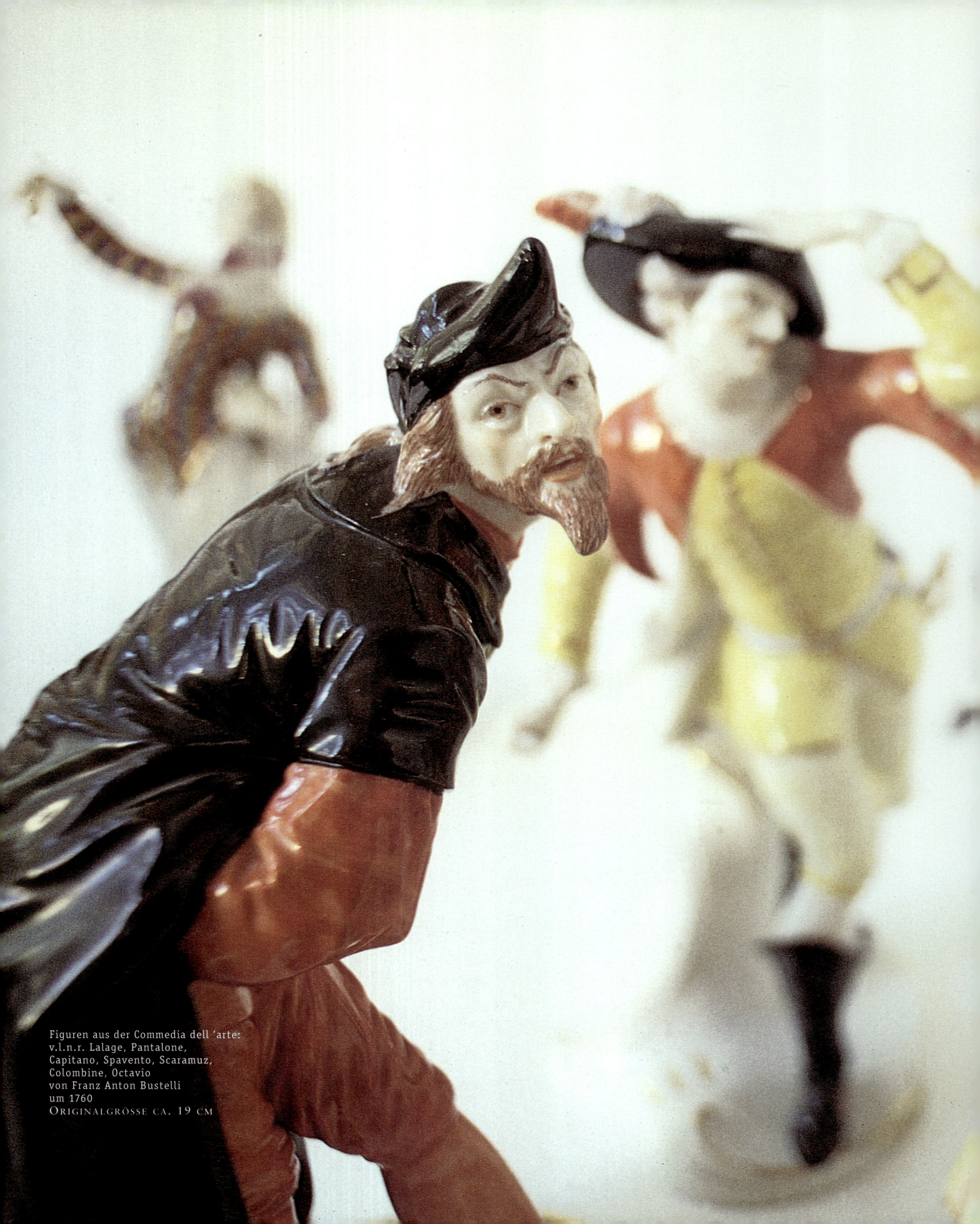

Figuren aus der Commedia dell 'arte:
v.l.n.r. Lalage, Pantalone,
Capitano, Spavento, Scaramuz,
Colombine, Octavio
von Franz Anton Bustelli
um 1760
Originalgrösse ca. 19 cm

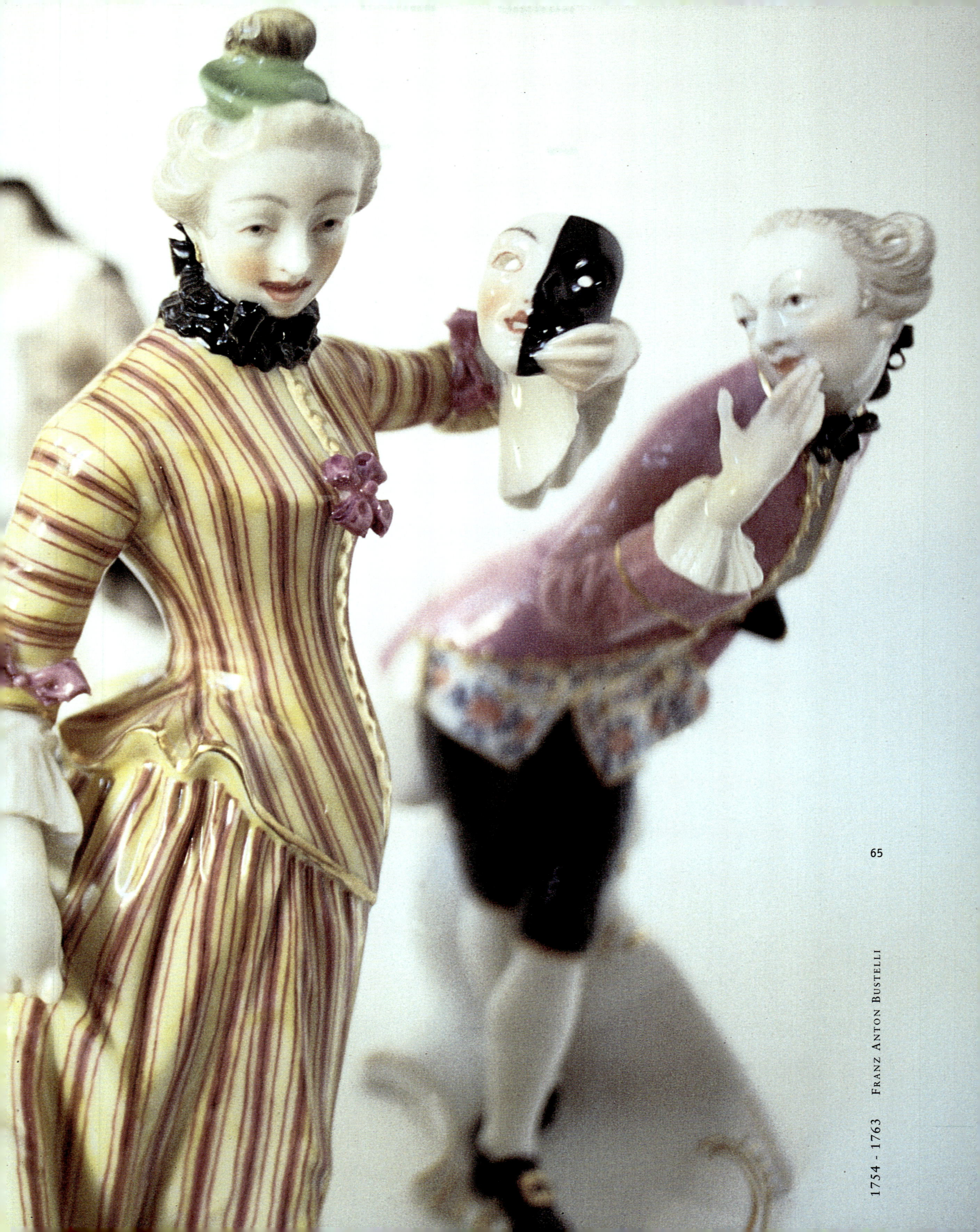

Der Umzug, Bustellis Tod und warum Erfolg so relativ ist. 1757 war man so gross, ebenso gross wie die Schwierigkeiten mit dem benachbarten Paulanerkloster, dass man sich entschloß, nach Nymphenburg umzuziehen. Ins Rondell. 1761 war der Betrieb schließlich in den neuen Räumen – und der technische Leiter, Chymikus Härtl, entlassen. Wieso? Von Haimhausen hatte die Niederschrift des Arkanums befohlen und Härtl sie verweigert. Als er sich besann, fand er sich ähnlich wie Ringler vor der Tür wieder. Auch auf die verzögerte Lieferung des Arkanums hin wurde er nicht wieder eingestellt. Die Handschrift des Nymphenburger Arkanums wird heute in der Bayerischen Staatsbibliothek aufbewahrt. Ein Foliobändchen in Samt mit Goldschnitt und Brokatvorsatz. Der Sohn des mitleitenden v. Linprun kam nun zum Zug: Joseph Karl v. Linprun. Die folgenden Jahre sollten die wirtschaftlich erfolgreichsten werden. Auch wenn sich die erste, allerdings ziemlich dunkle Wolke zeigte: Bustelli, seit längerem kränkelnd, starb 1763. Ein Riesenverlust, von dem man gerne wüßte, wie er damals aufgenommen wurde. Die Churfürstliche Porcelain-Fabrique, wie sie nun hieß, hatte sich einen mittlerweile weit über die bayerischen Grenzen hinaus reichenden Ruf erworben. Neben Bustelli verdankte Nymphenburg sein Renommee auch der exquisiten Blumenmalerei. Es gab keinen anderen Hersteller, der solch einen reichen Farbenschatz verwendete und in der naturalistischen Wiedergabe so eindrucksvoll war. Dieser Ruhm gebührt besonders Joseph Zächenberger, der einen ganz eigenen, bewundernswerten Stil entwickelte. 1765 hatte das Personal seinen Höchststand von hundertsiebenundachtzig Mitarbeitern erreicht. Nur – die Manufaktur verdiente noch immer kein Geld. Max III. Joseph setzte zwar die Zölle für Porzellan hoch, doch das zeigte keine Wirkung. Außerdem entfaltete eine inkompetente Buchhaltung ihre fatale Wirkung. Sie überbewertete die Lagerbestände und Ausschußware, so daß der Betrieb einige Jahre mit einem fiktiven „Überschuß" lebte. Irgendwann brach das Luftschloß am Rondell zusammen. Die sogenannte „Reduktion" führte zur „Abwicklung" vieler Arbeitskräfte. Sechzig Mitarbeiter zählte man noch im Jahre 1767 – und zweihunderttausend Gulden, die man bislang in den Betrieb gepumpt hatte. Zuviel. Linprun Junior durfte die Manufaktur noch bis 1773 leiten und mußte dann Herrn Dominikus Auliczek weichen.

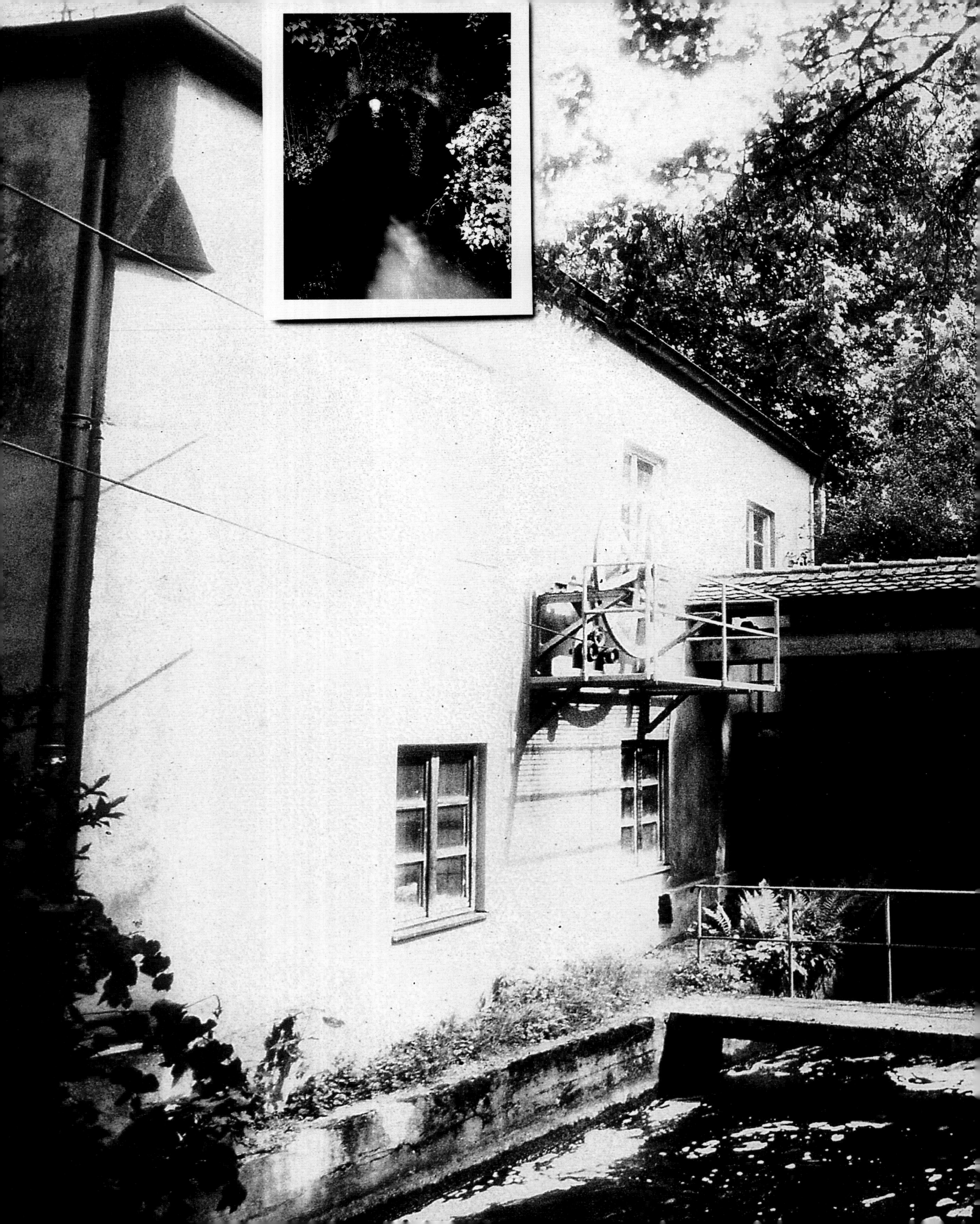

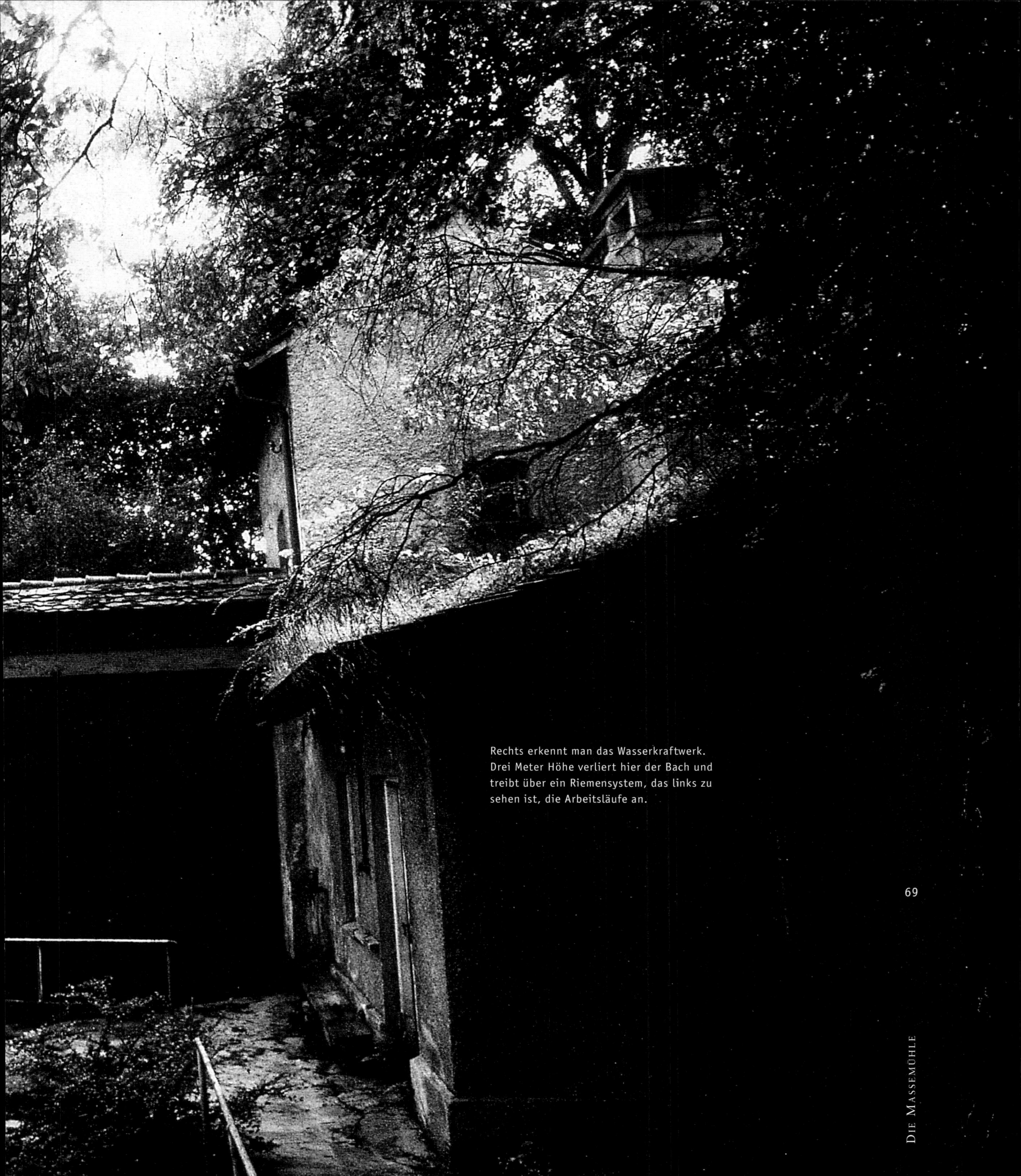

Rechts erkennt man das Wasserkraftwerk. Drei Meter Höhe verliert hier der Bach und treibt über ein Riemensystem, das links zu sehen ist, die Arbeitsläufe an.

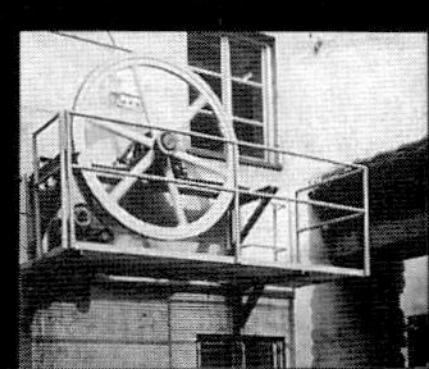

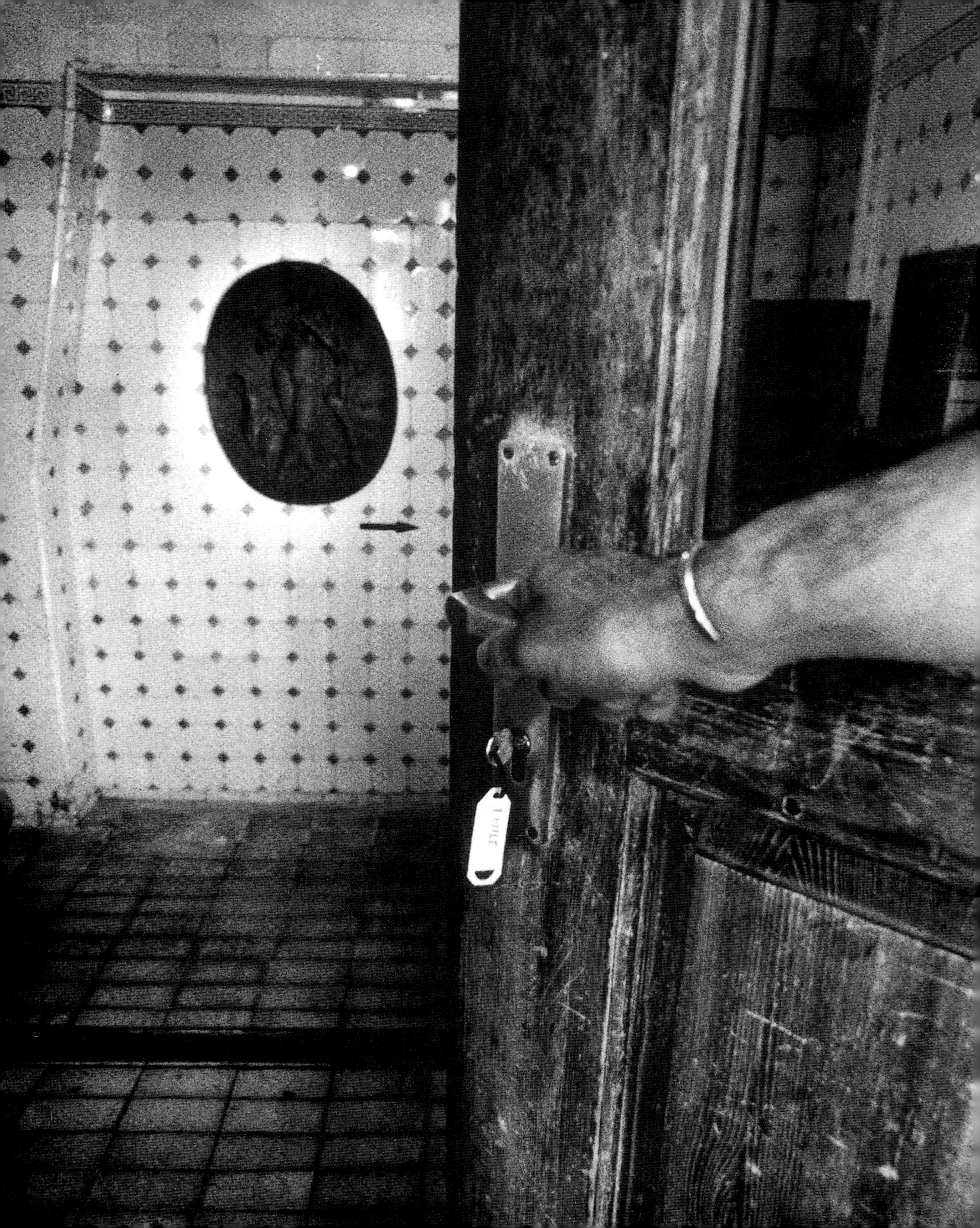

Links öffnet sich der Blick zur Massemühle. Hier werden Feldspat und Quarz feiner als 50/1000 Millimeter gemahlen, mit Kaolin gemischt und zur Porzellanmasse verknetet. Auf dieser Seite von oben nach unten: Ein in unseren Zeiten ungewohntes Bild. Über große Räder und breite Bänder wird die Wasserkraft über den ganzen Gebäudekomplex verteilt. In dem Bild darunter treibt ein Riemen Clara I an. Sie wurde im letzten Jahrhundert installiert und mahlt Feldspat und Quarz dreißig Stunden bis zur nötigen Feinheit. Schließlich die Masseschlagmaschine. Sie entfernt die letzten Luftbläschen.

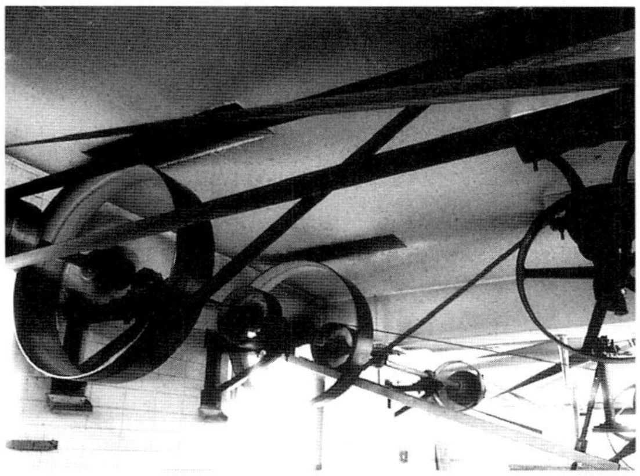

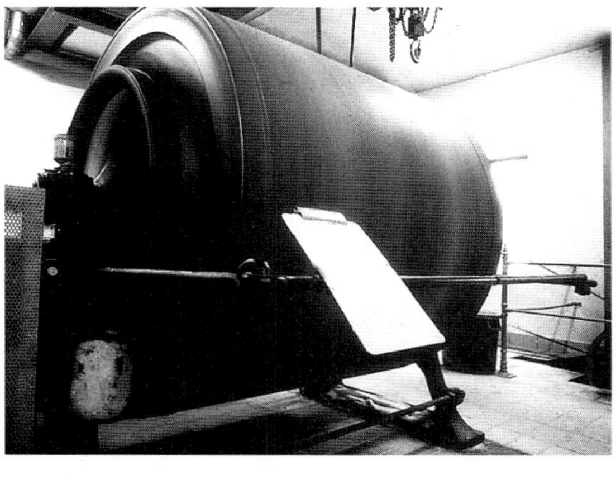

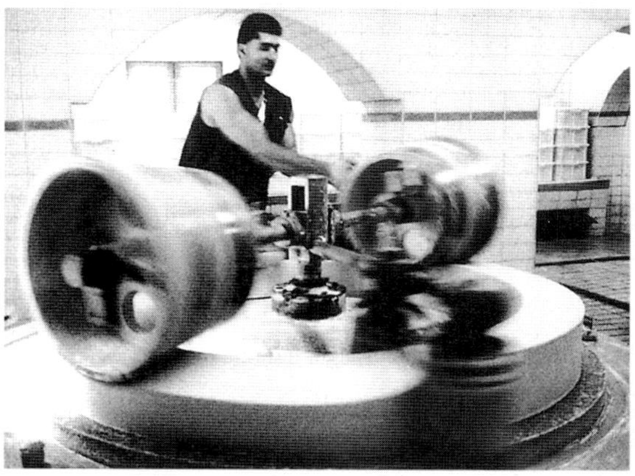

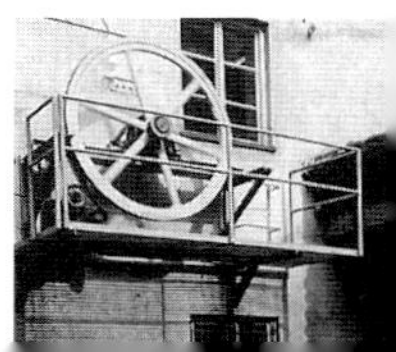

Die Ära Auliczek. Ein Künstler mit taktischem Gespür

Teetasse
aus dem Service Form "Perl"
von Dominikus Auliczek
Entwurf 1792-1795
Originalgrösse 5,5 cm

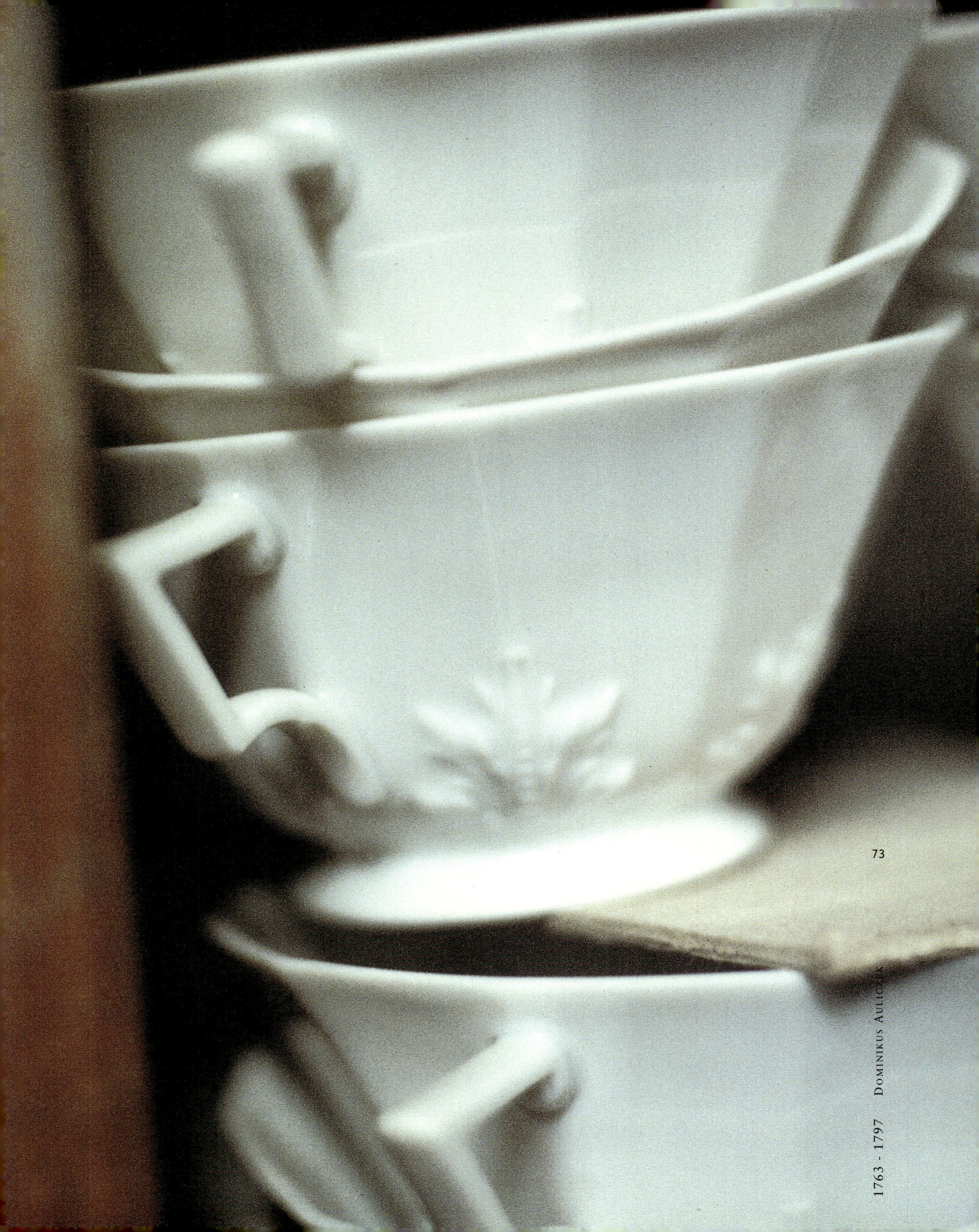

Wer war Auliczek? Porzellanliebhaber kennen ihn als den Gestalter eines wirklich schönen Geschirrs: des Perlservices. Es war insofern so schön wie auch ungewöhnlich, als seiner Form ein Zwölfeck zugrunde liegt. Davor entwarf er einige Dinge, die mehr durch ihren Prunk als durch ihre Formgebung beeindrucken. Zum Beispiel die abgebildete Vase mit Blumenstrauß auf der folgenden Doppelseite, die durch ihre Übersumme an Blütenpracht überwältigt und vor deren Handwerkskunst wir beschämt den Hut ziehen. Ein Blender, ein beeindruckender allerdings. Geboren in Böhmen, dann Bildhauer in Wien, Paris, London und Italien, kam Auliczek 1762 nach München. Mit der Zeit offenbarte er zunehmend eine hochfahrende, arrogante Art, so daß es nicht verwundern darf, daß der damalige Direktor v. Linprun jun. ihn loswerden wollte. Ein folgenschwerer Fehler. Denn Auliczek erwies sich als der weitaus bessere Taktierer – und wurde selbst Direktor.

Kaviark hler
aus dem Service Form "Perl"
Bayerisches Königsservice
von Dominikus Auliczek
Entwurf 1792-1795
Originalgrösse mit Deckel
ca. 24 cm

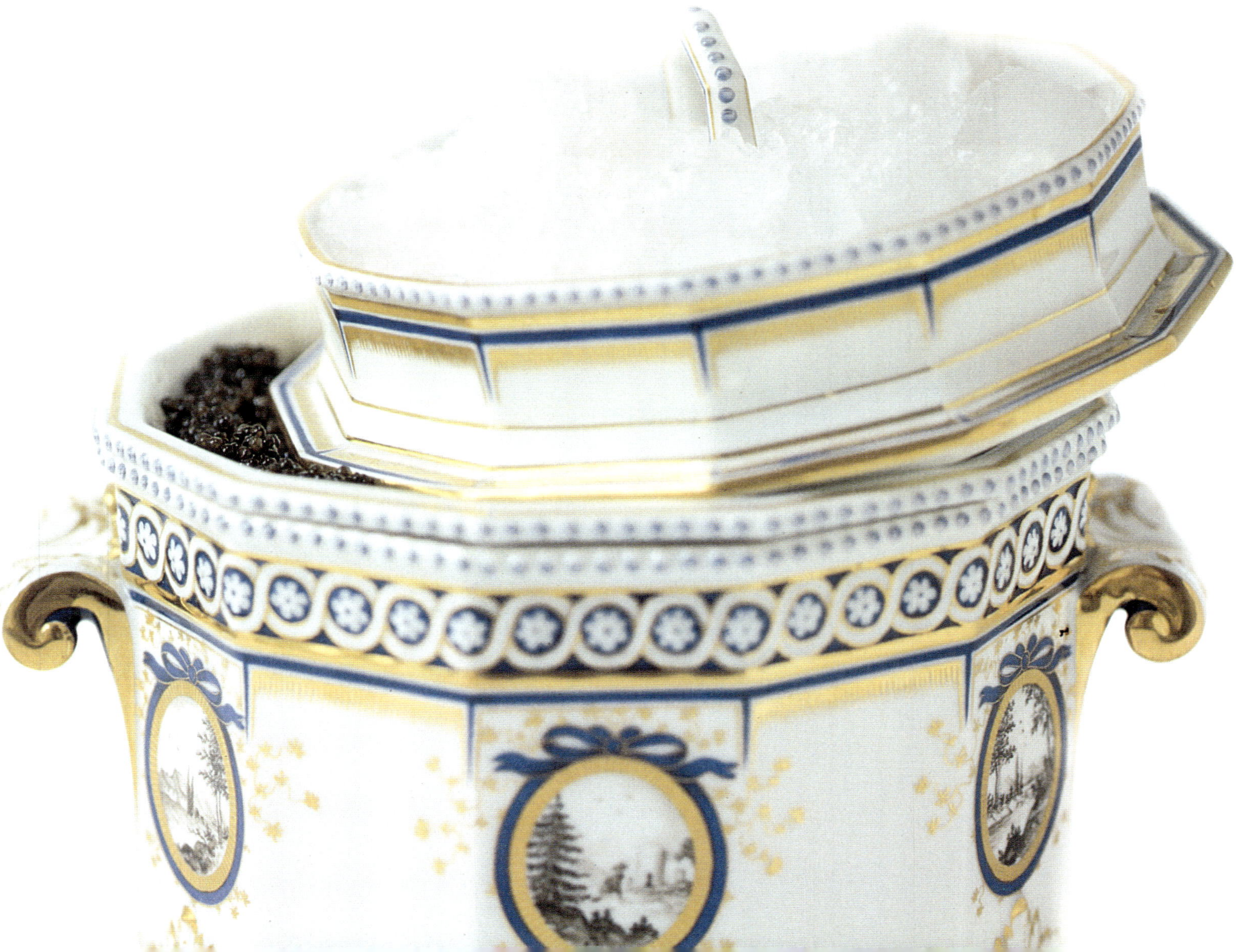

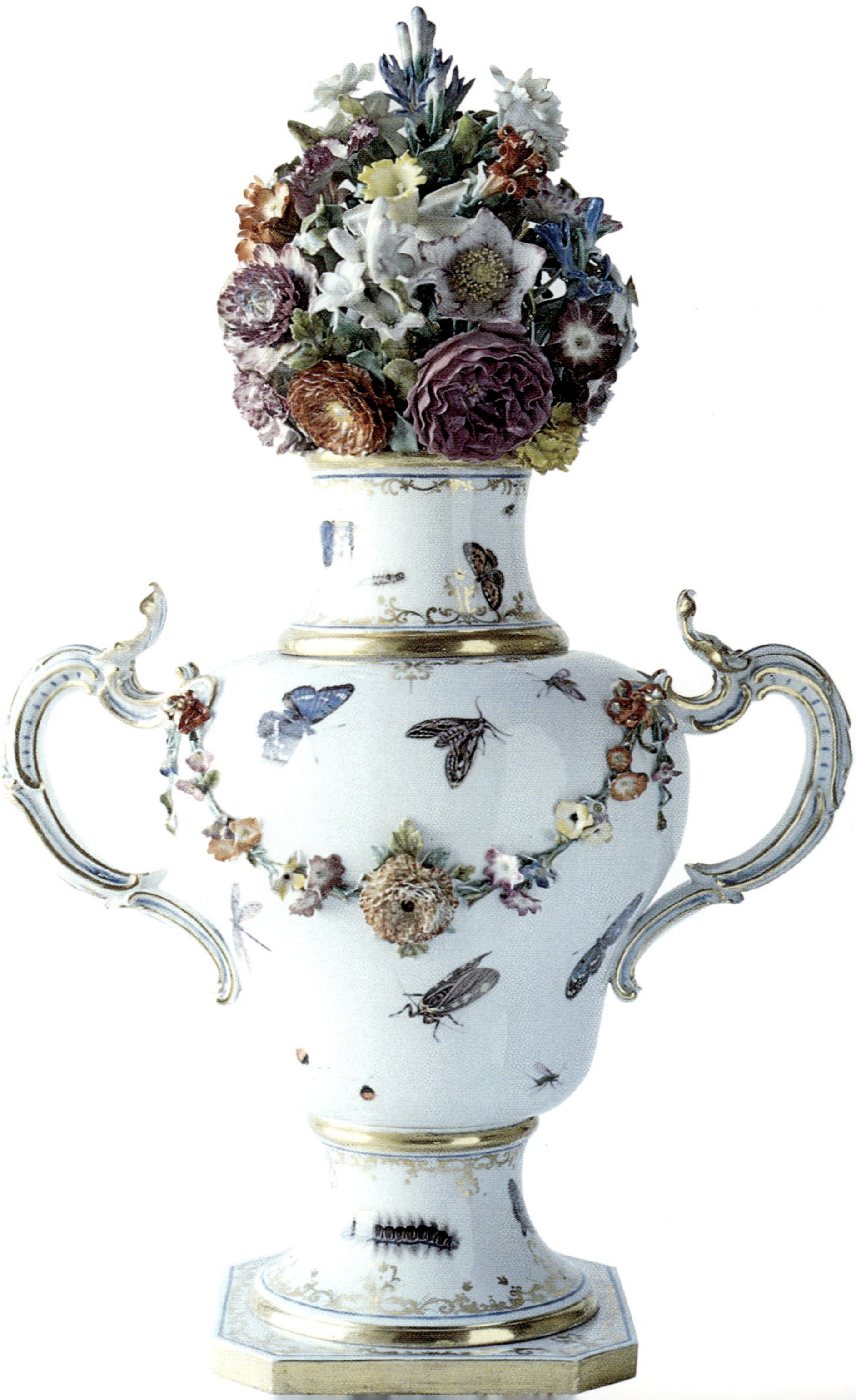

Prunkvase
von Dominikus Auliczek
Entwurf um 1770
Originalgrösse 50 cm

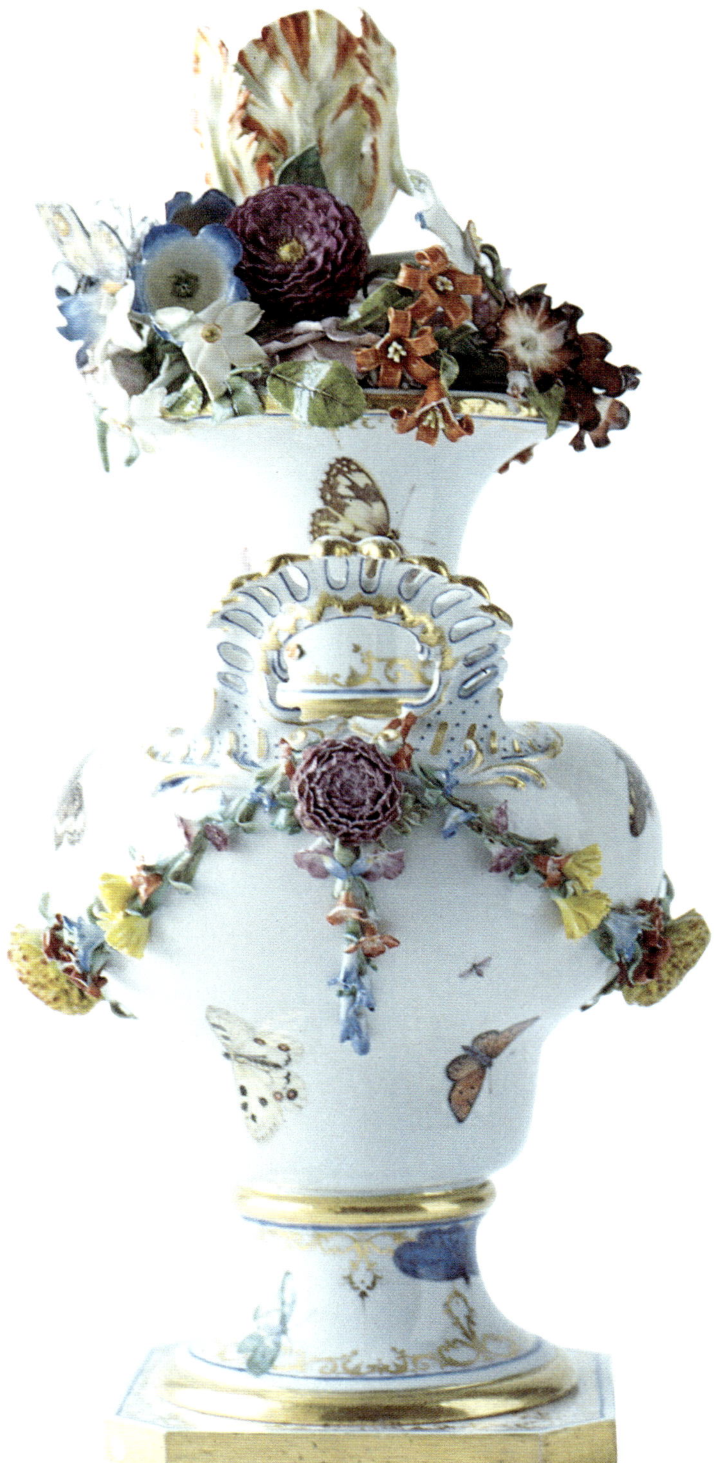

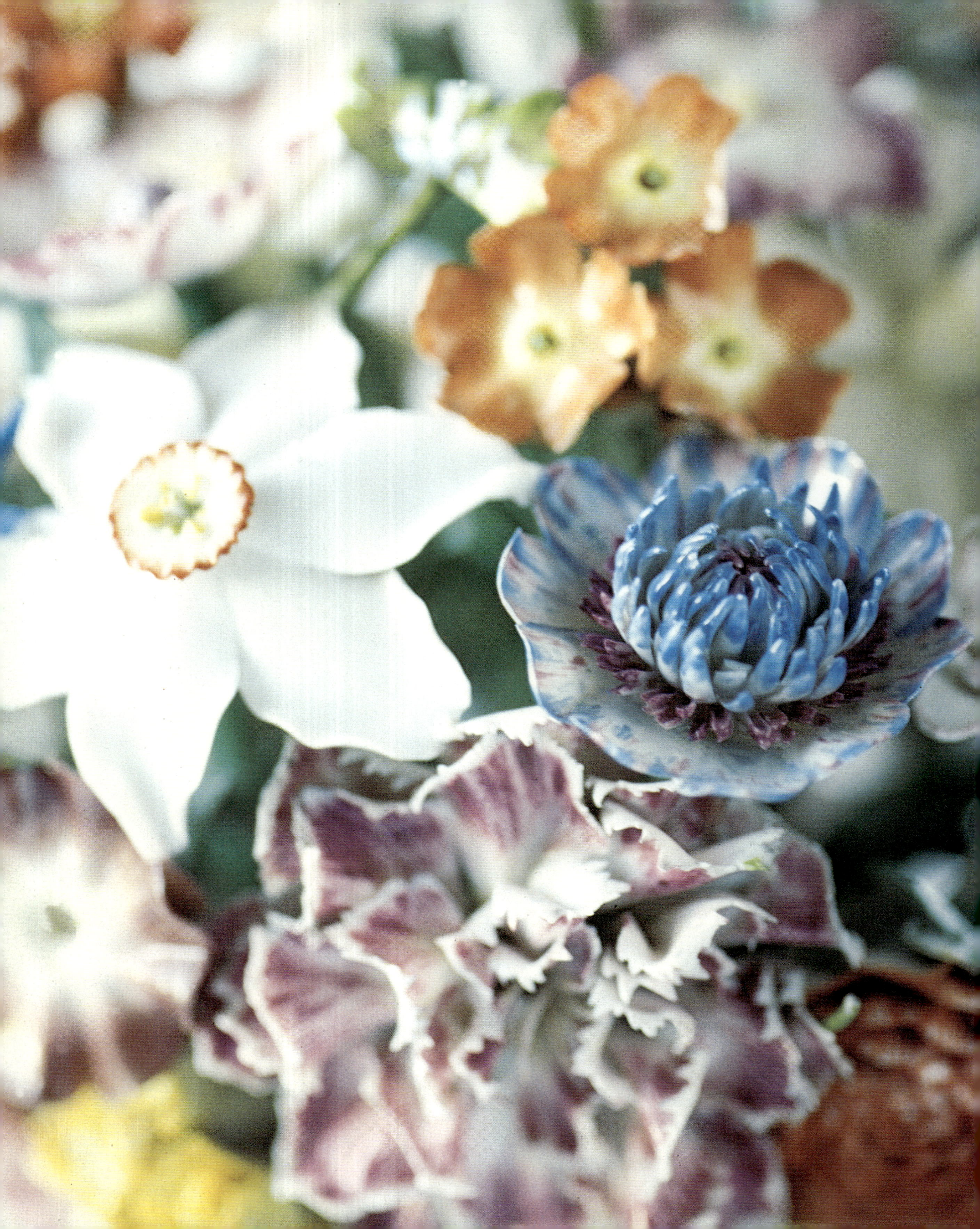

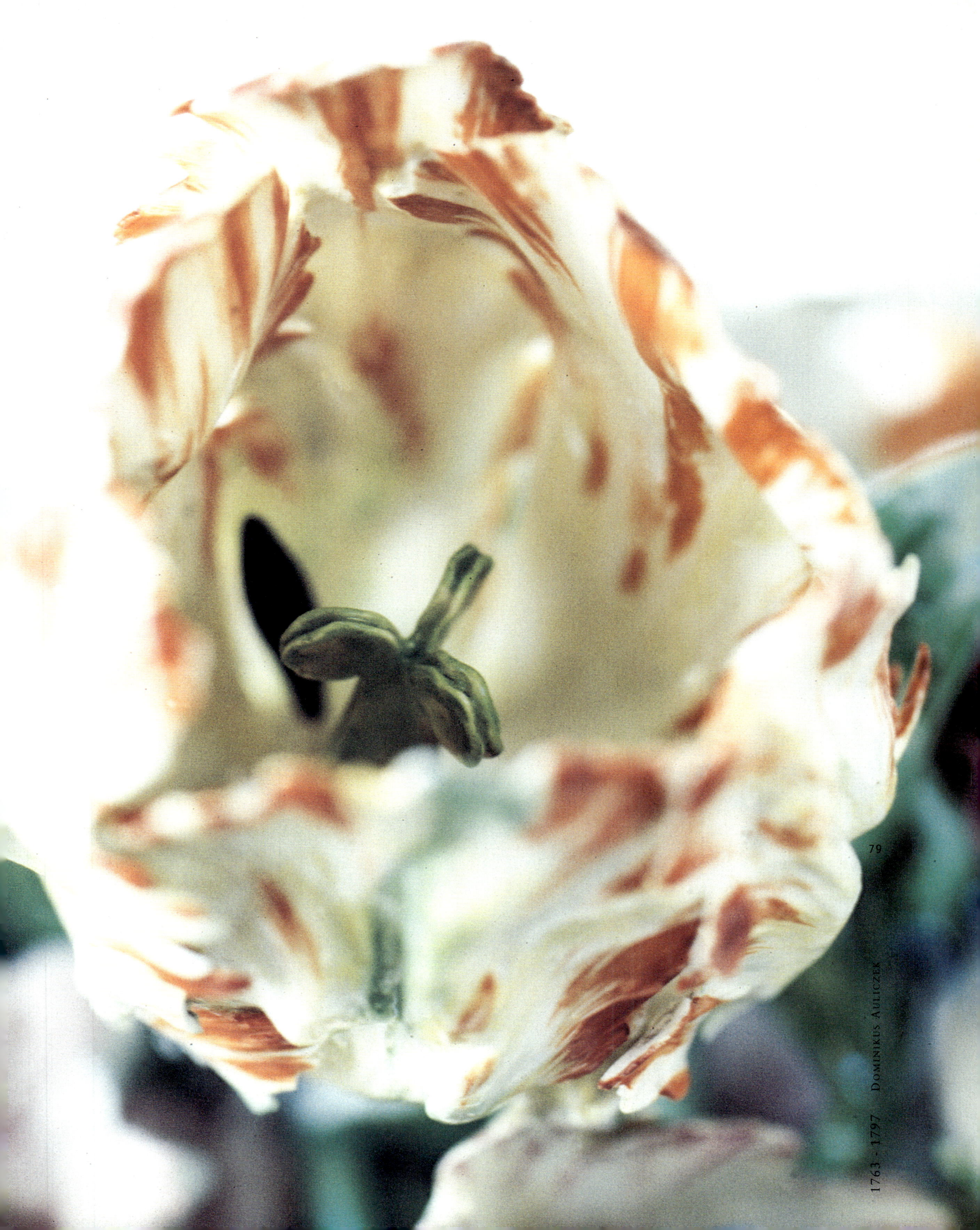

1763 - 1797 DOMINIKUS AULICZEK

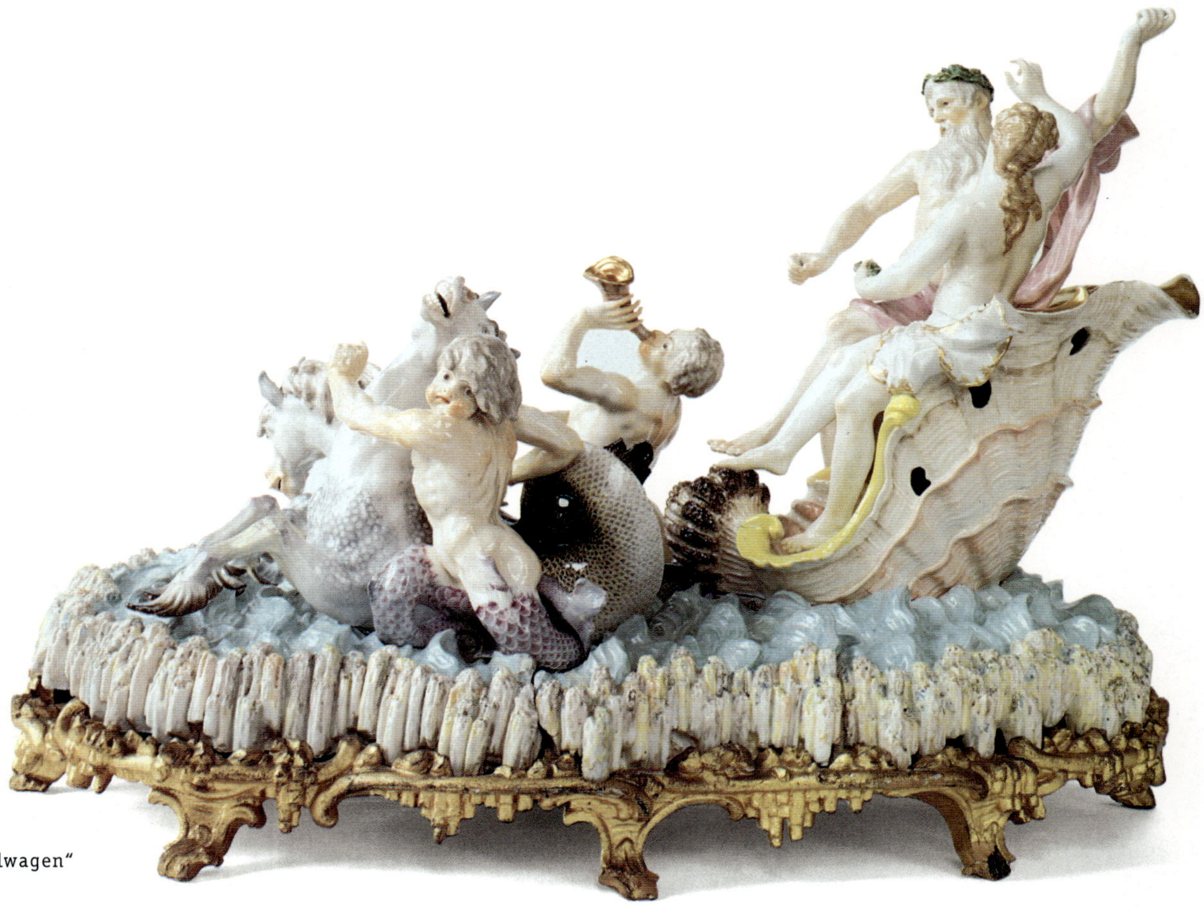

"Neptun auf dem Muschelwagen"
von Dominikus Auliczek
Entwurf um 1770
ORIGINALGRÖSSE 73 × 50 CM

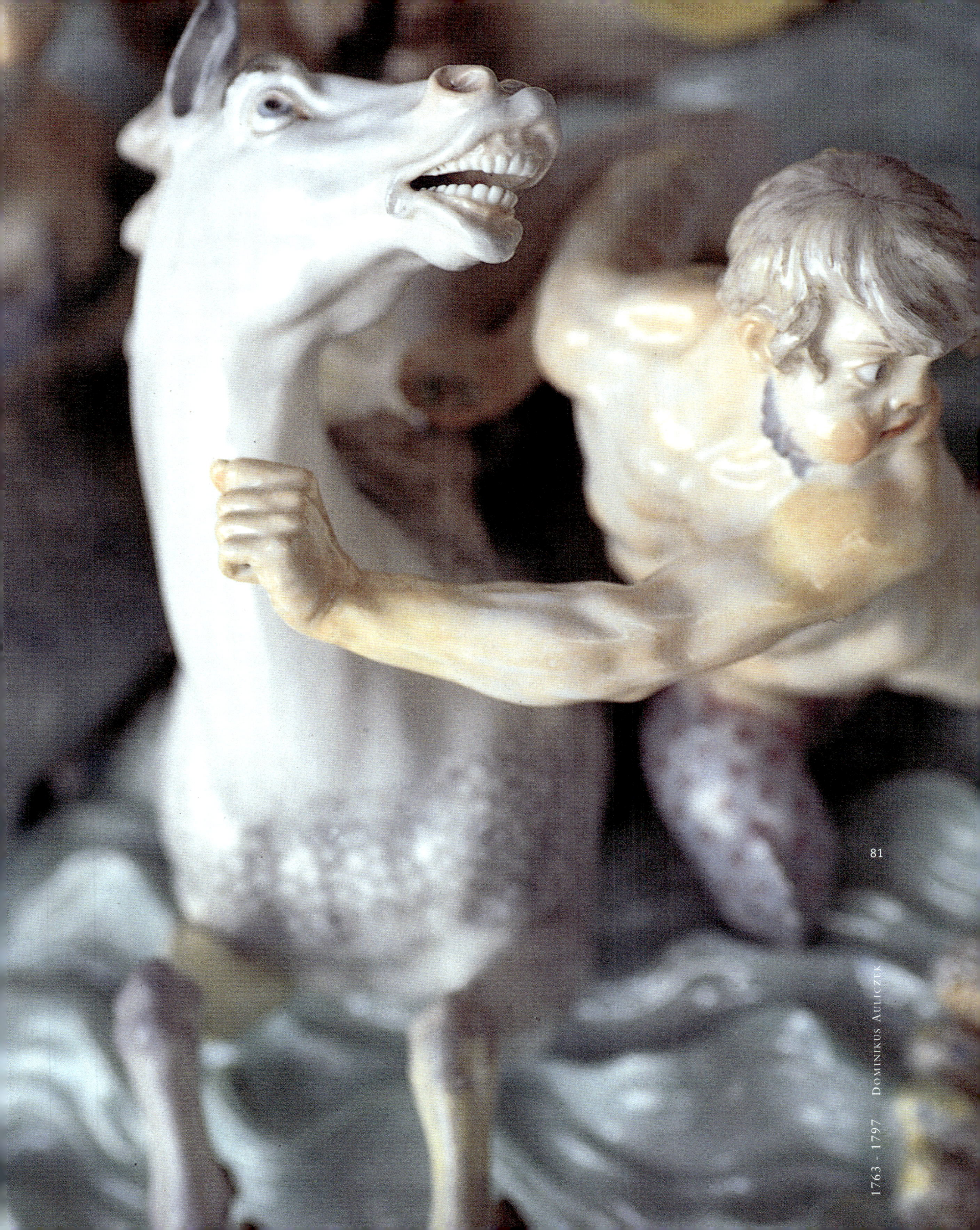

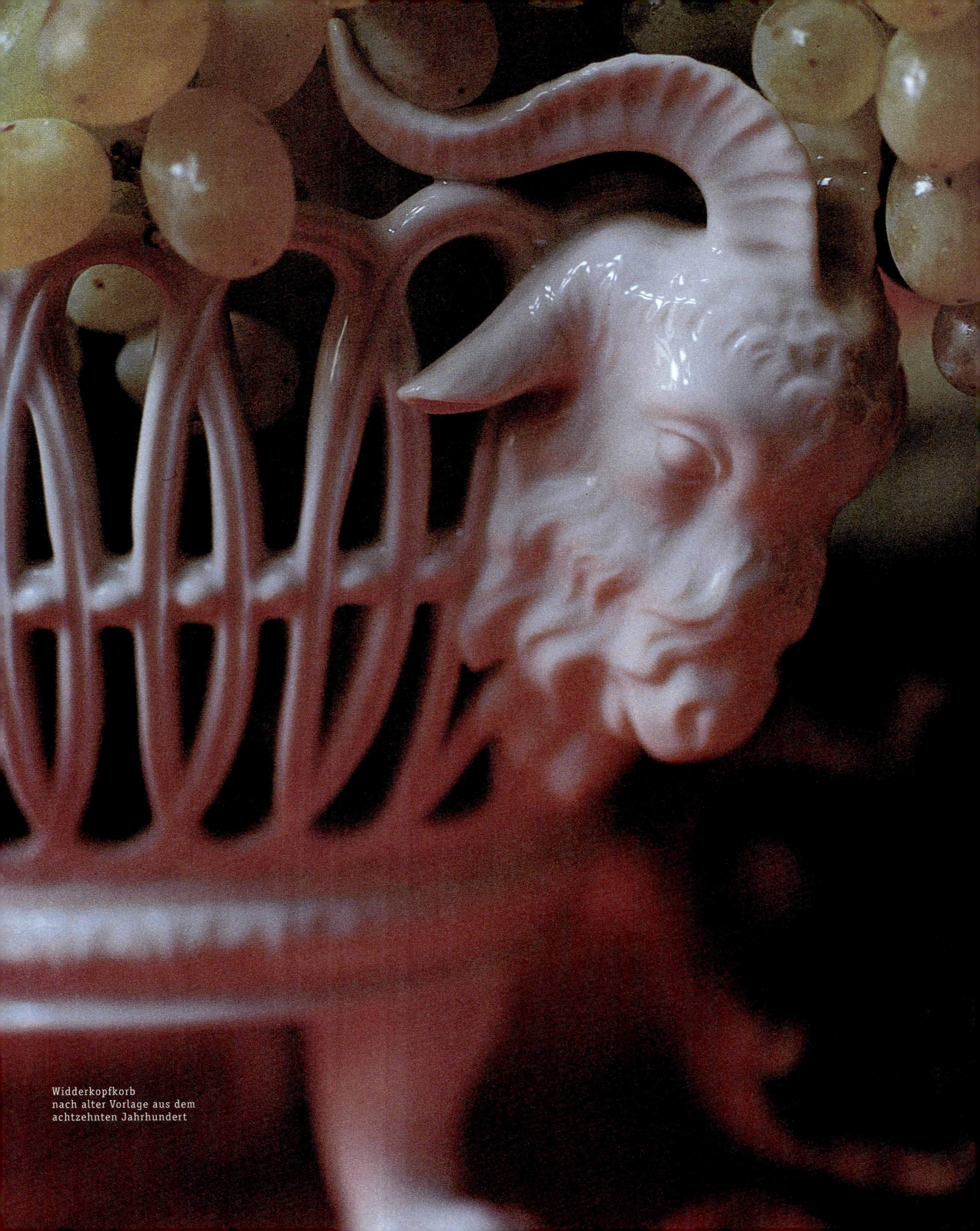

Widderkopfkorb
nach alter Vorlage aus dem
achtzehnten Jahrhundert

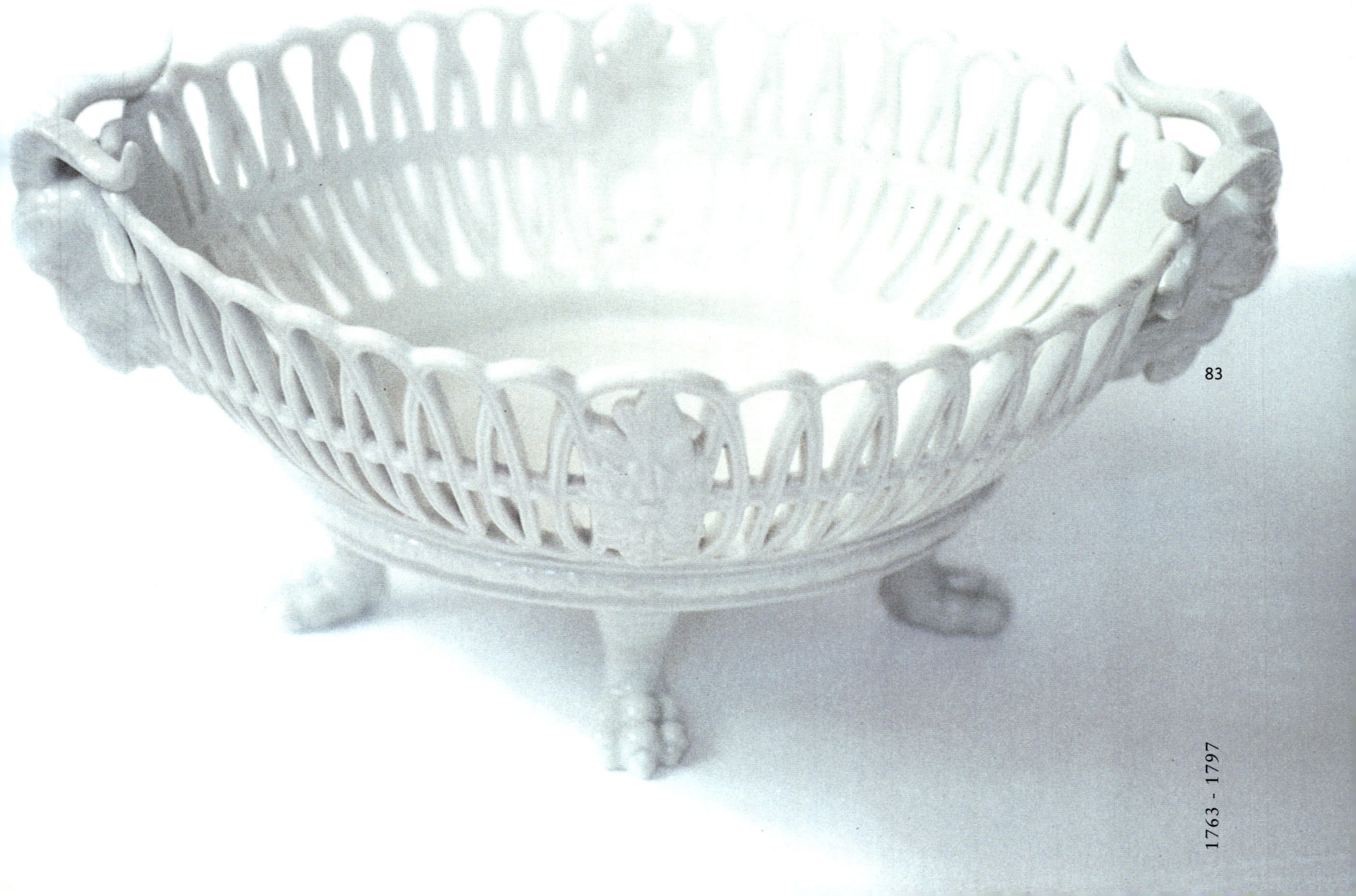

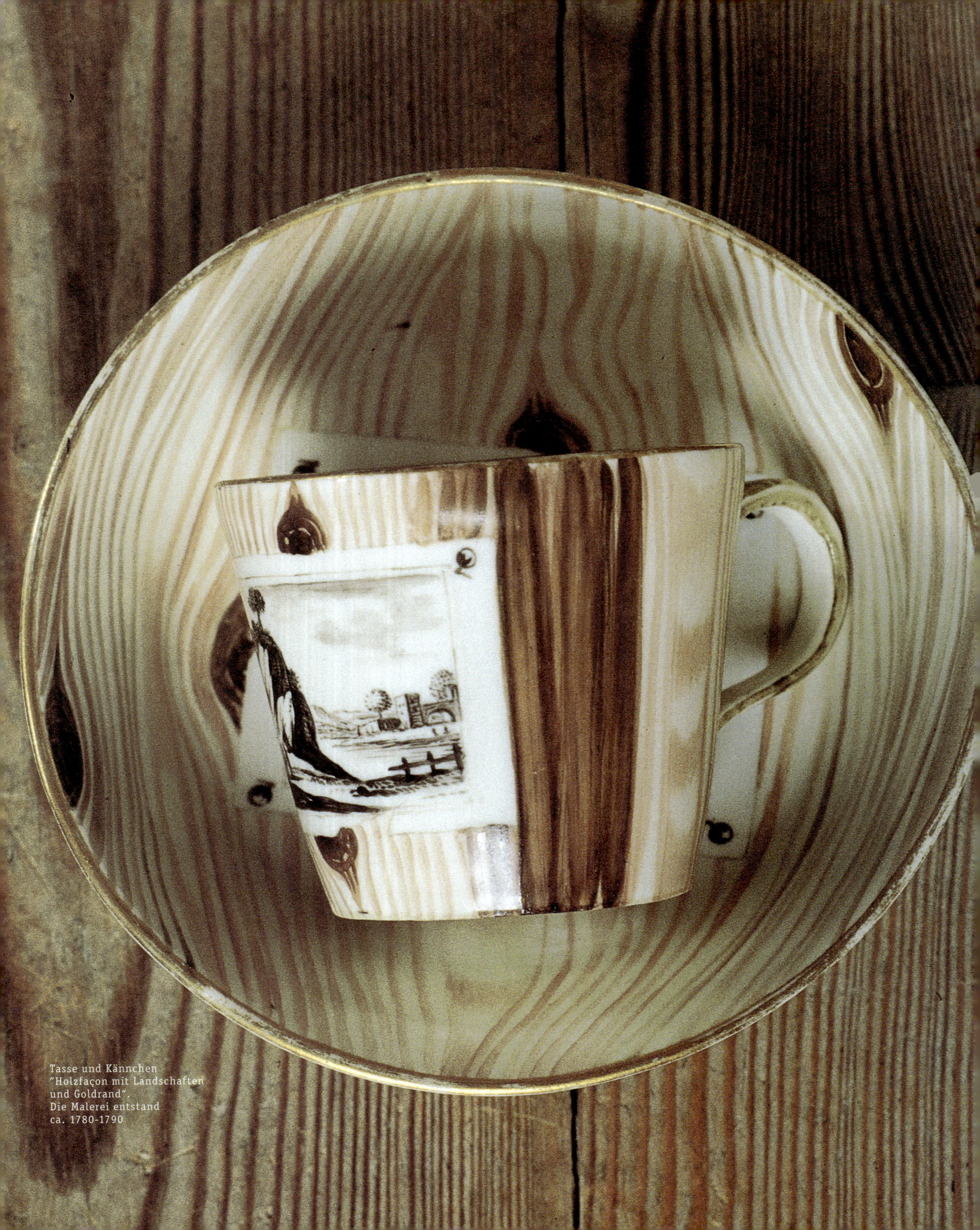

Tasse und Kännchen
"Holzfaçon mit Landschaften
und Goldrand".
Die Malerei entstand
ca. 1780-1790

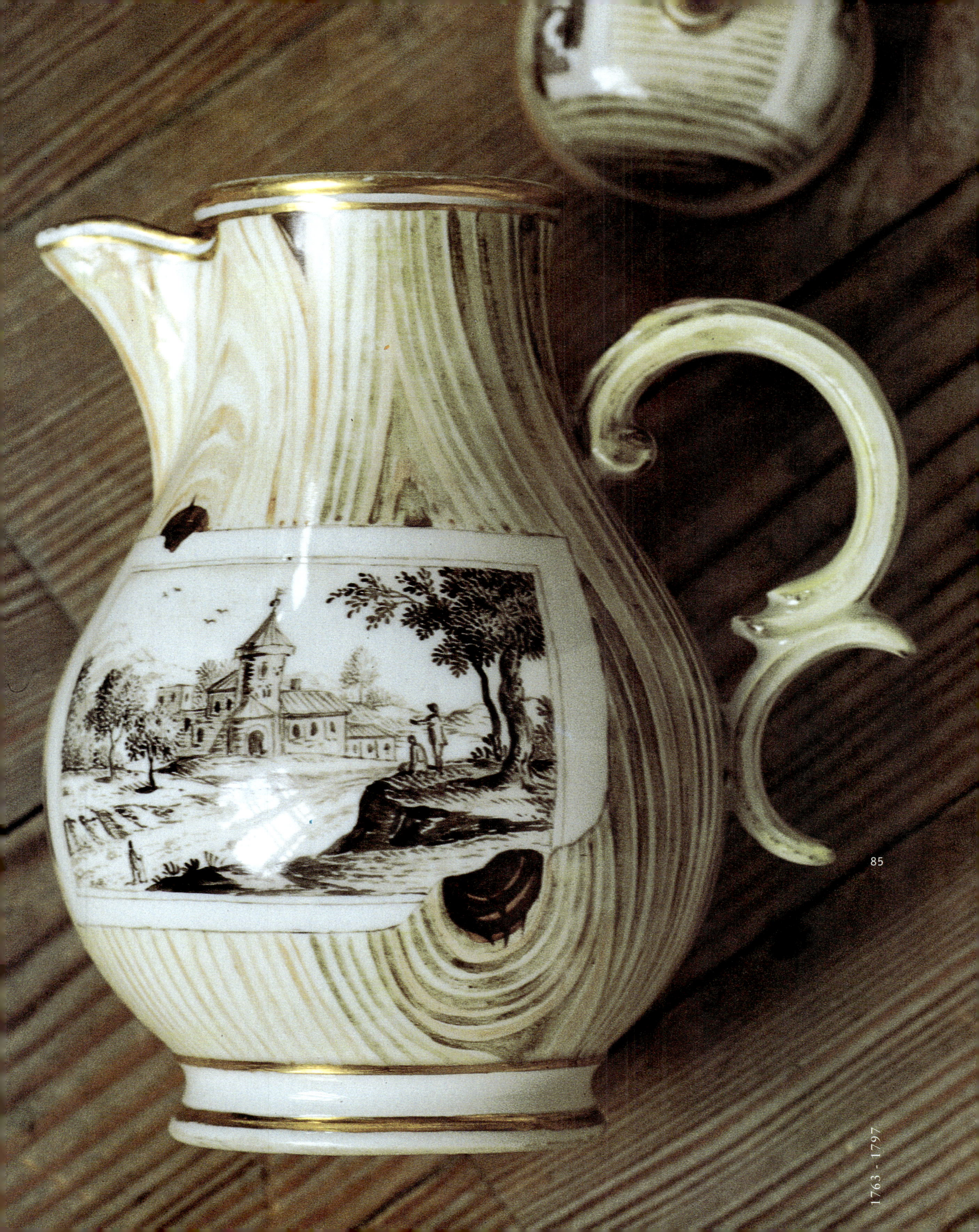

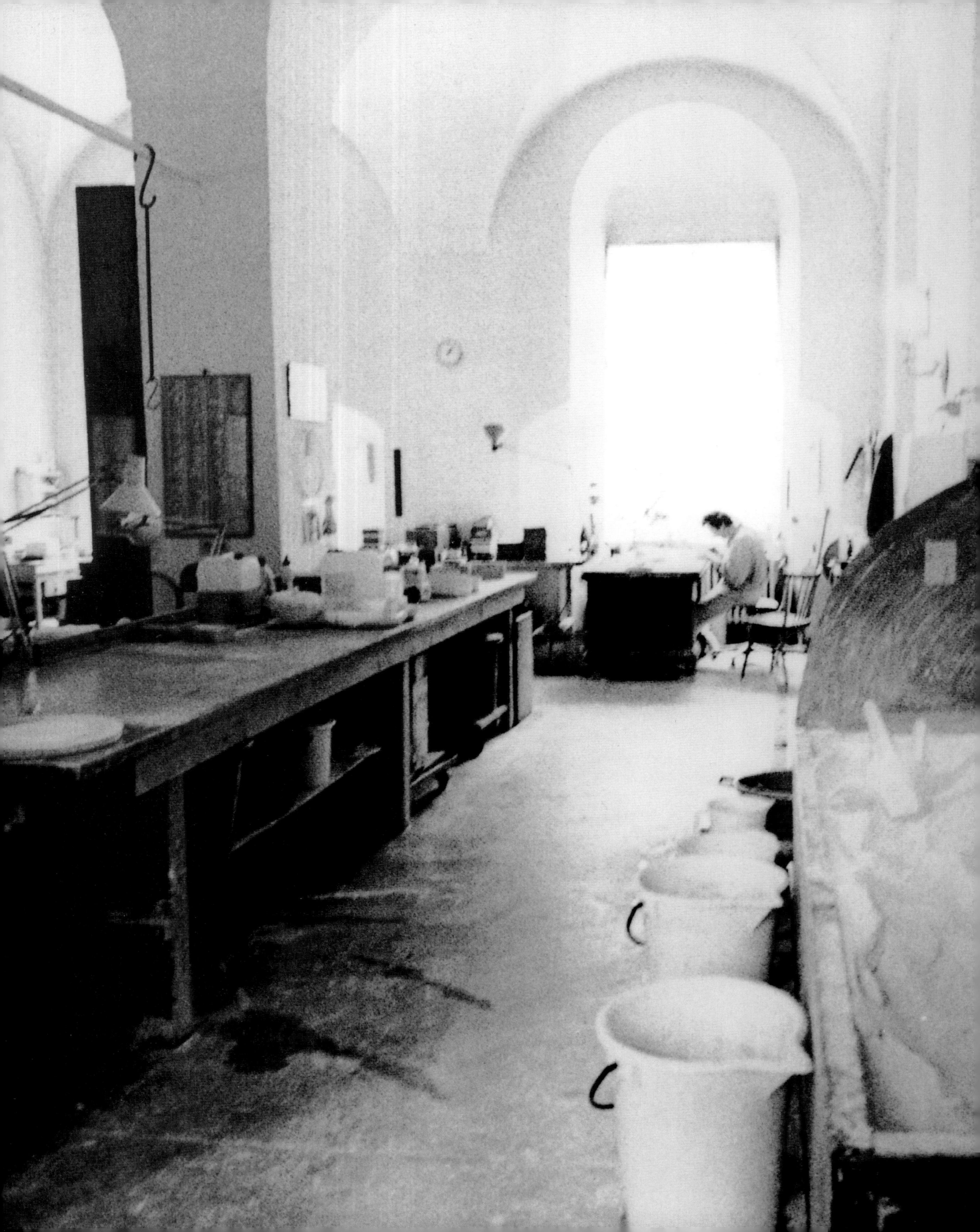

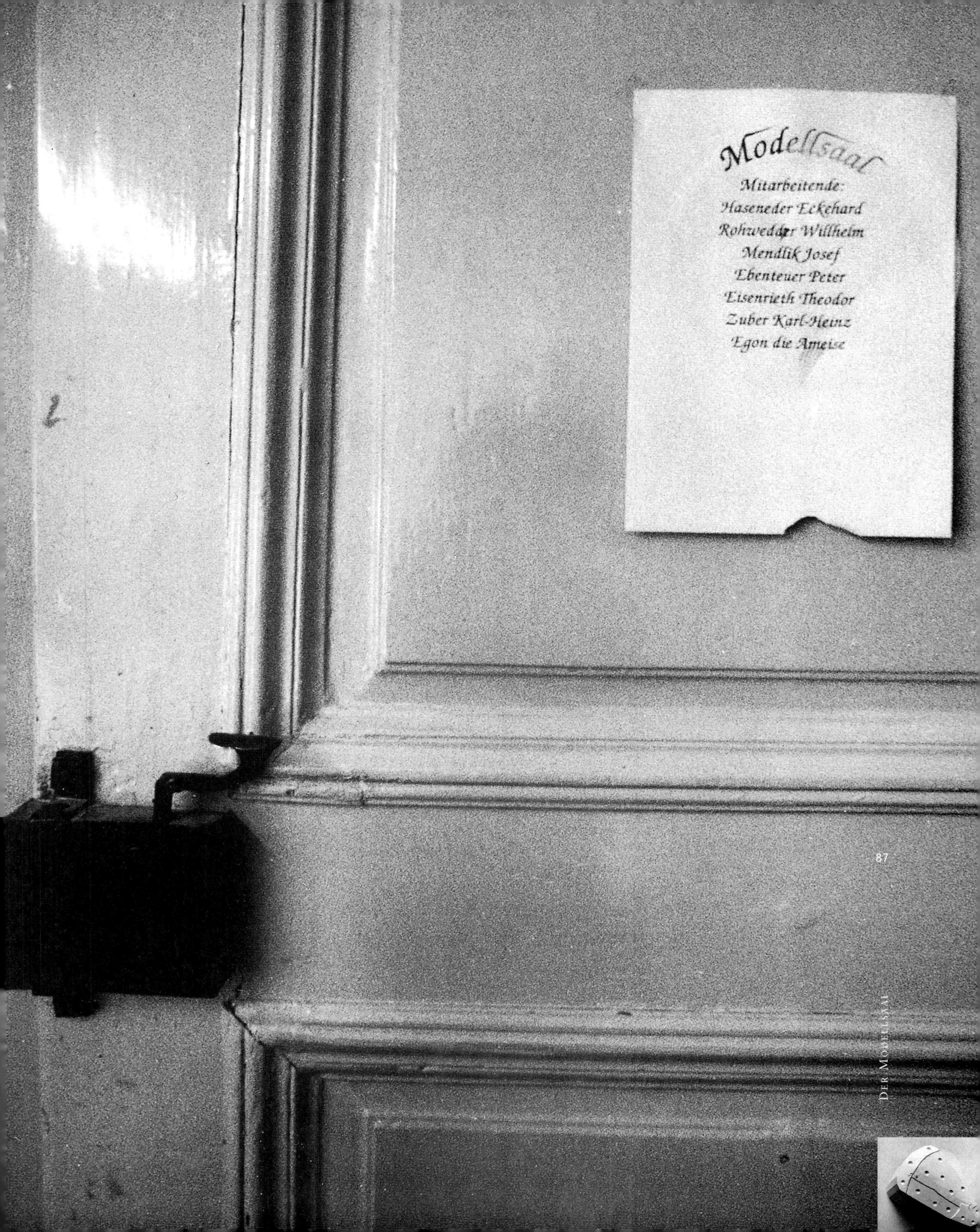
Modellsaal
Mitarbeitende:
Haseneder Eckehard
Rohwedder Willhelm
Mendlik Josef
Ebenteuer Peter
Eisenrieth Theodor
Zuber Karl-Heinz
Egon die Ameise

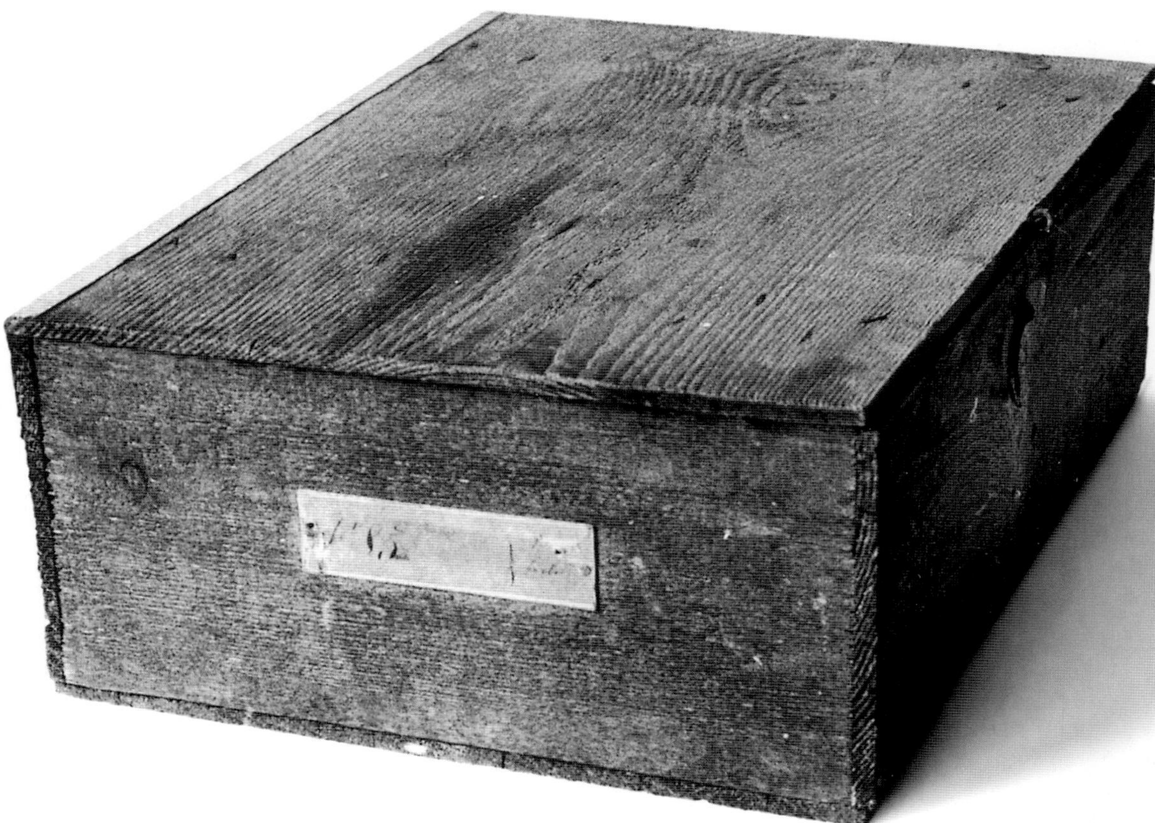

So fängt alles an.
Eine Modellkiste aus dem letzten Jahrhundert mit dem kompletten Formensatz der Leda von Franz Anton Bustelli: Korpus, Arme, Schuhe usw. Von diesem Modell wird im weiteren Verlauf ein Gipsnegativ genommen, aus dem schießlich die Porzellanfigur gewonnen wird.

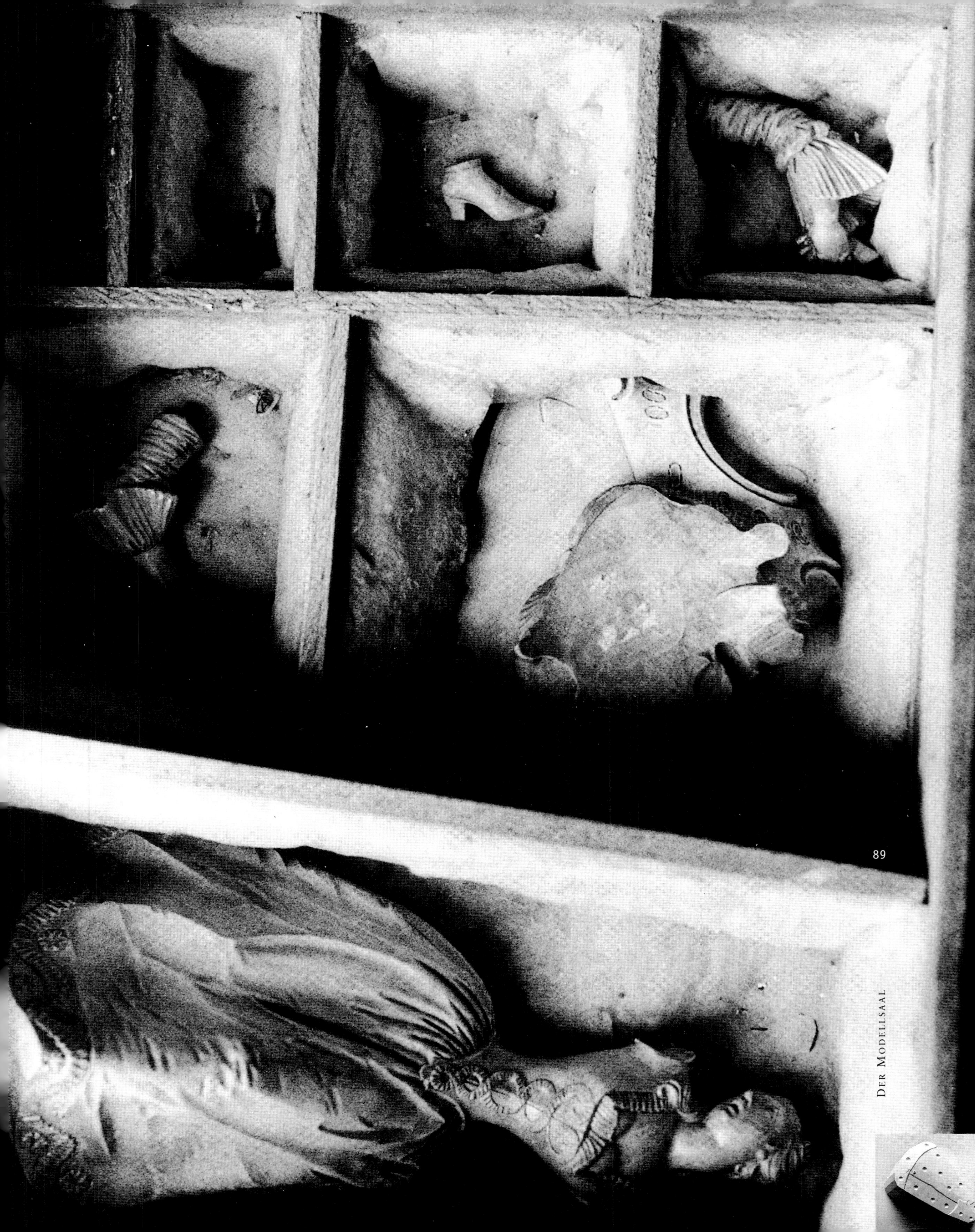

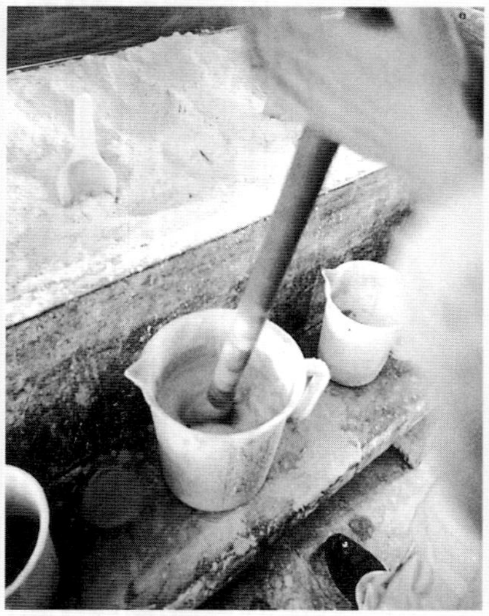
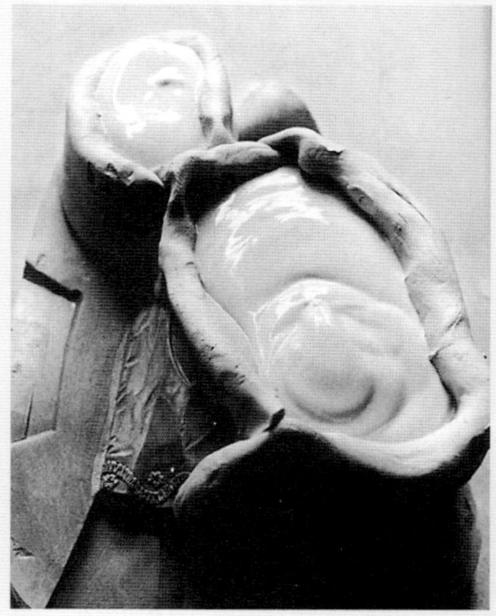
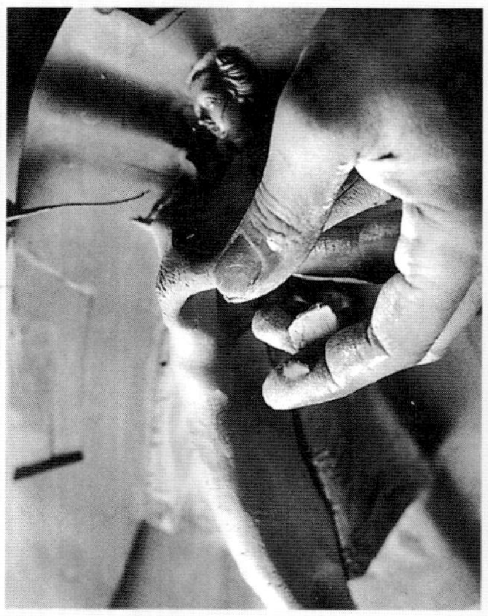
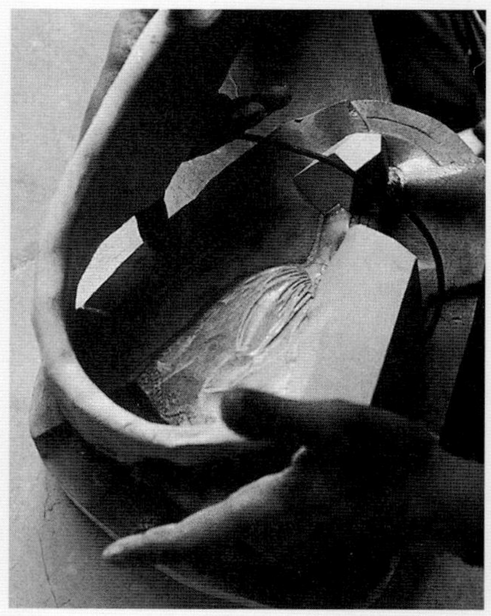
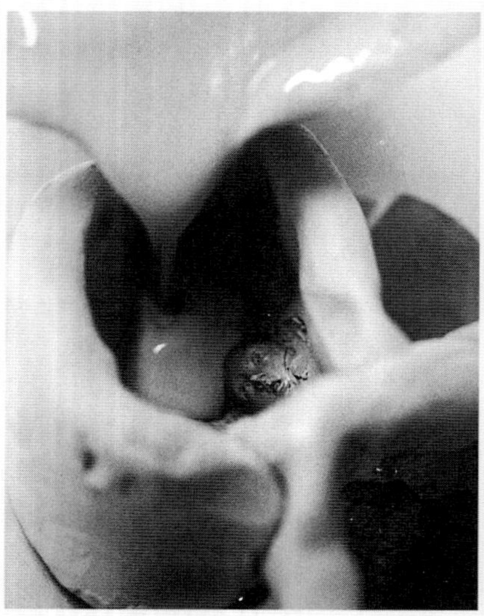
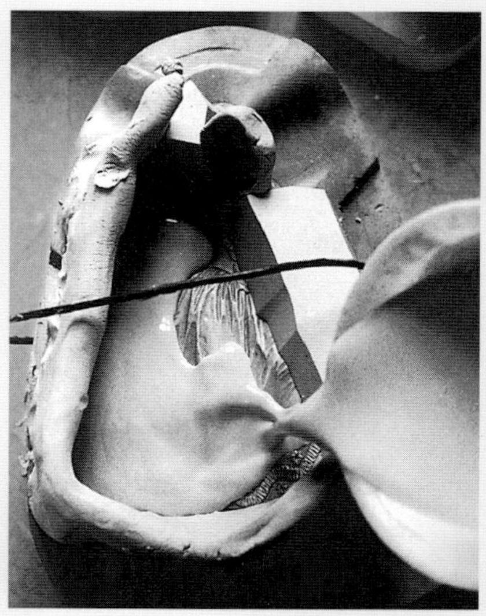

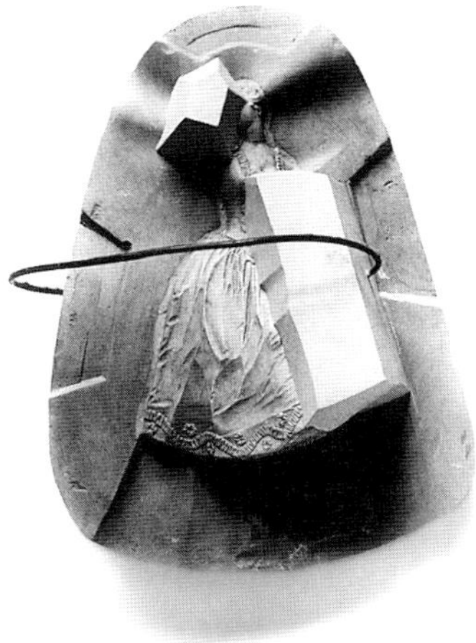

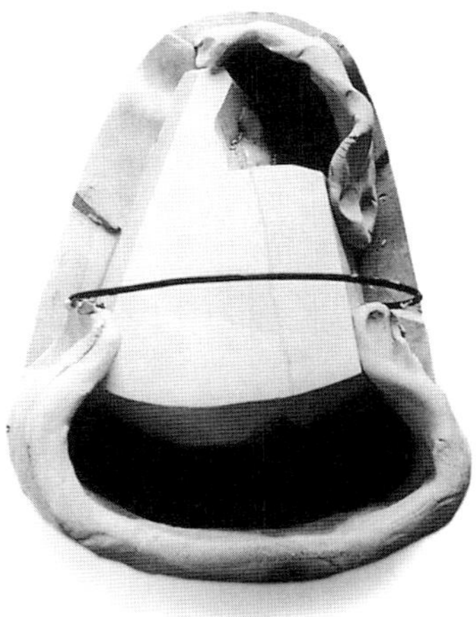

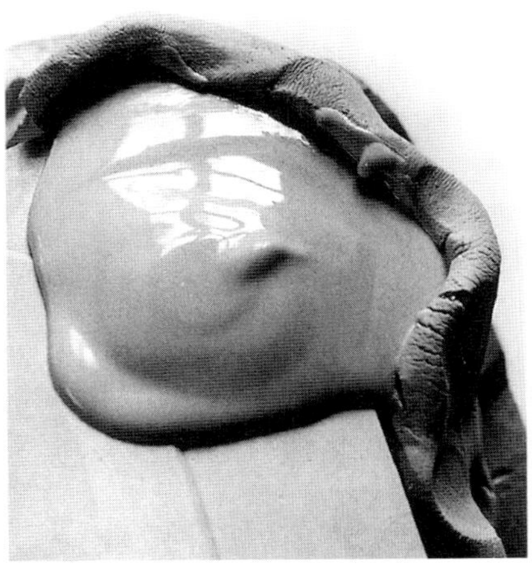

Hier sehen wir die aufwendige Arbeit der Gipsformherstellung. Die Idee ist es, eine Negativform zu erhalten und das Modell wieder entnehmen zu können. Nur so kann der Hohlraum entstehen, in den später das flüssige Porzellan eingegossen wird. Also muß der Abdruck aus abnehmbaren Teilen, sogenannten Keilen, bestehen, vergleichbar einem dreidimensionalen Puzzle.

Auf der linken Seite sehen wir von oben nach unten: Gips wird eingestreut und angerührt. Geknetete Masse von höherer Festigkeit wird als Streifen um die Leda gelegt. In den entstandenen Zwischenraum wird flüssiger Gips gegossen, der auch die kleinsten Details nachzeichnet (drittes Bild): die Grundform eines Keils, welcher später abgenommen werden kann.

Der zweite Streifen zeigt, wie peu à peu die ganze Figur mit Keilen umformt wird. Auf dem zweiten Bild erkennen wir bereits fertige Keilstücke. Auf dem dritten Bild wird ein weiterer Teil angegossen, nachdem er mit plastischer Gipsmasse umlegt wurde. Wichtig ist die Führung der Nähte, ohne die der Gipsformer bzw. Modellmeister die Keile nicht trennen und das Modell nicht entnehmen könnte. Schritt für Schritt gewinnt er so das angestrebte Negativ.

Auf dieser Seite sehen wir sehr schön, wie dieses dreidimensionale Puzzle seiner Endfertigung entgegensieht. Auf dem dritten Bild wird das letzte Kopfdetail mit Gips aufgefüllt. Dieser zeitraubende Aufwand ist immer wieder nötig, da die entstandene Hohlform nur etwa zwanzigmal benutzt werden kann.

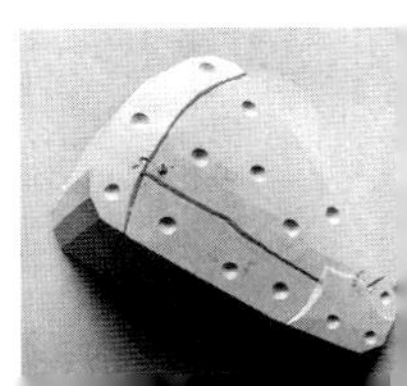

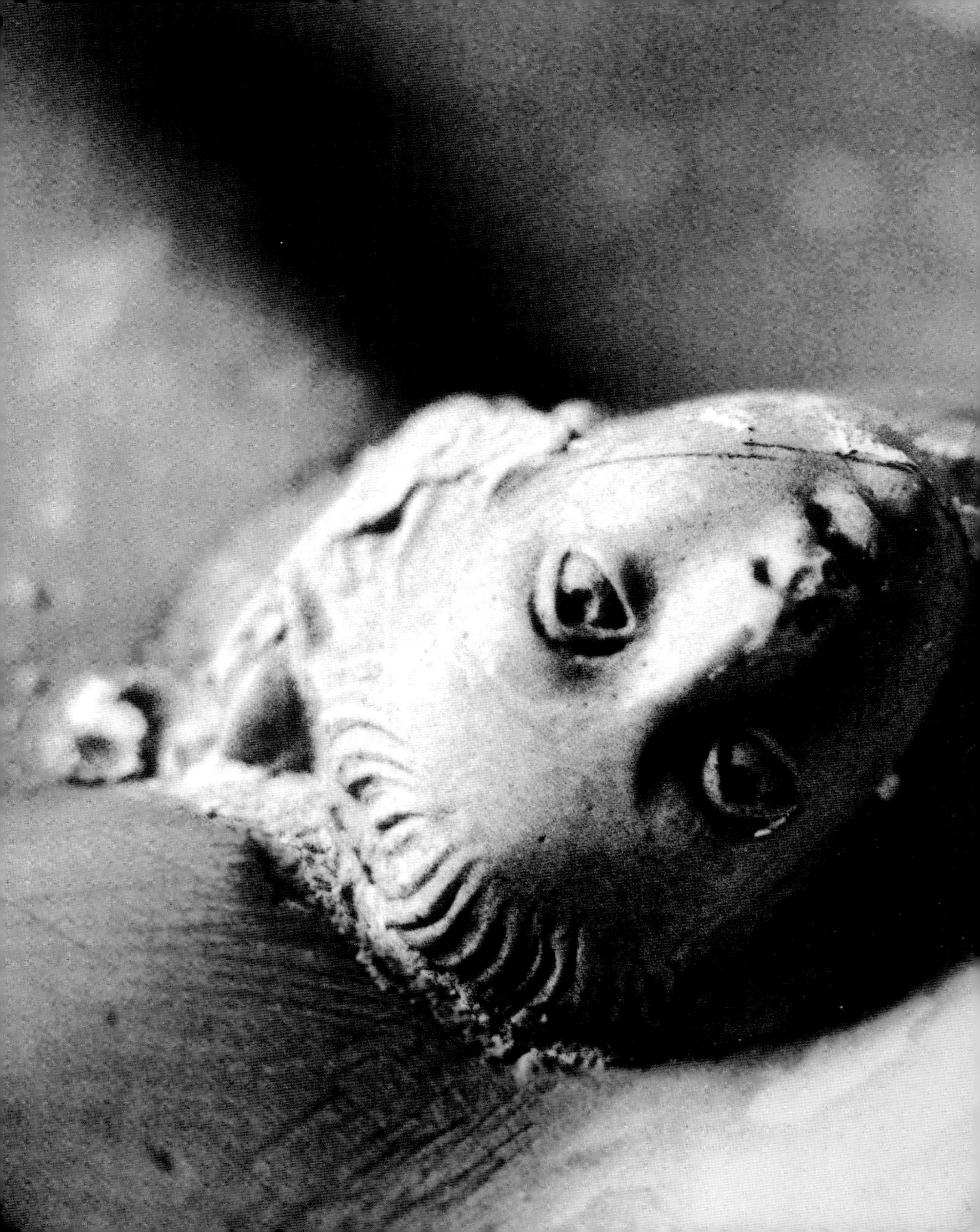

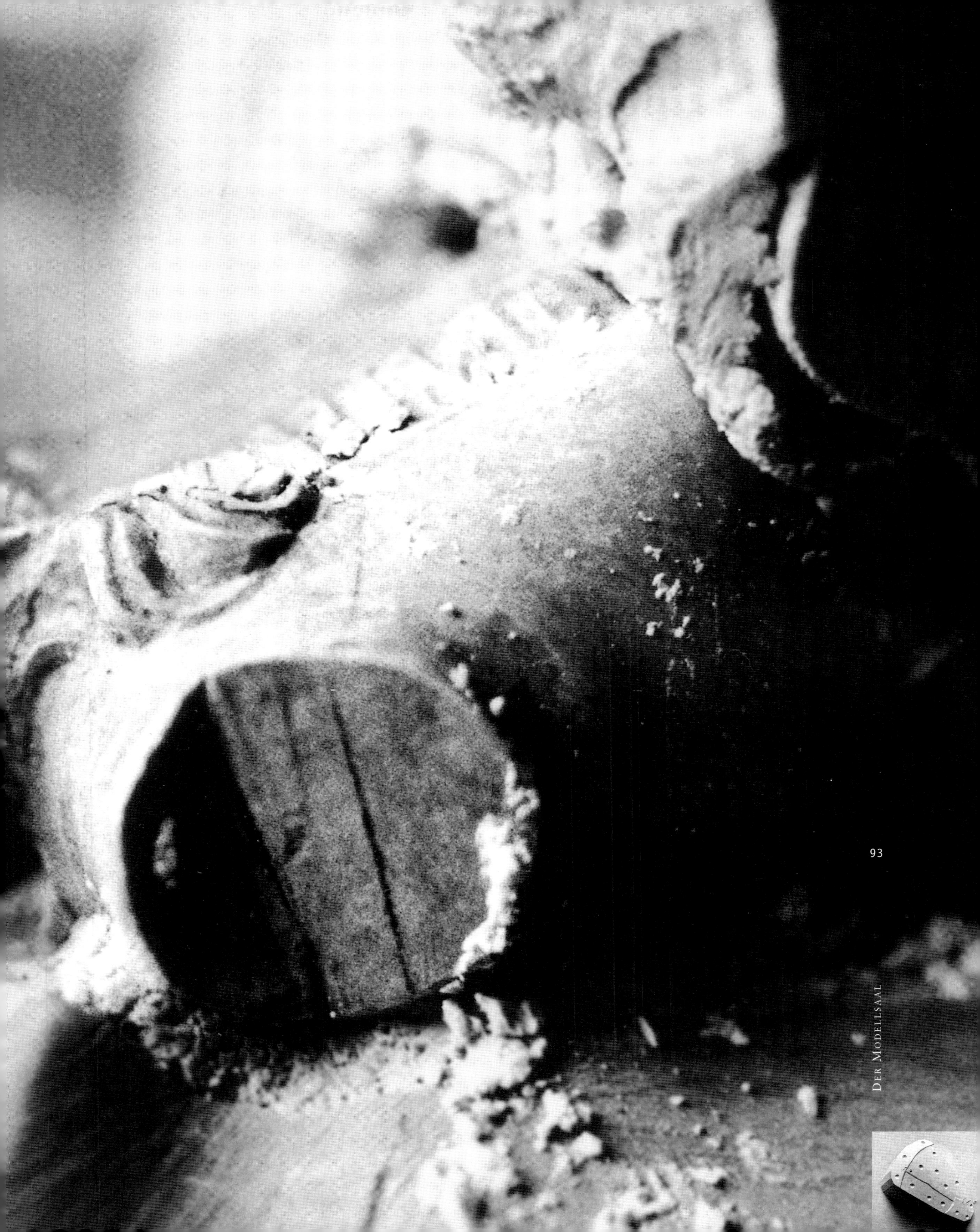

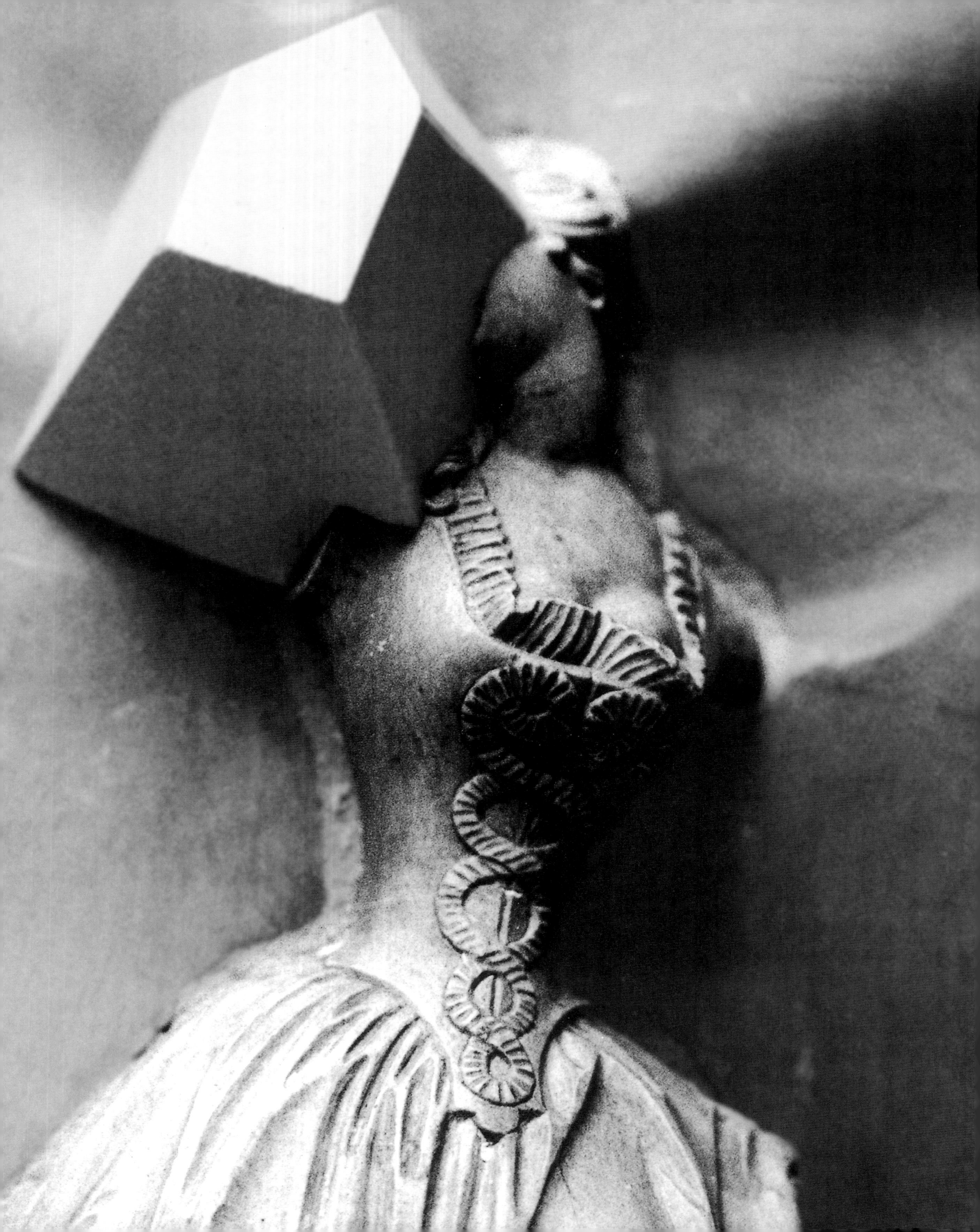

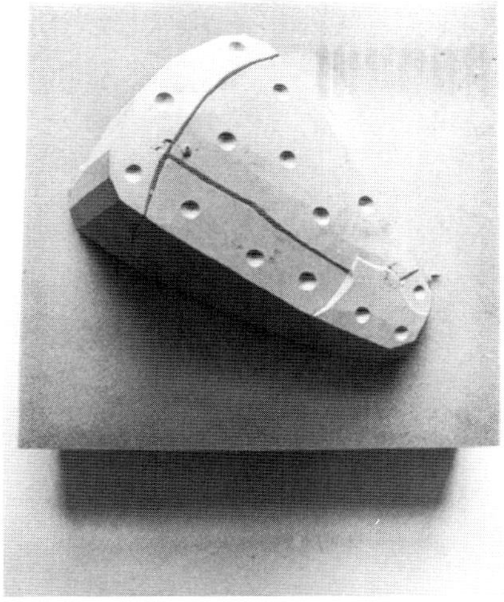

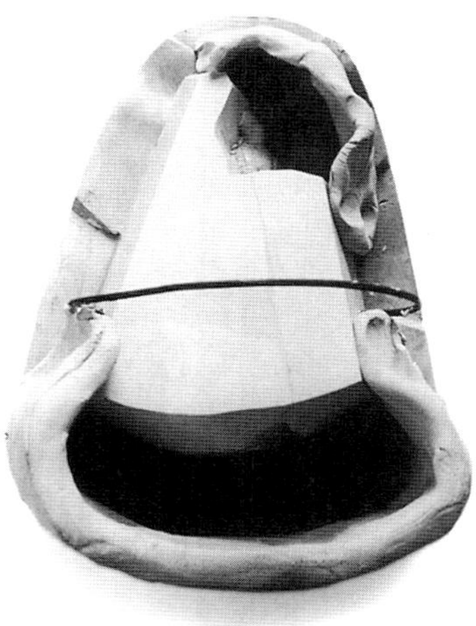

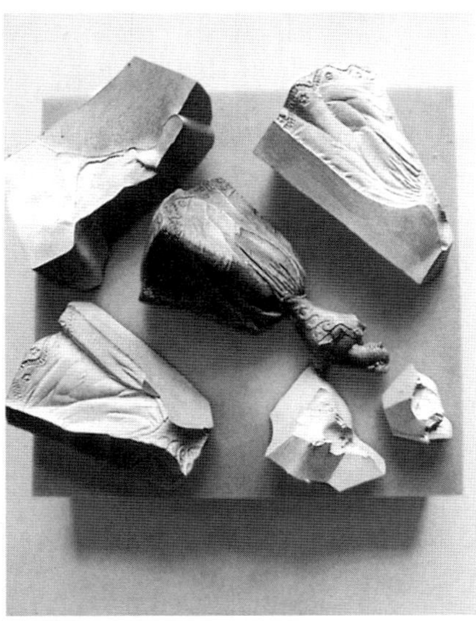

Links erkennt man das Modell, teilweise verpackt in angegossenen Keilen. Das erste Bild auf dieser Seite präsentiert die fertige Negativform als „Keile-Ensemble". Auf diese kniffelige Weise gewinnt der Modellmeister von jeder Form, seien es Arm, Schuh oder Stehplatte, das entsprechende Negativ.
Hier demonstriert der Modellmeister, wie man das dreidimensionale Puzzle teilt und das alte Modell entnehmen kann. Auf der nächsten Doppelseite: Vorder- und Rückseite der Gipsform.

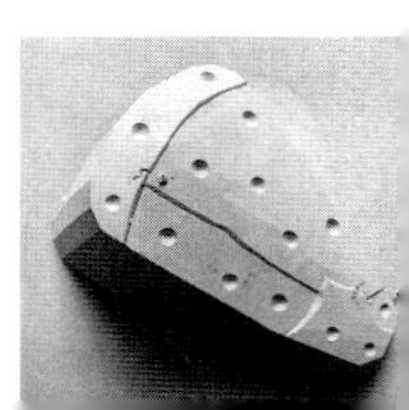

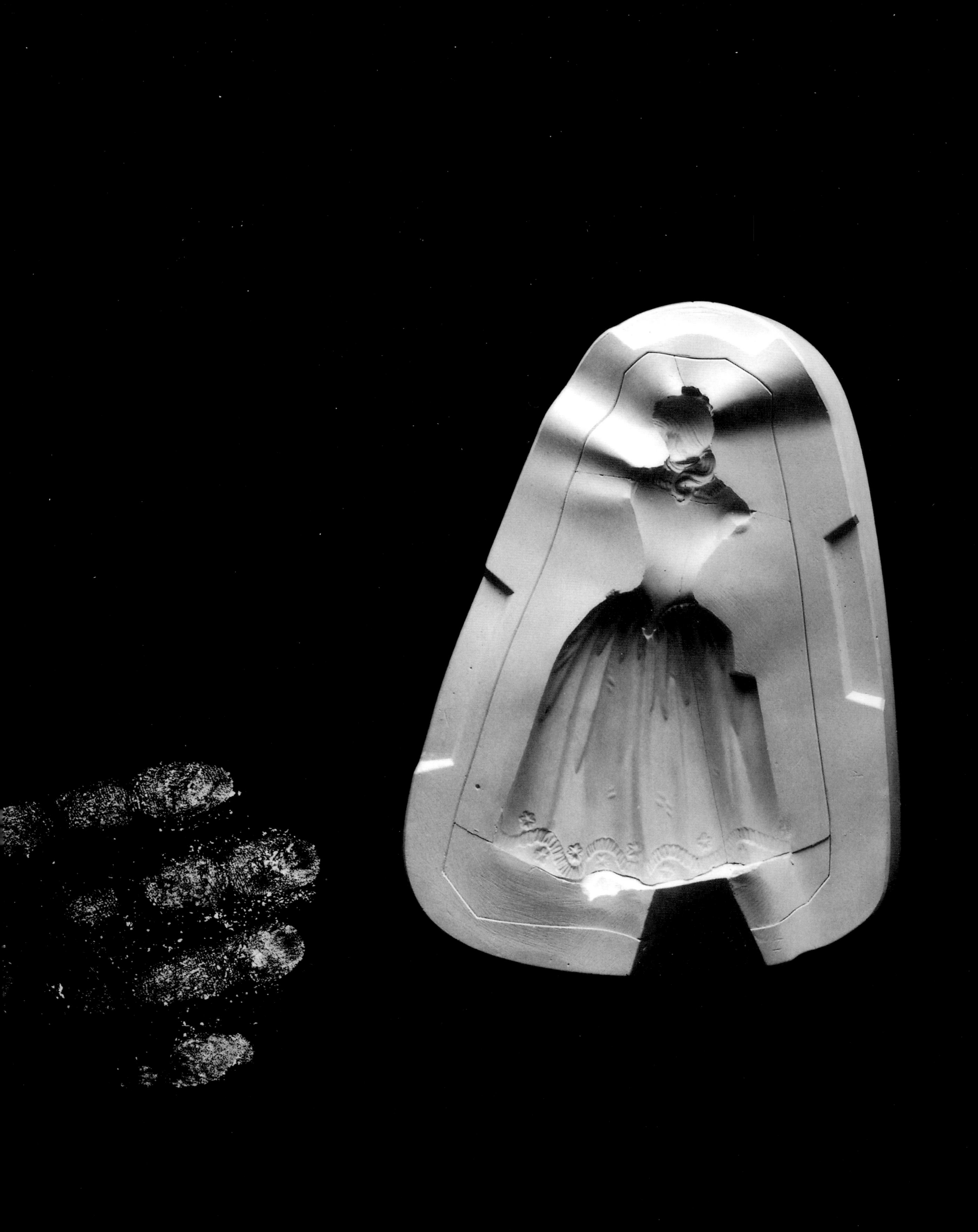

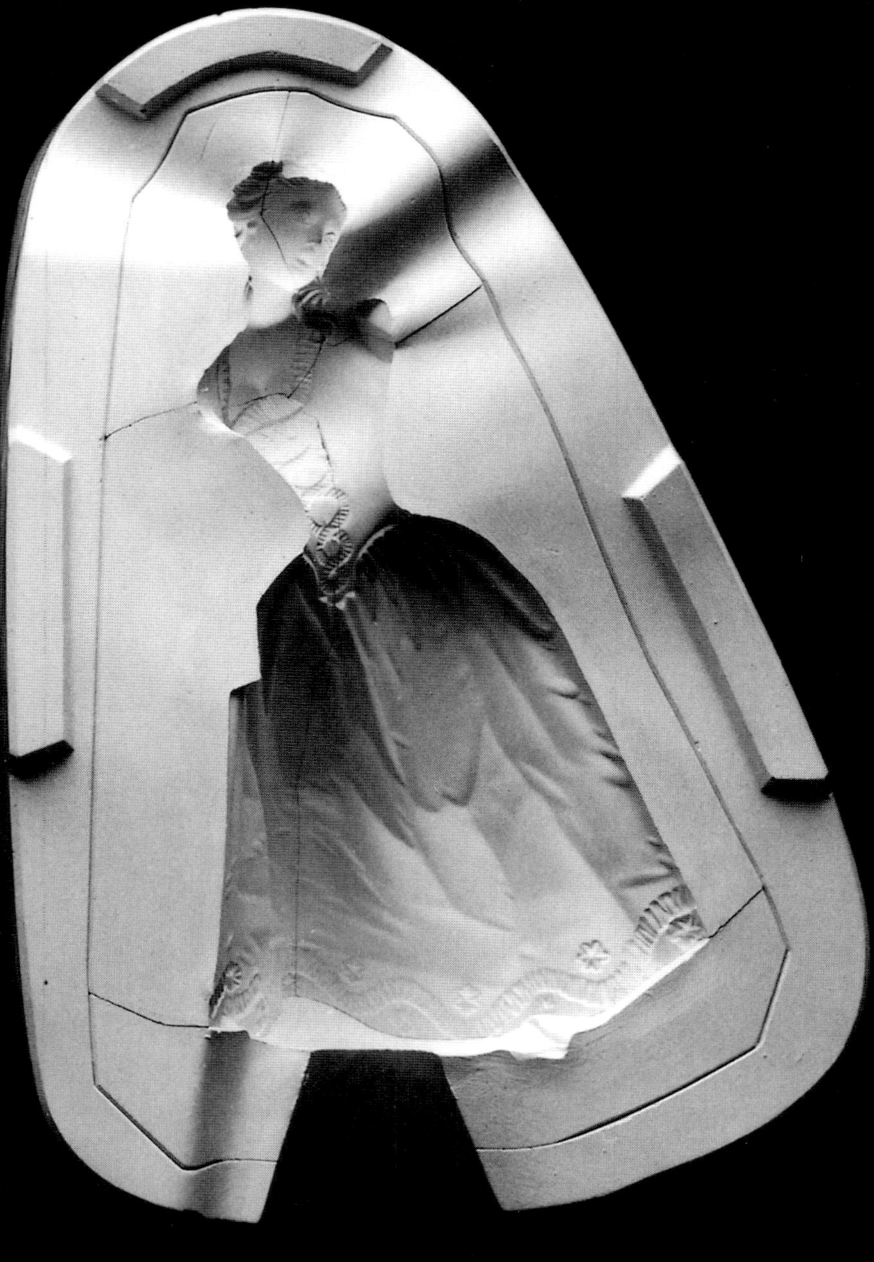

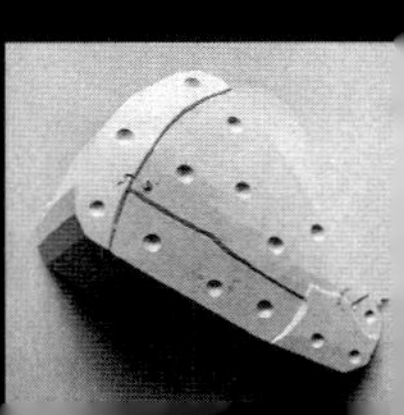

Der Porzellanmarkt ist schwierig, und der Tod des Gründers Max III. Joseph macht alles nicht einfacher. Ein grosses Problem stellte für die Betriebe der damaligen Zeit der Mangel an Absatzgebieten und die fehlenden Käuferschichten dar. Hier wirkte noch immer der Dreißigjährige Krieg nach, so daß von einer "binnenkonjunkturfördernden" Bürgerschicht keine Rede sein konnte. Aus der Entfernung von über dreihundertundfünfzig Jahren wirkt jener Dreißigjährige Krieg faßbar, aber es war eine Heimsuchung der grausamsten Art – ein europäischer Krieg, der von 1618-1648 ausschließlich auf deutschem Boden stattfand und die Bevölkerung von ca. fünfzehn Mio. Einwohnern auf schätzungsweise die Hälfte reduzierte. Die reiche Städtelandschaft, die davon ausgehende bürgerliche Kultur, hauptsächlich getragen von der Kaufmannsschicht, das alles fiel dieser desaströsen Periode zum Opfer. Es war dies ein Aderlaß, von dem sich das deutsche Reich bis tief in das achtzehnte Jahrhundert hinein nicht erholen sollte.

Hinzu kam, daß alle Länder wie Württemberg, Hessen, Sachsen, Preußen, Frankreich, Österreich, also alle, die eine eigene Manufaktur hatten, zum Schutz ihres Porzellans hohe Zölle erhoben. Wie es im übrigen auch Max III. Joseph tat. Darüber hinaus war der Bedarf des Wittelsbacher Hofes so groß, daß an ein gewinnorientiertes und, wie eigentlich beabsichtigt, merkantiles Wirtschaften nicht zu denken war. Doch sollten wir alle froh darüber sein, daß wirtschaftliche Erwägungen nicht Handlungsmaxime

Reisekoffer für ein Kaffeeservice von
Johann Peter Melchior
Entwurf 1800–1810

sein mußten. Sonst gäbe es die Porzellan-Manufaktur Nymphenburg und ihre nicht zuletzt auf fürstliche Order hin entstandenen Arbeiten nicht. Bürgerliche Kreise sollten erst leise Ende des achtzehnten, stärker im neunzehnten Jahrhundert an die Manufakturtür klopfen.

1777 starb Max III. Joseph, nicht ohne jedoch ausgangs seines Lebens eine künstlerische Trendwende eingeleitet zu haben – hin zur Klassik. Setzte schon Auliczek die ersten klassizistischen Duftmarken, so kam Anfang des neunzehnten Jahrhunderts das ganze Porzellan unter den Eindruck dieses Stils. Wesentlich mitgeprägt wurde er von Johann Peter Melchior, der 1797 die Nachfolge von Auliczek antrat und sich bereits in Höchst und Frankenthal einen guten Ruf erworben hatte. Von ihm stammen viele Geschirrmodelle im Stil der griechischen Antike, außerdem Büsten, Figuren und Medaillen in Biskuitporzellan.

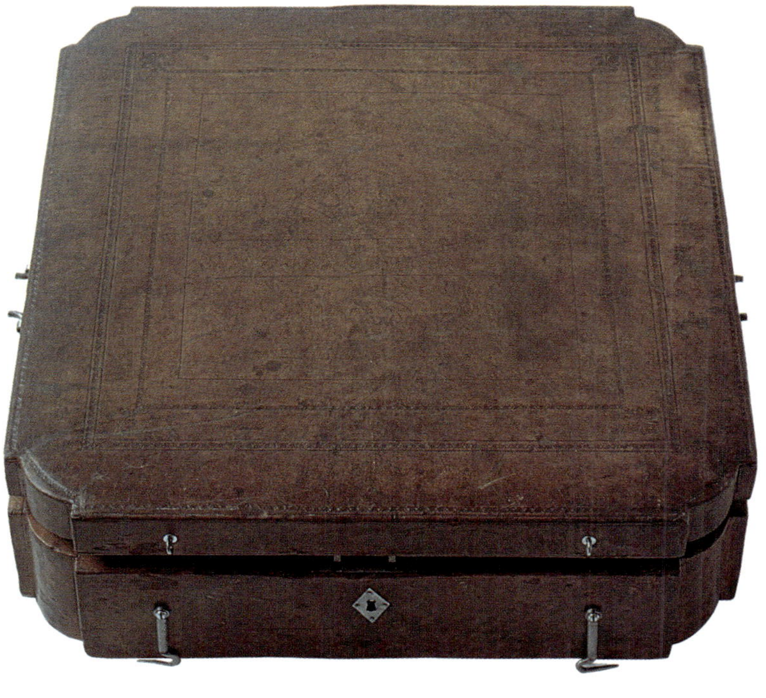

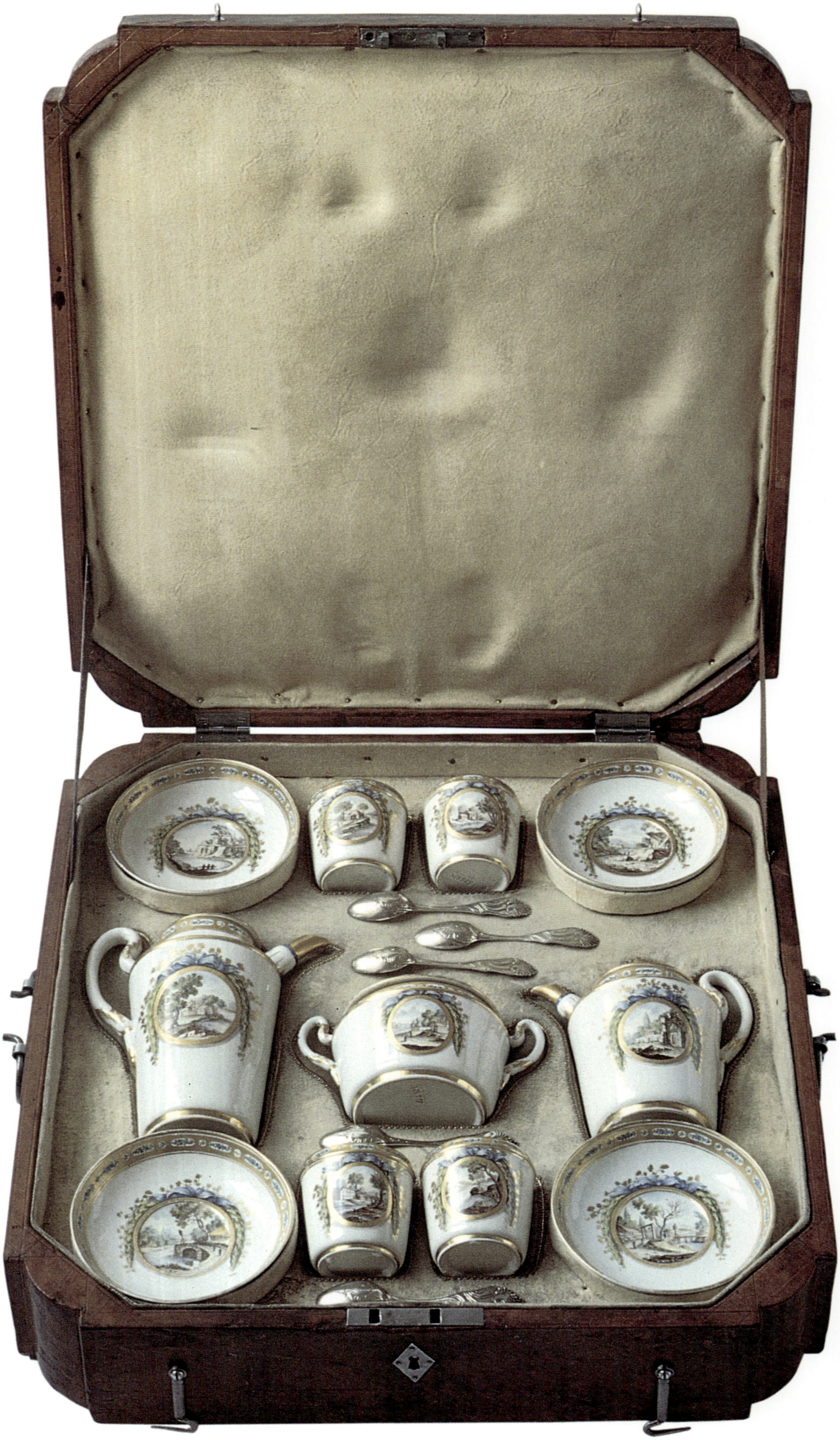

Reisekoffer mit Kaffeeservice
für vier Personen
von Johann Peter Melchior
Entwurf 1800-1810

Klassizismus. Eine Epoche übt den verklärten Blick zurück

Zusätzlich angeschoben wurde der Klassizismus durch die Französische Revolution, Napoleon und der daraus erwachsenen Gewißheit, dass die Zeiten nicht mehr so unumstößlich waren, wie man ihrer bislang gewahr geworden war. Es war eine aus der Balance gebrachte Befindlichkeit, die jetzt zur Rückschau, zum Bewahren und Sichern anhob. In reinster Ausprägung zelebriert vom bayrischen König Ludwig I., der als Prinz 1804 seine erste Bildungsreise nach Rom unternommen hatte und regelrecht klassizistisch durchtränkt zurückgekommen war. Auch bürgerliche Momente und Ideale fanden in gewissem Umfang Eingang in die Gestaltung. Es waren dies Werte, die vor allem von der Romantik bestimmt wurden. Ein geistiger und künstlerischer Epochenbegriff, der vom Bürgertum getragen wurde und ein ambivalentes Verhältnis zum Klassizismus hatte. Gefühl, Innerlichkeit und ein antiaufklärerisches Moment bildeten das Fundament dieser Strömung, zum Ende zunehmend garniert mit nationalistischen Elementen. Diese Tendenz, zusammen mit einer historisierenden Rückwendung, förderte die Neubelebung des Nibelungenlieds. Und so darf es nicht wundern, daß diese Saga etwa um 1842 malerisches Vorbild für eine Tellerreihe wurde.

Das Porzellan wird zur Leinwand. Im Zuge dieser Entwicklung, die das Bewahren von Traditionen und Werten sich zur Aufgabe verkor, wurde die Malerei immer wichtiger. Das führte bis zur Verleugnung des Porzellans, wenn zum Beispiel Bronze, Gold, Porphyr oder Marmor imitiert werden sollten. Beweis dieser neuen

Abbildung aus dem
Musterbuch der Manufaktur
aus dem Jahr 1815

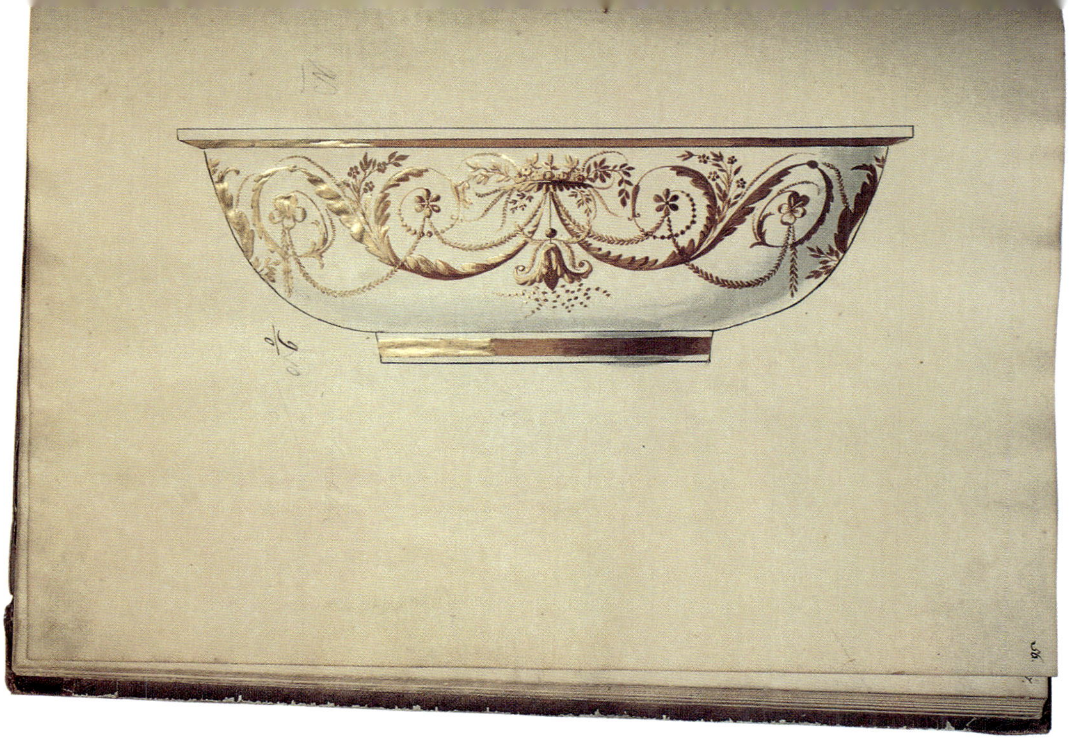

Wertschätzung war die Abtrennung der Mal- von der Weißwarenabteilung und ihre Aufnahme unter die Hohen Künste. Unter der Rubrik des Festhaltens sind die Kopien von Malereien auf Porzellan aus Wittelsbacher Besitz zu sehen. Es war eine sensationelle Idee, der Nachwelt auf einem bleibenden Untergrund wie dem Porzellan die Schätze der Malerei zu sichern. Es fordert dem Betrachter viel Bewunderung ab, wie die Porzellanmaler Adler, Fouquet, Le Feubure und Wustlich die großen Originale en miniature aufs Porzellan bannten. Kleine bis winzige Abbildungen, die zwar nicht ganz die Farbvaleurs der Vorlagen erreichen, deren Umsetzung jedoch um so eindrucksvoller ist, wenn man weiß, daß die Farben vor dem Muffelbrand einen merklich anderen Ton haben.

Die Formgebung unter Friedrich Gärtner, seit 1822 artistischer Leiter, wurde architektonischer und klarer, vor allem, wenn sie sich an die griechischen Vorbilder anlehnte. Es entstand eine Vielzahl an Vasen im prachtvoll repräsentativen Charakter mit griechisch anmutender Ornamentik. Im selben Stil wurden auch Ser-

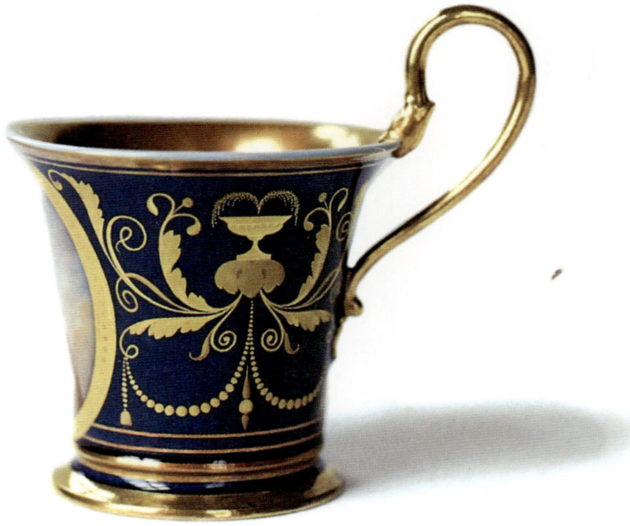

vice produziert, die bei all ihrer Pracht von wunderbarer Klarheit sind. Vielleicht mögen sie mit ihrem hohen Goldanteil für einige zu protzig wirken, zusammen mit den warmen, satten Rot-, Grün- oder Gelbtönen strahlen sie einen unnachahmlichen Glanz aus. Jedoch nicht unnachahmlich genug, als daß nicht einige versucht hätten, diese Art zu kopieren. Einen „ambitionierten" Versuch, diesen seinerzeit nicht nur in Nymphenburg entwickelten Stil zu kopieren, unternimmt heute ein italienischer Modehersteller. Er unterschlägt die delikate Seite der Pracht, jene feine Balance zwischen Farbfläche, Ornamentik und Gold, und ertränkt seine Objekte in einem ordinären, klassizistischen Stil. Die plumpe Ausführung – Objekte wie Schalen und Teller sind gepreßt, die Dekorationen gedruckt – rundet den neureichen Charakter aufs gelungenste ab und legt offen dar, was es ist: Mimikry.

Tasse Form "Jasmin"
Portrait Kronprinz Ludwig
um 1813
Originalhöhe 7,3 cm

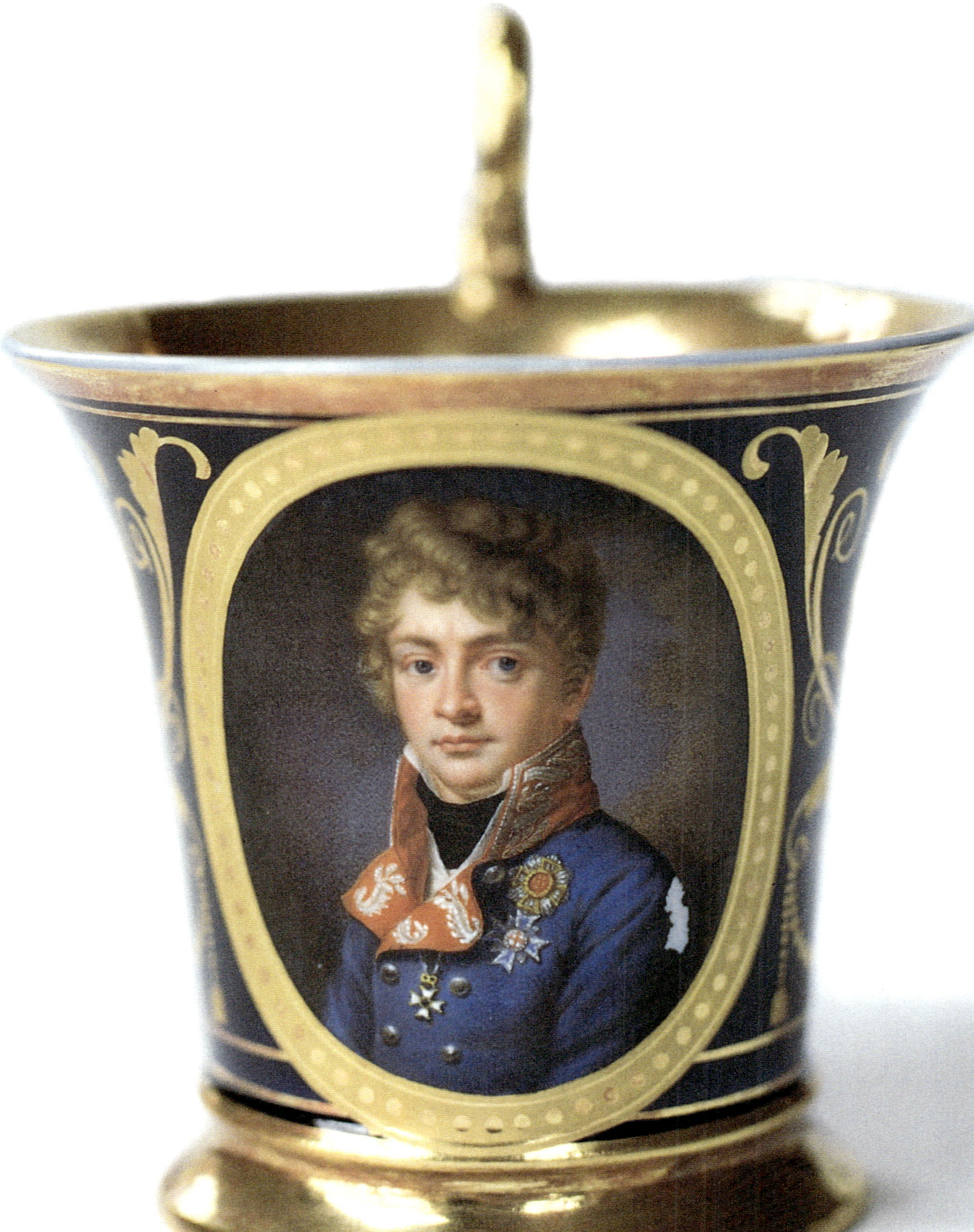

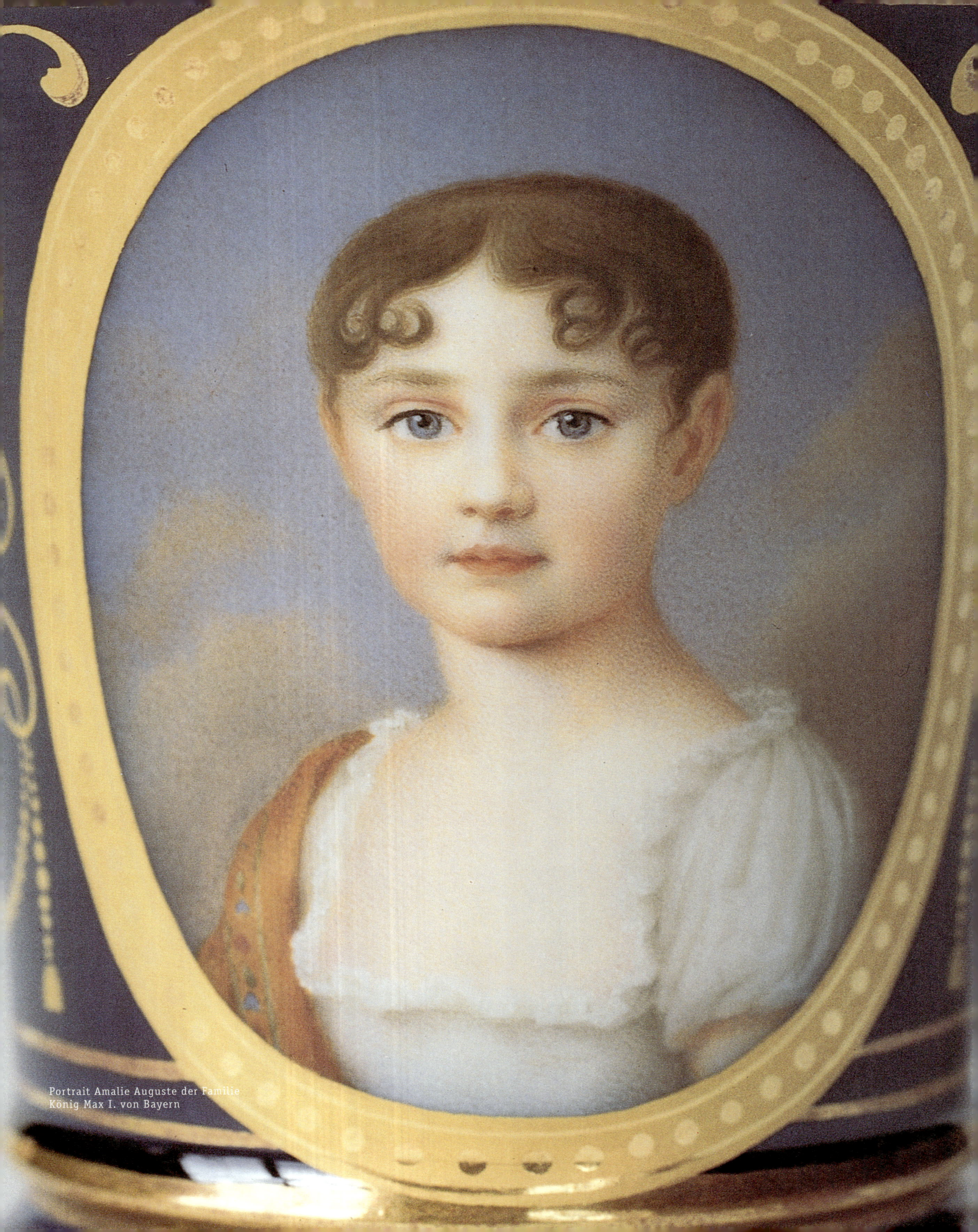

Portrait Amalie Auguste der Familie
König Max I. von Bayern

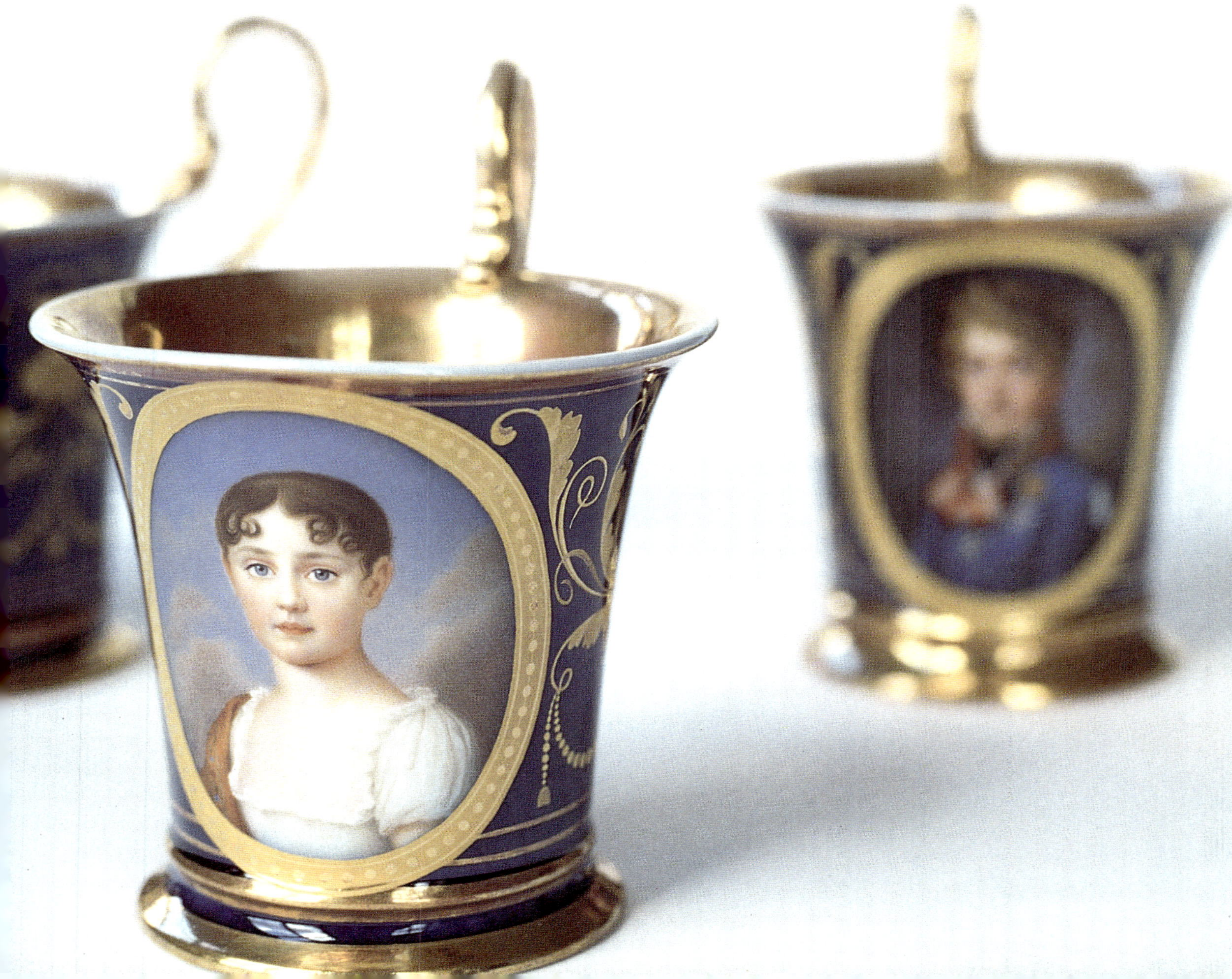

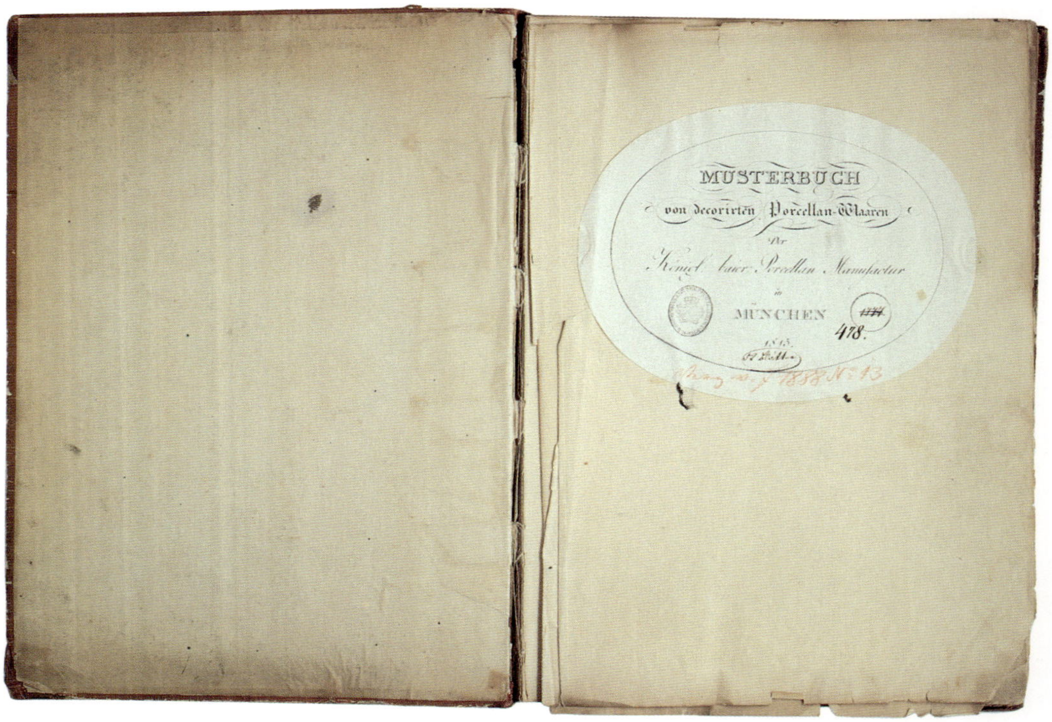

Abbildung aus dem
Musterbuch der Manufaktur
aus dem Jahr 1815

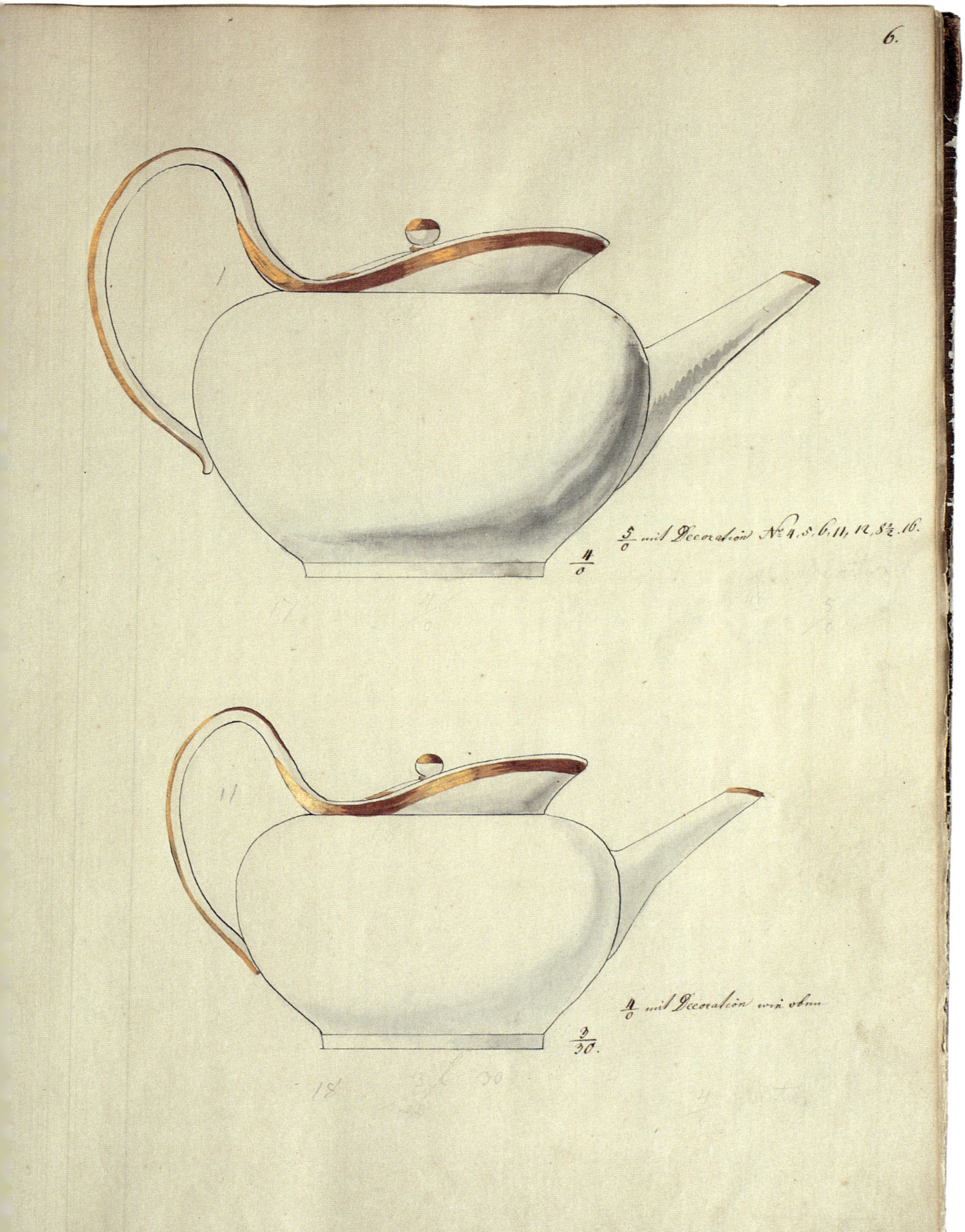
6.
5/0 mit Decoration No 4, 5, 6, 11, 12, 8½. 16.
4/0
4/0 mit Decoration wie oben
2/30.

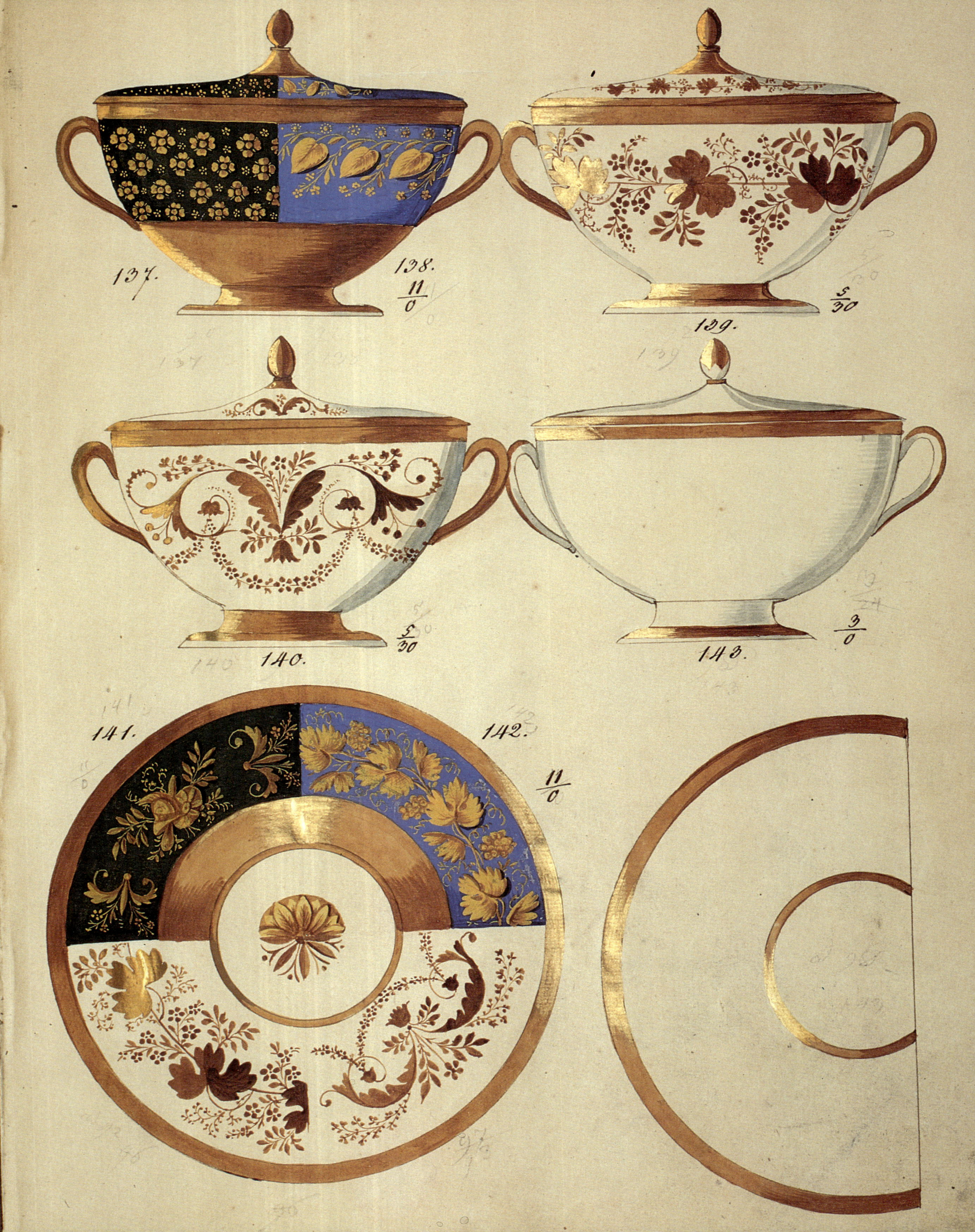
137.
138.
11/0
5/30
139.
140.
5/30
143.
3/0
141.
142.
11/0

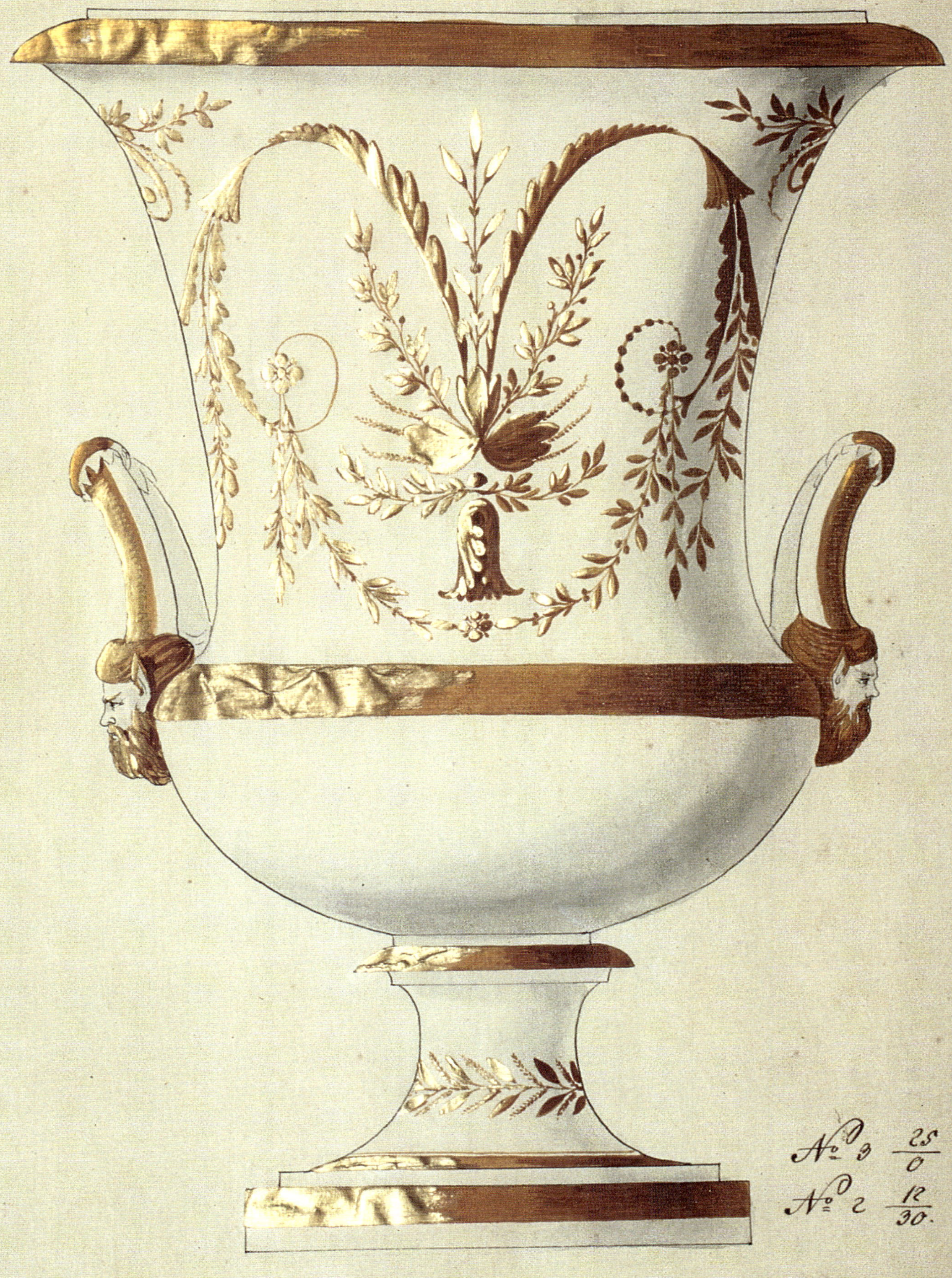

№ 3 25/0

№ 2 12/30.

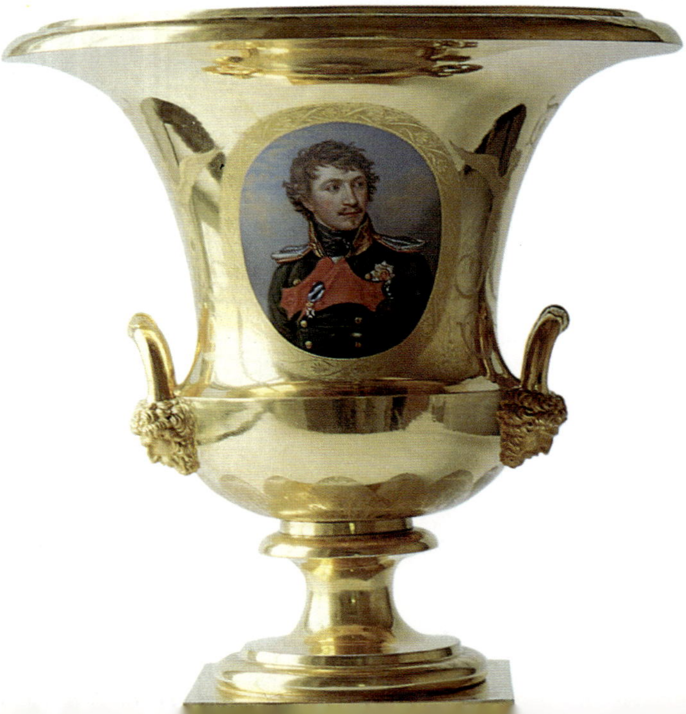

Prunkvase mit Portrait von
Kronprinz Ludwig von Bayern
Modell: Johann Peter Melchior
datiert 1820
Originalgrösse 55 cm

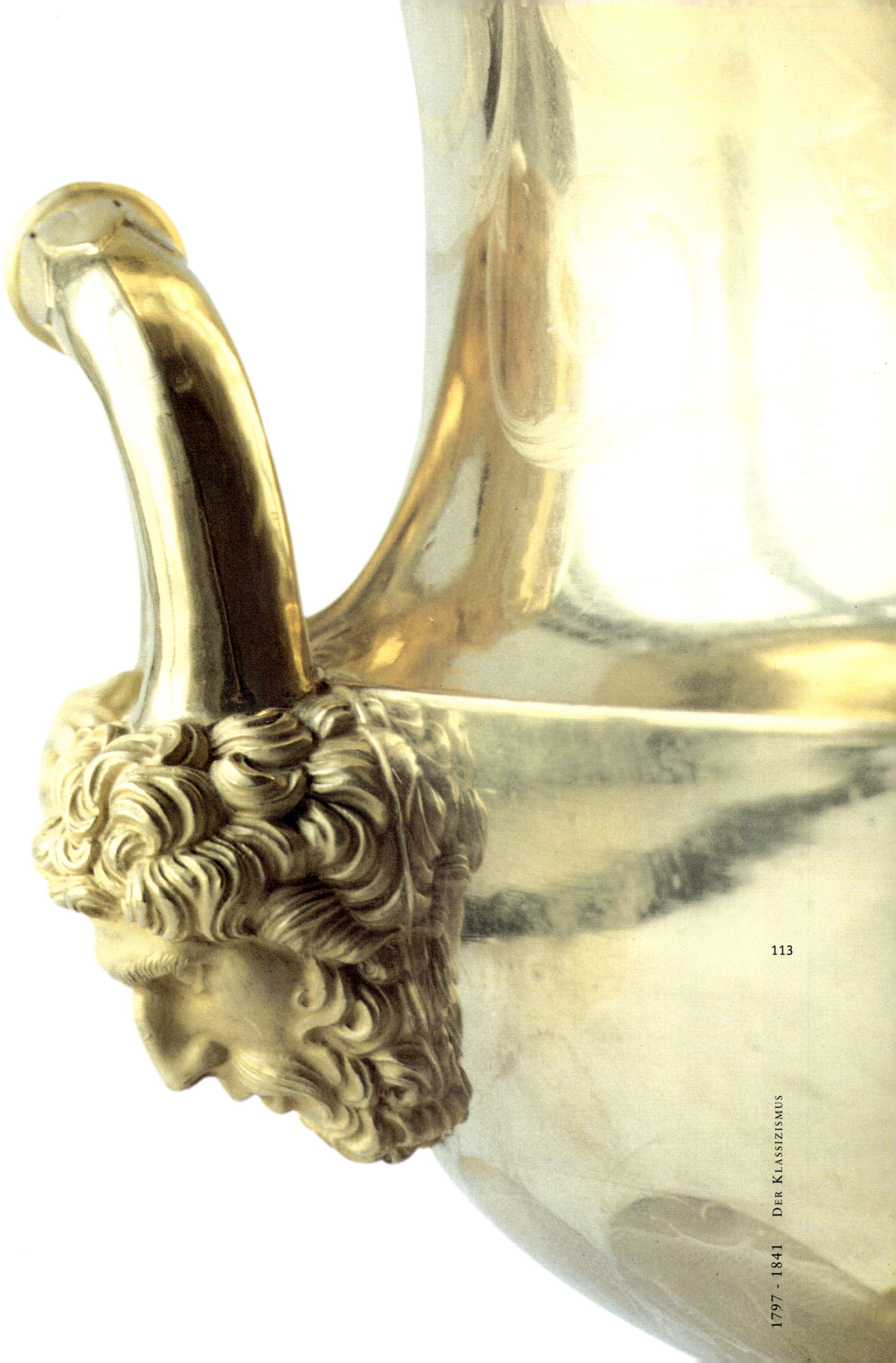

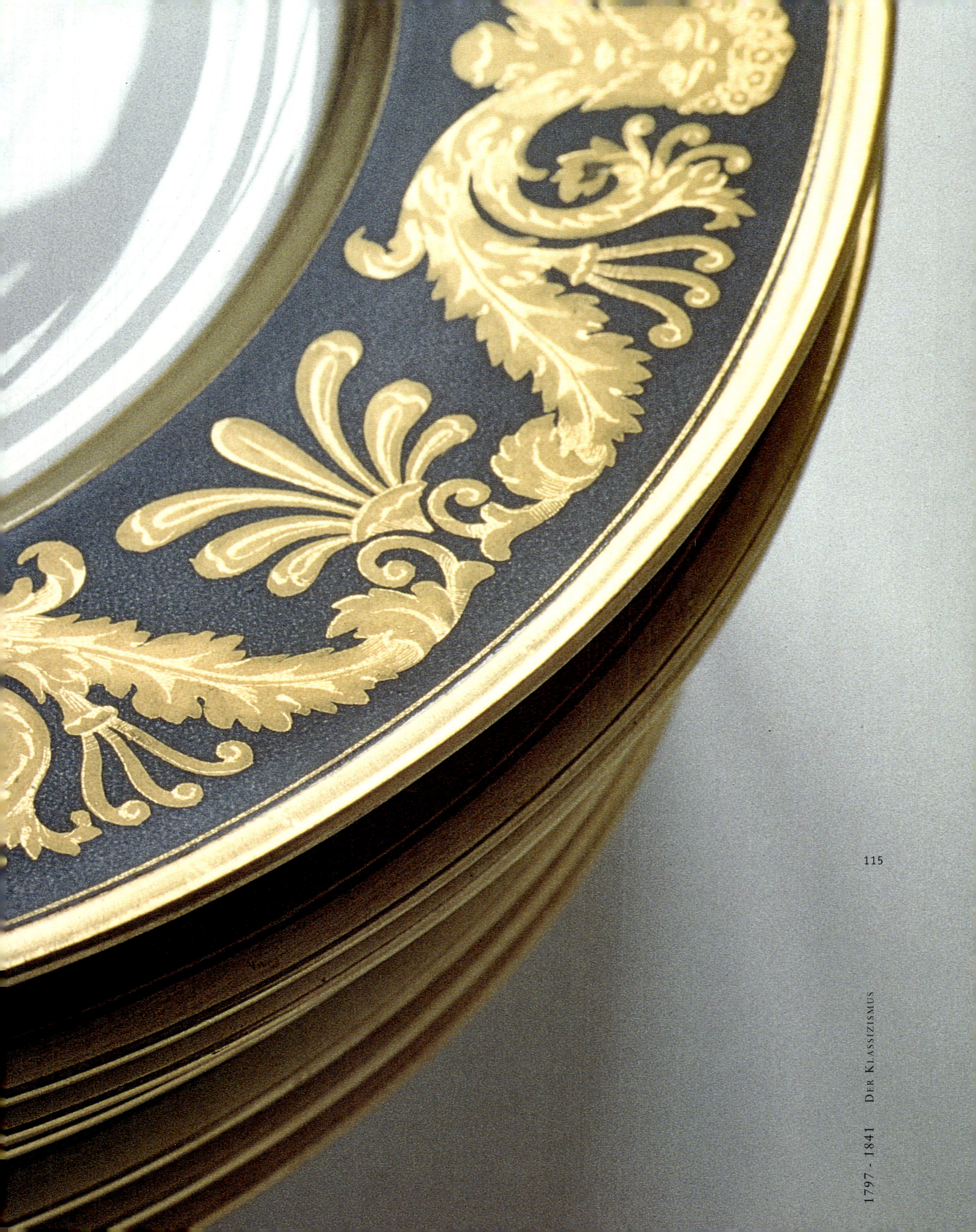

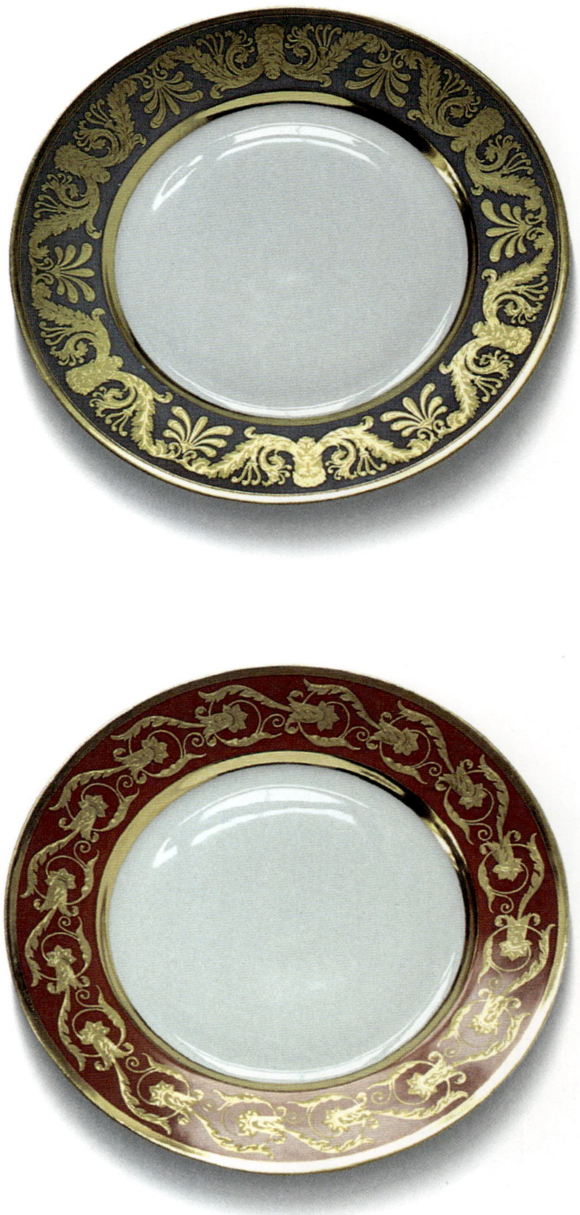

Dessertservice mit Fahnendekor
um 1820

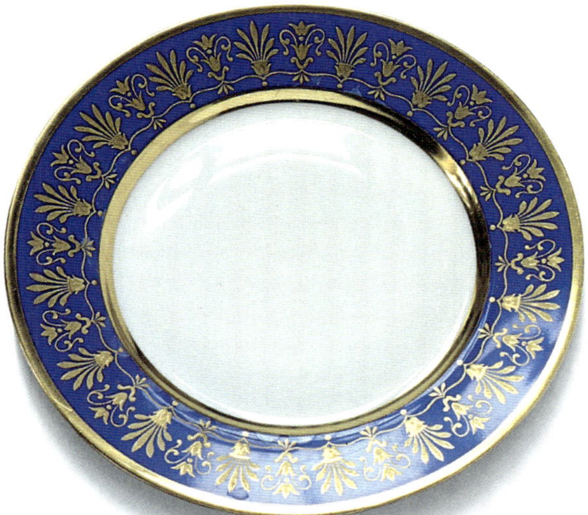
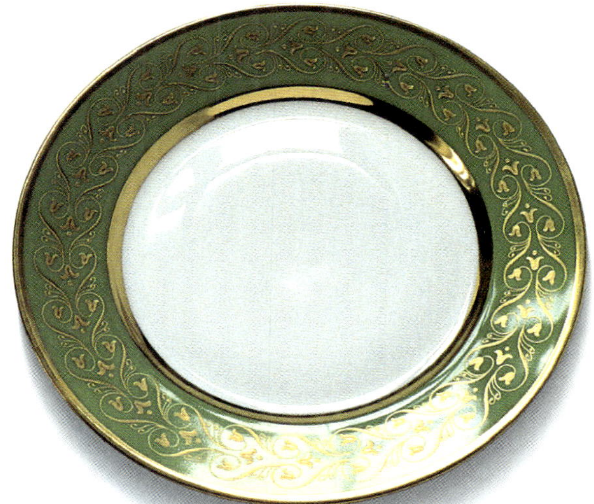
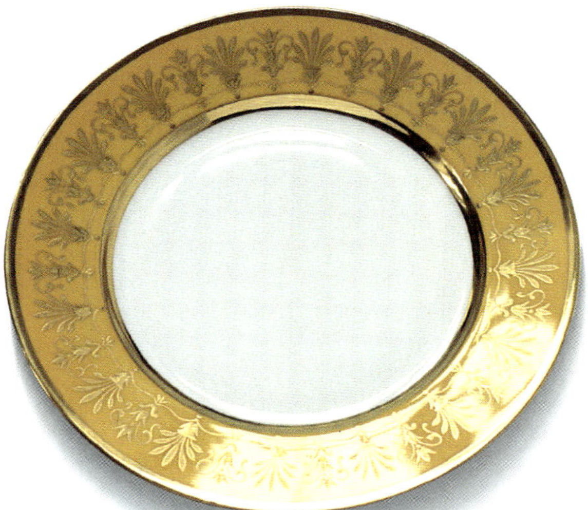
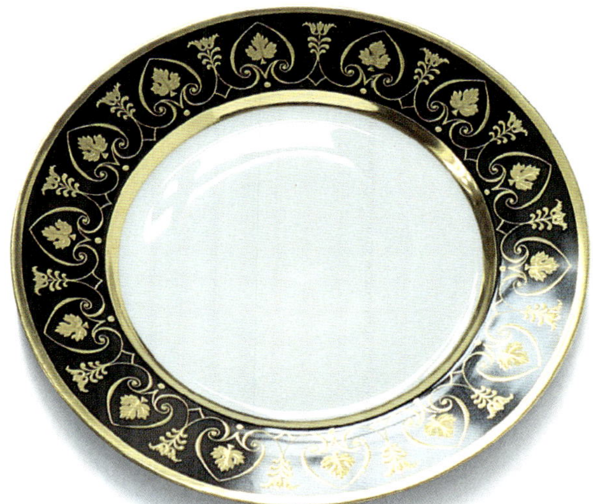
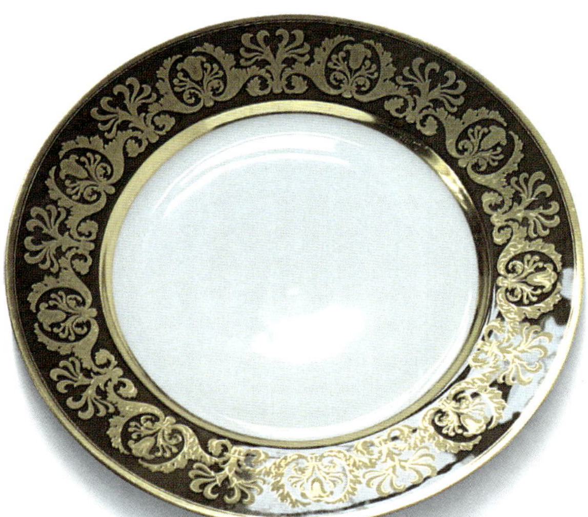
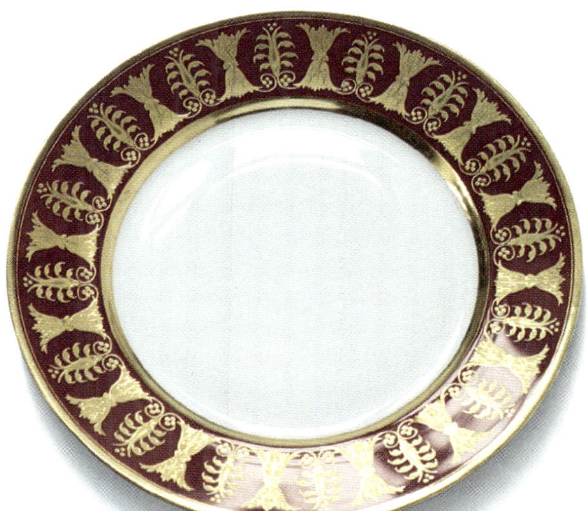

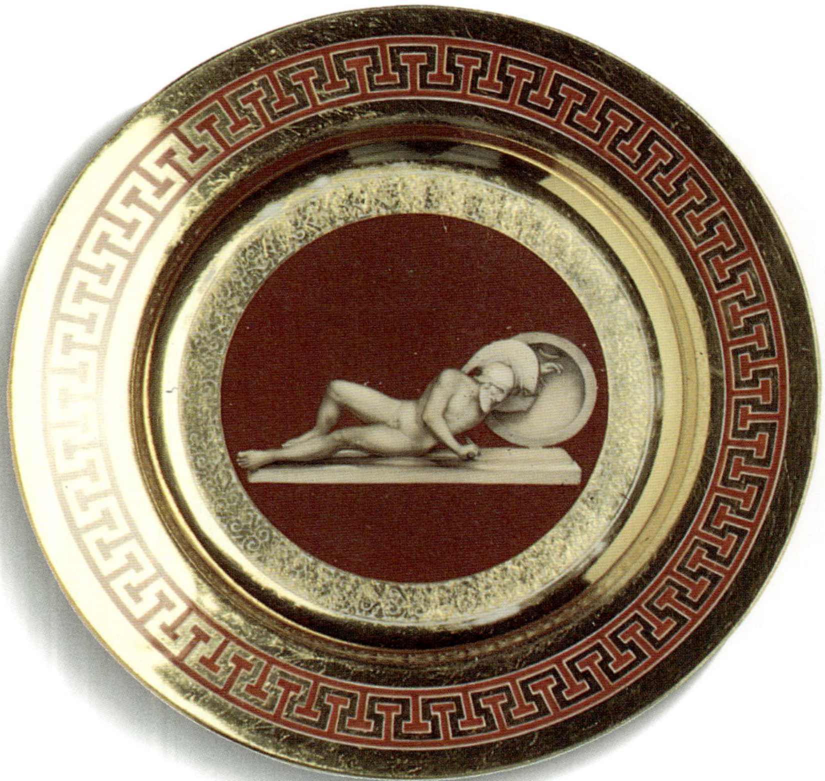

Teller aus dem Dessertservice
mit Antikenkopien in Onyxmanier
"Onyx-Service"
Auftrag von König Ludwig I. von
Bayern, Bemalung mit Kopien
nach Skulpturen der Glyptothek
von Friedrich v. Gärtner
Entwurf 1833-1848

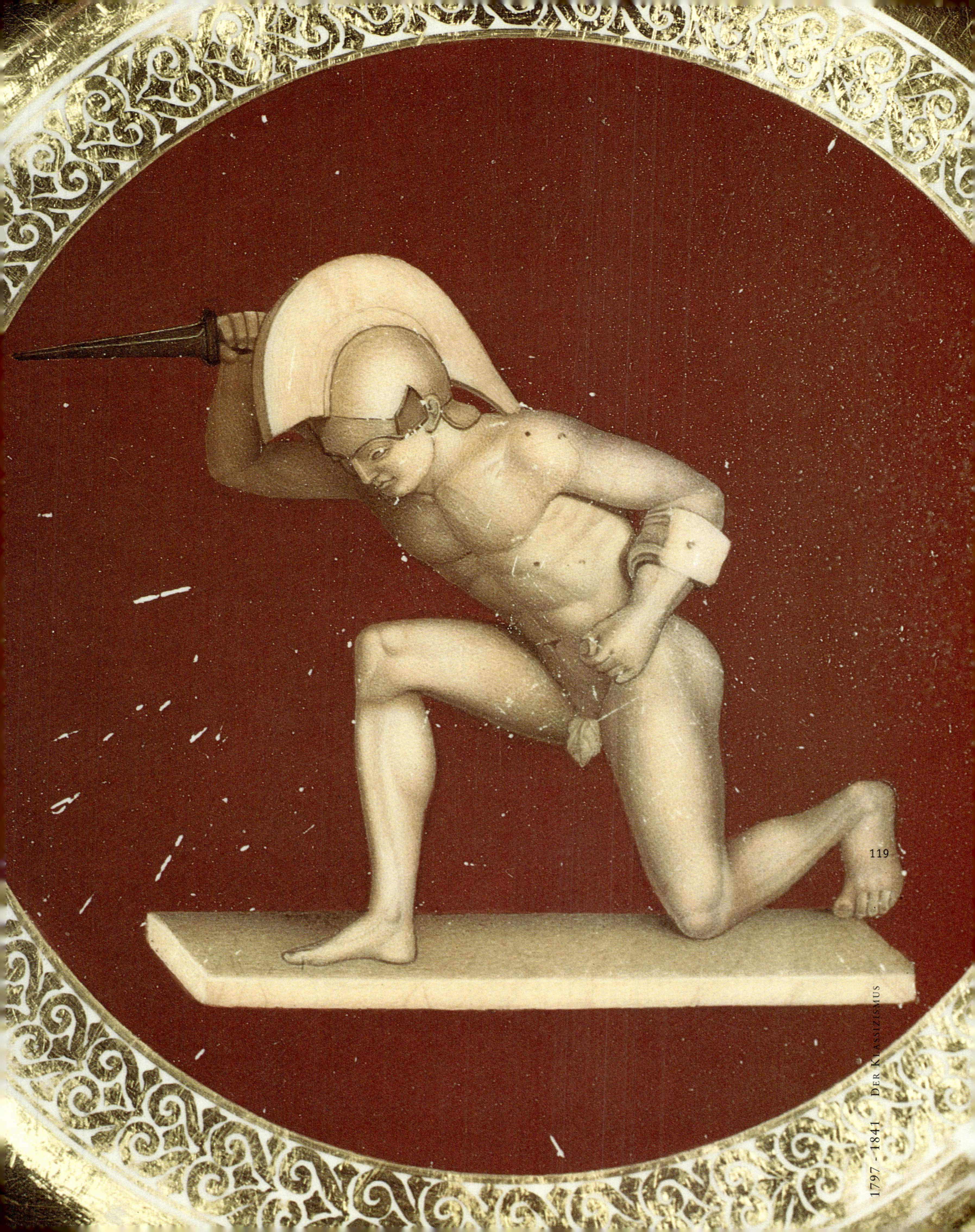

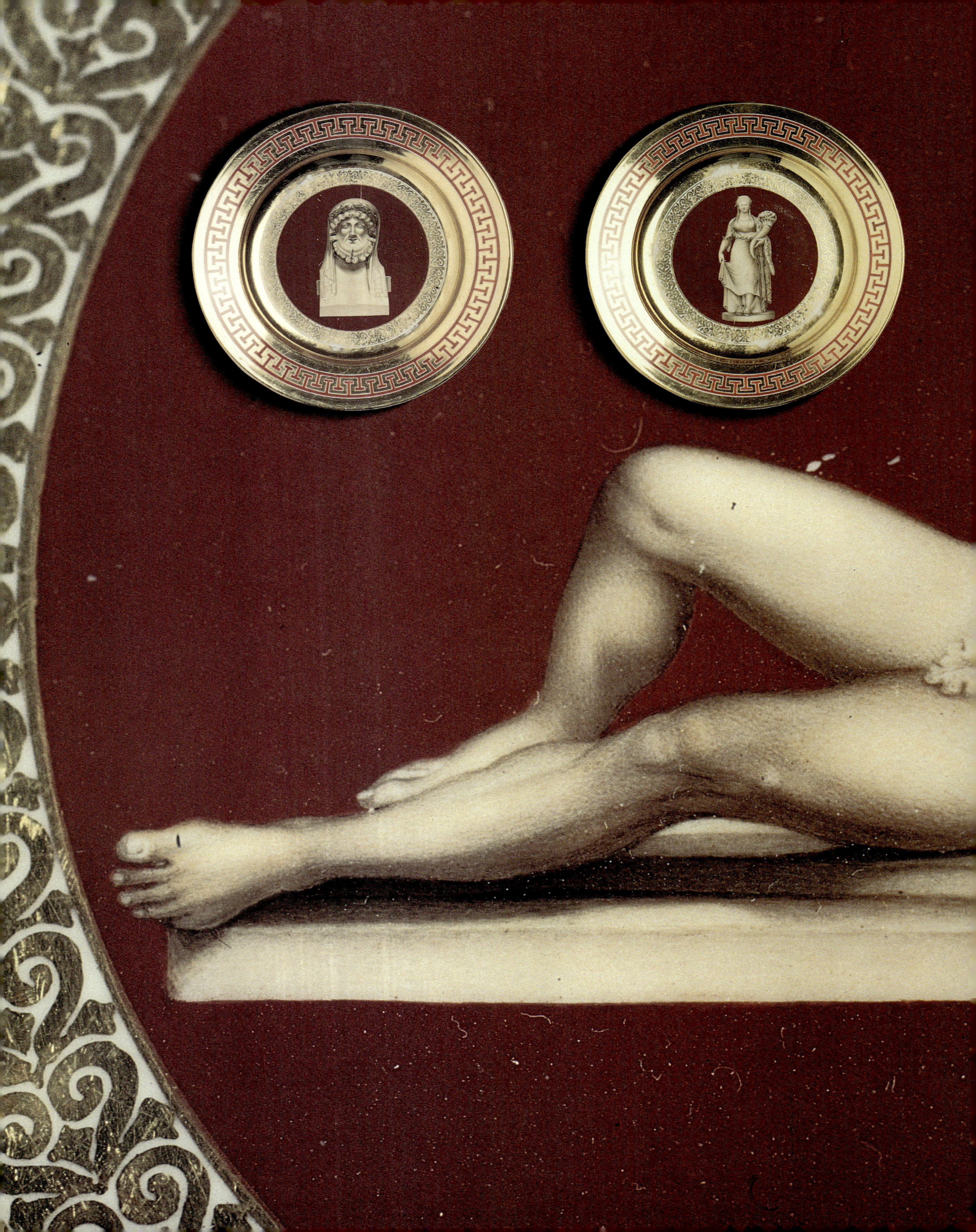

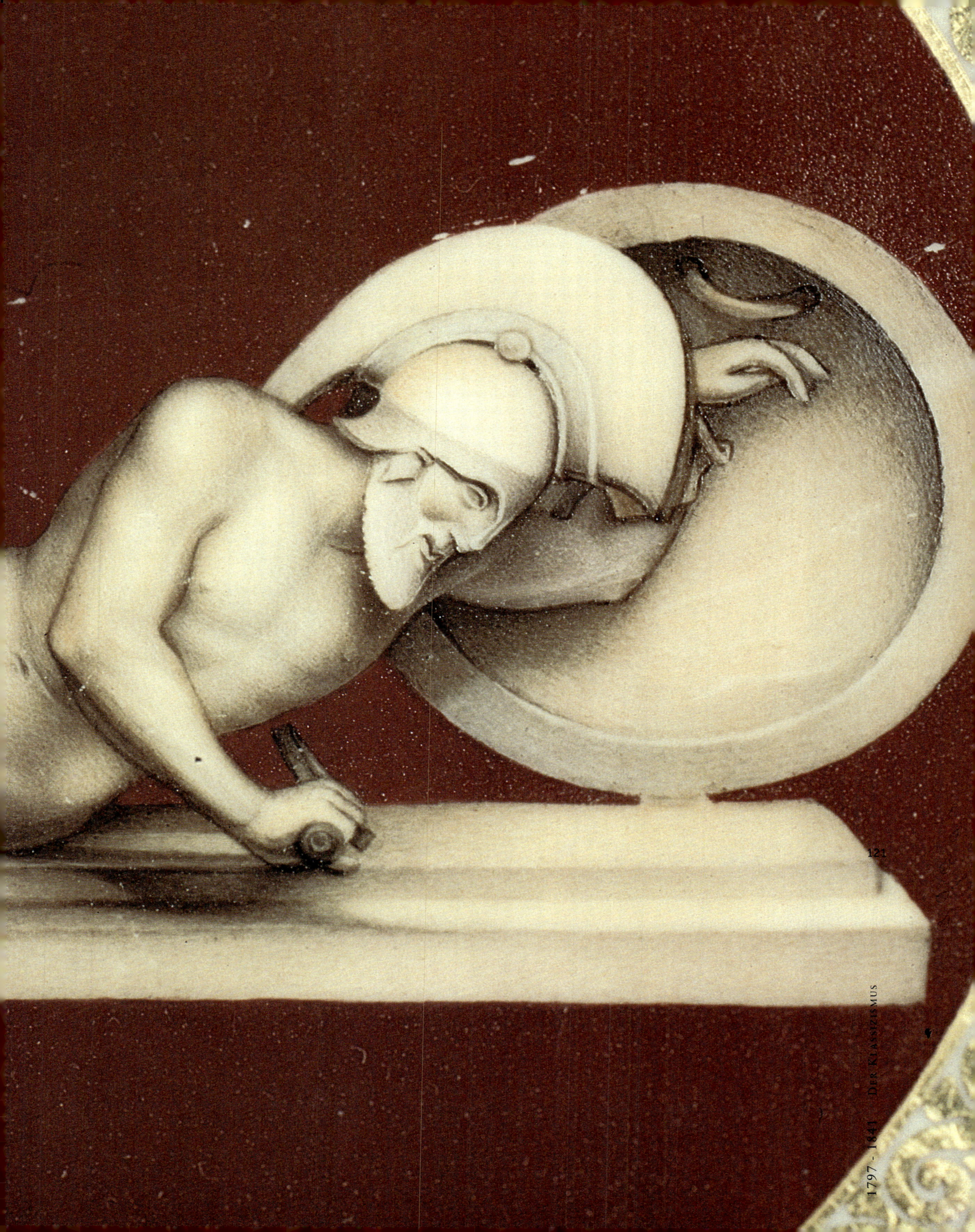

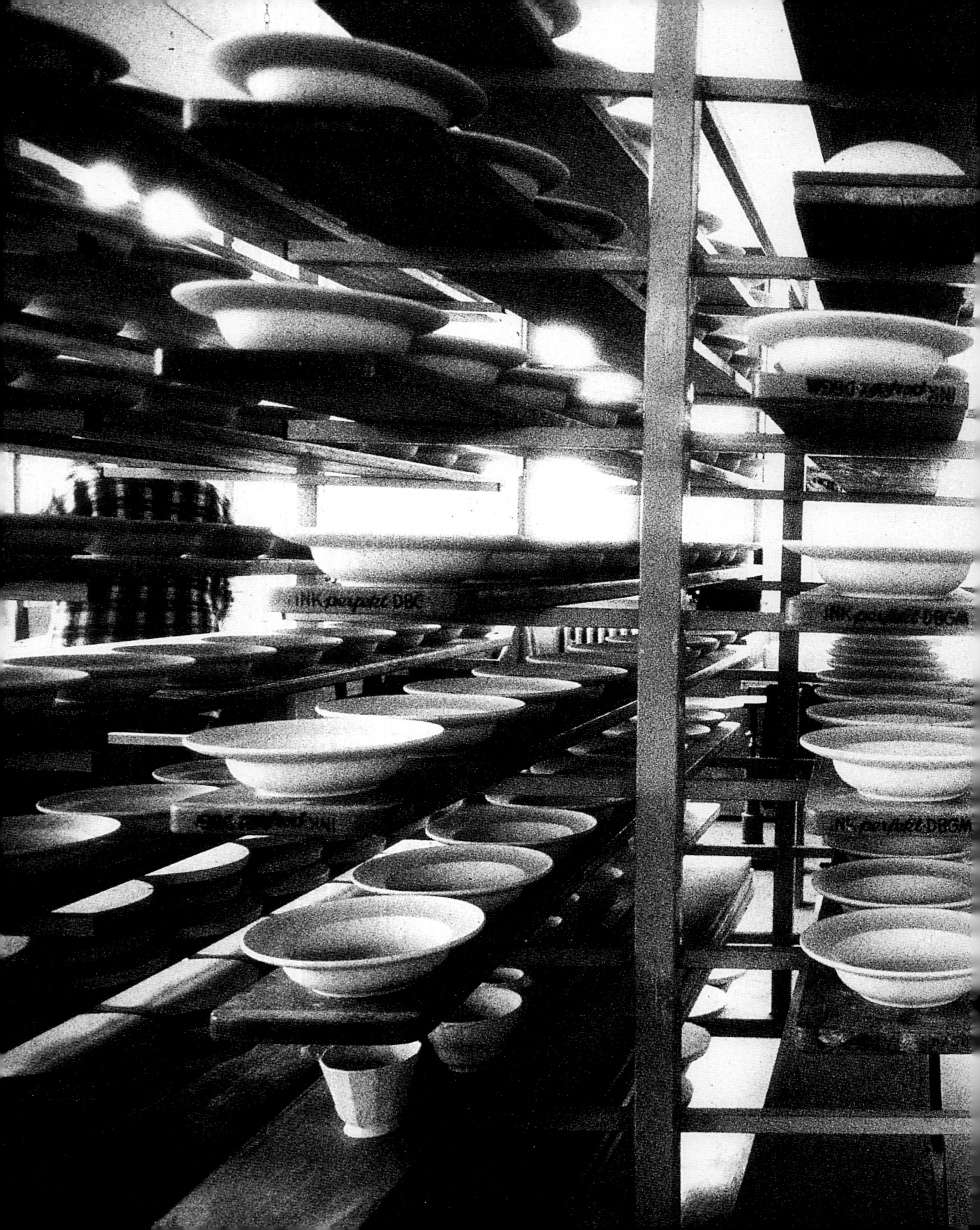
INK perfekt DBC
INK perfekt DBGM

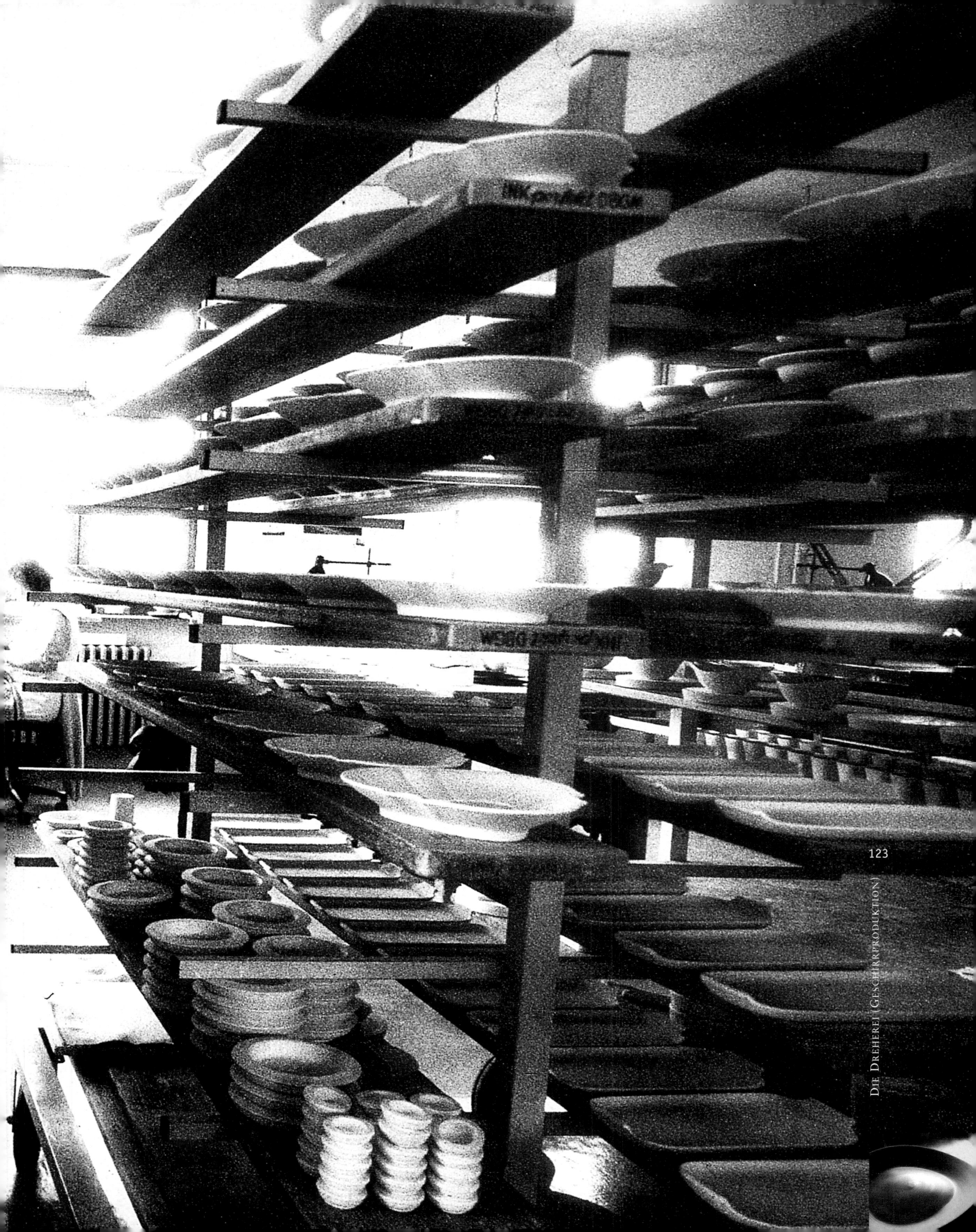

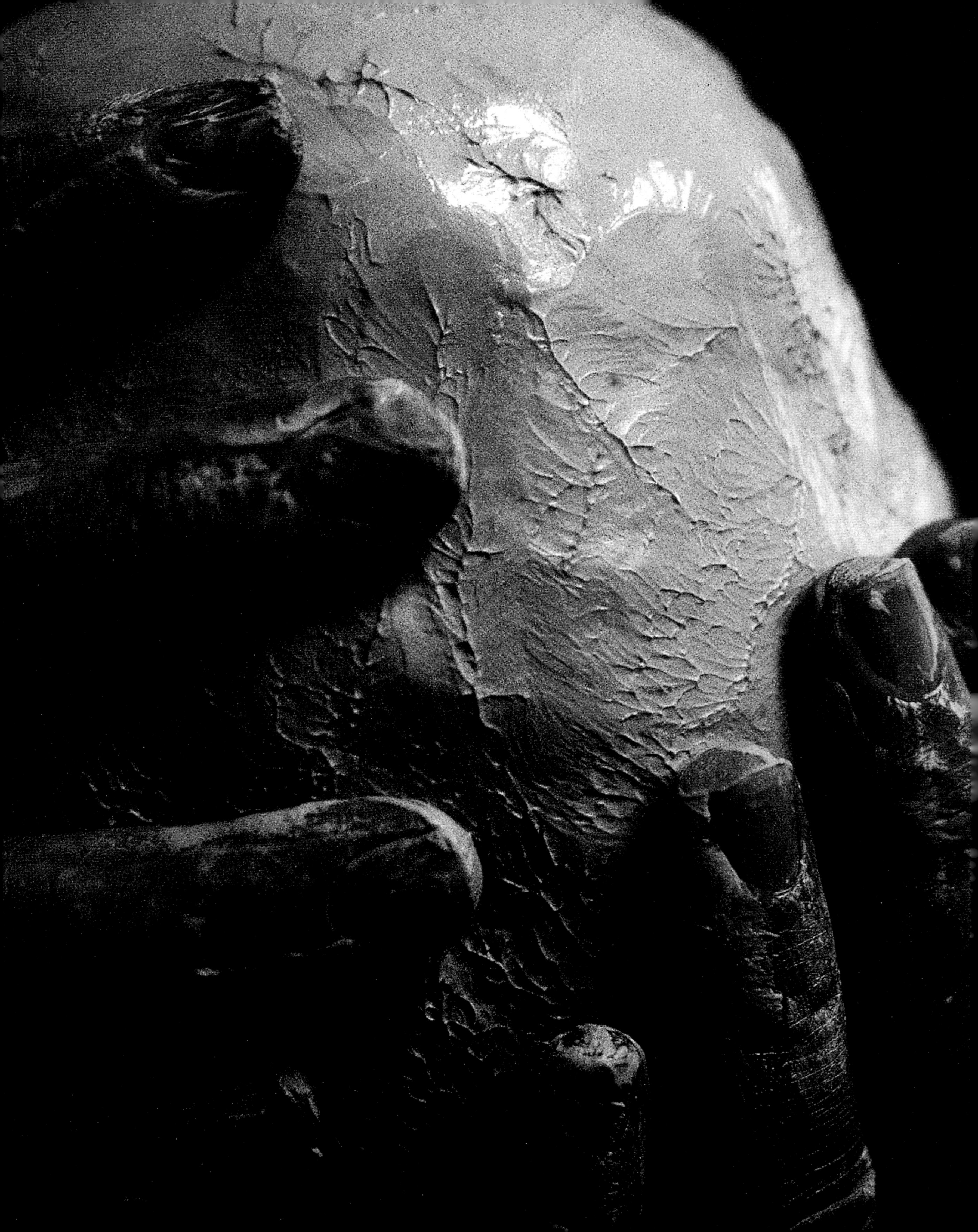

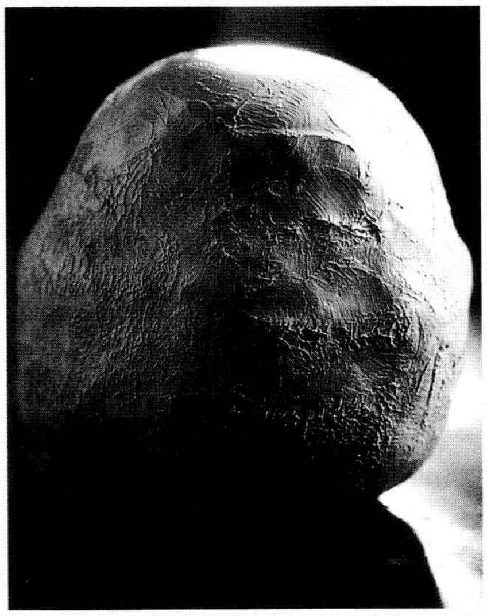

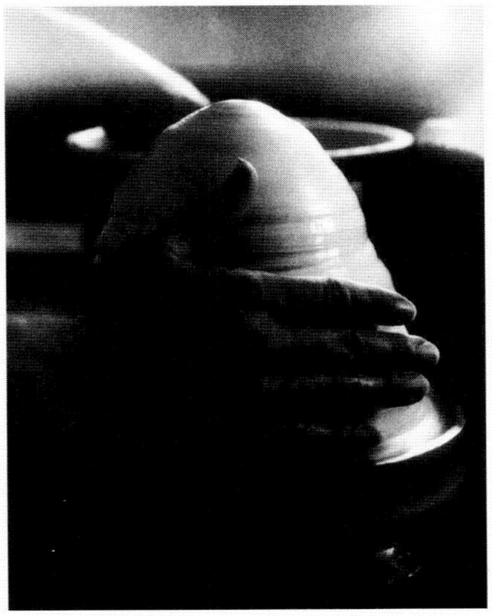

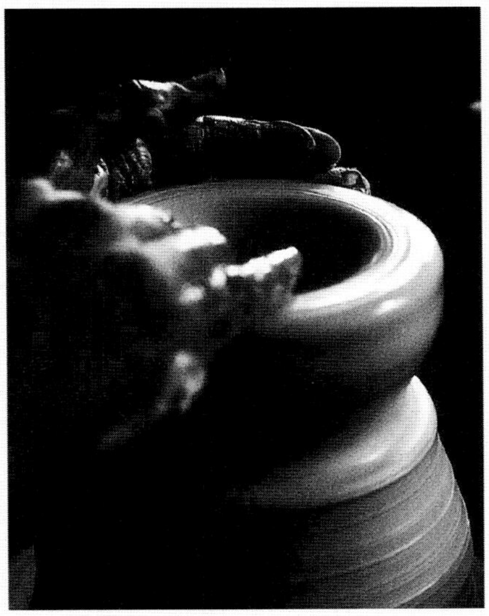

Die vorherige Doppelseite zeigt die Dreherei mit den Trockenstellagen. Auf diesen zwei Seiten verfolgen wir die Entstehung eines Tellers. Eine recht kraftraubende Arbeit, die in mehreren Zwischenschritten erfolgt. Oben sehen wir den „Hubelbatz´n“, einen Porzellankloß, der auf dem Drehstock (dieser wird ebenfalls von dem Wasserkraftwerk per Transmissionsriemen angetrieben) zu einem Hubel gedreht wird. Bei diesem Vorgang wird der Teller grob vorgeformt, wie auf dem letzten Bild links zu erkennen. Auf den folgenden Seiten zeigt das erste kleine Bild den fertigen Tellerhubel, bevor er von der Masse abgeschnitten, auf die Gipsform gestülpt und von Hand überformt wird (Bild darunter). Diese Negativform wird auf dem Drehstock fixiert und kreisend unter eine Schablone gehalten. Eine Art konturiertes Messer, das der Tellerunterseite die endgültige Form gibt. Der Teller bekommt nun den ersten Nymphenburger Stempelabdruck (letztes Bild), eine Blindmarke in Form der bayerischen Raute, und darf einen Tag trocknen. Die Gipsform entzieht dem Porzellan Wasser, der Teller wird fest, schrumpft ein wenig und löst sich von der Negativ- bzw. Gipsform. Jeder Teller wird nun frei Hand von dem jeweiligen Dreher mit seinen Initialen gekennzeichnet. Das weitere Procedere ähnelt dem der Figur: Glühbrand, Abstauben, Stempeln (grüner Unterglasurstempel mit dem Logo der Porzellan-Manufaktur Nymphenburg), Glasur, Glattbrand (1400°C) und eventuelle Bemalung.

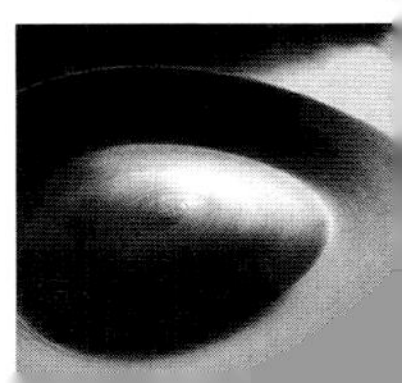

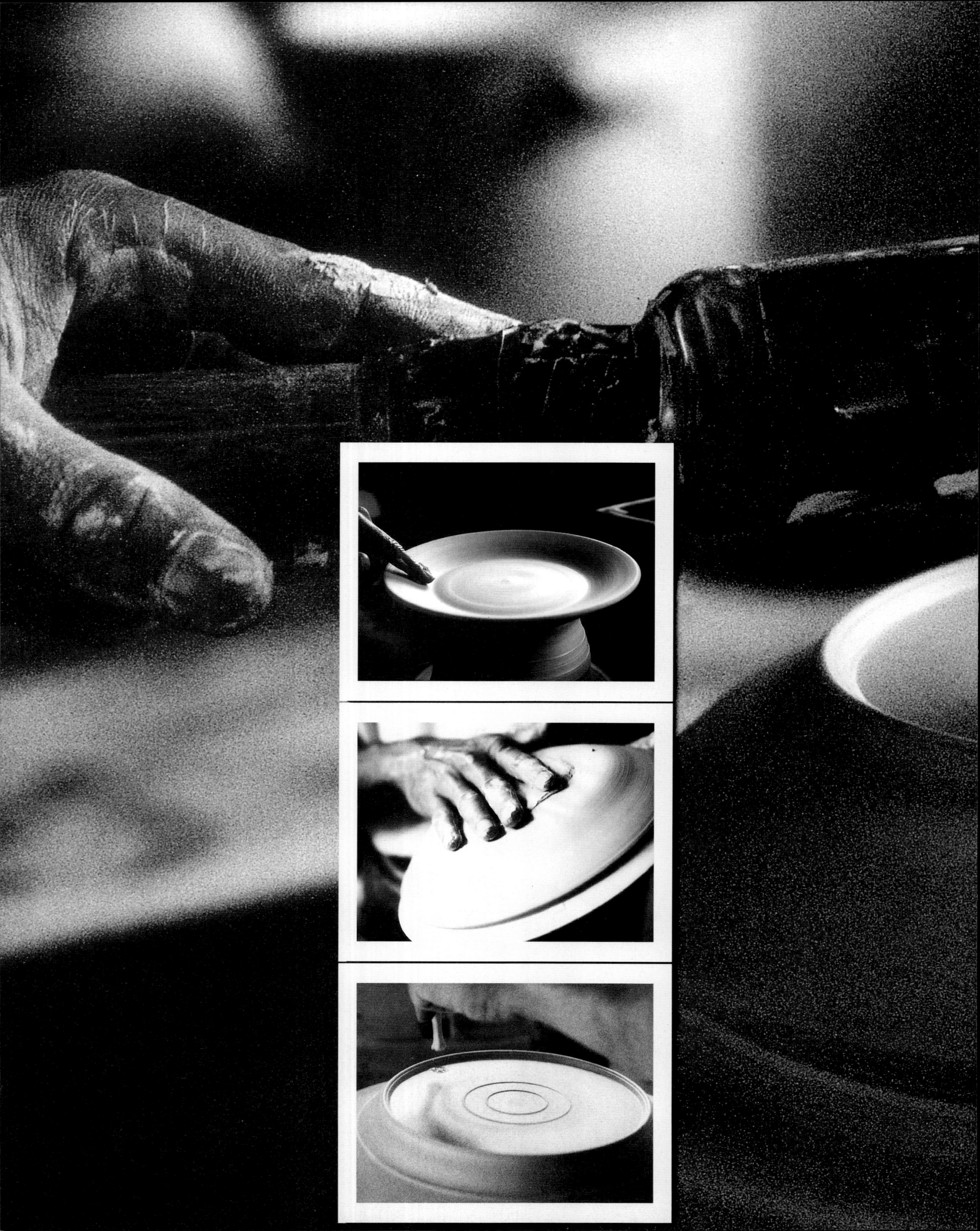

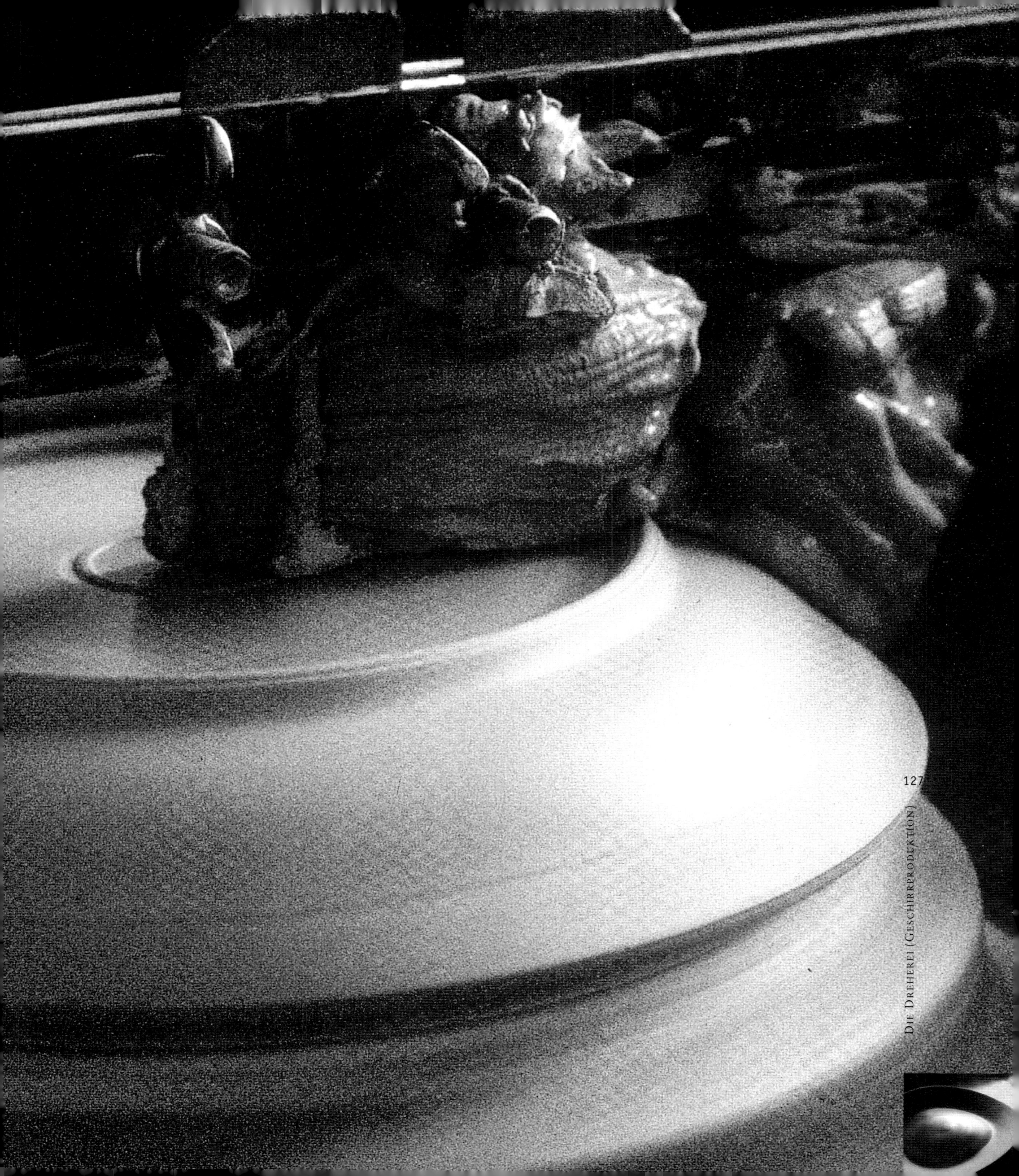

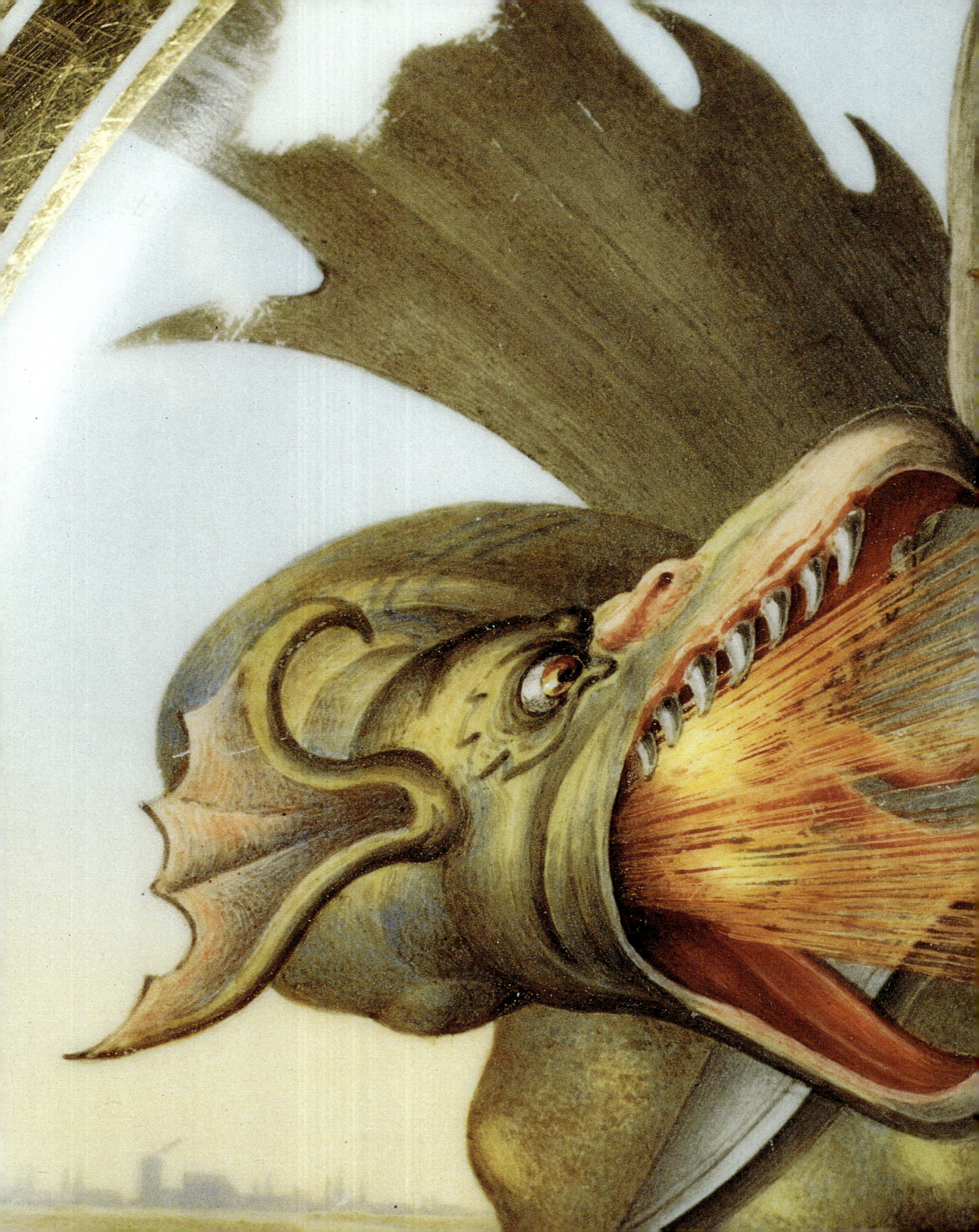

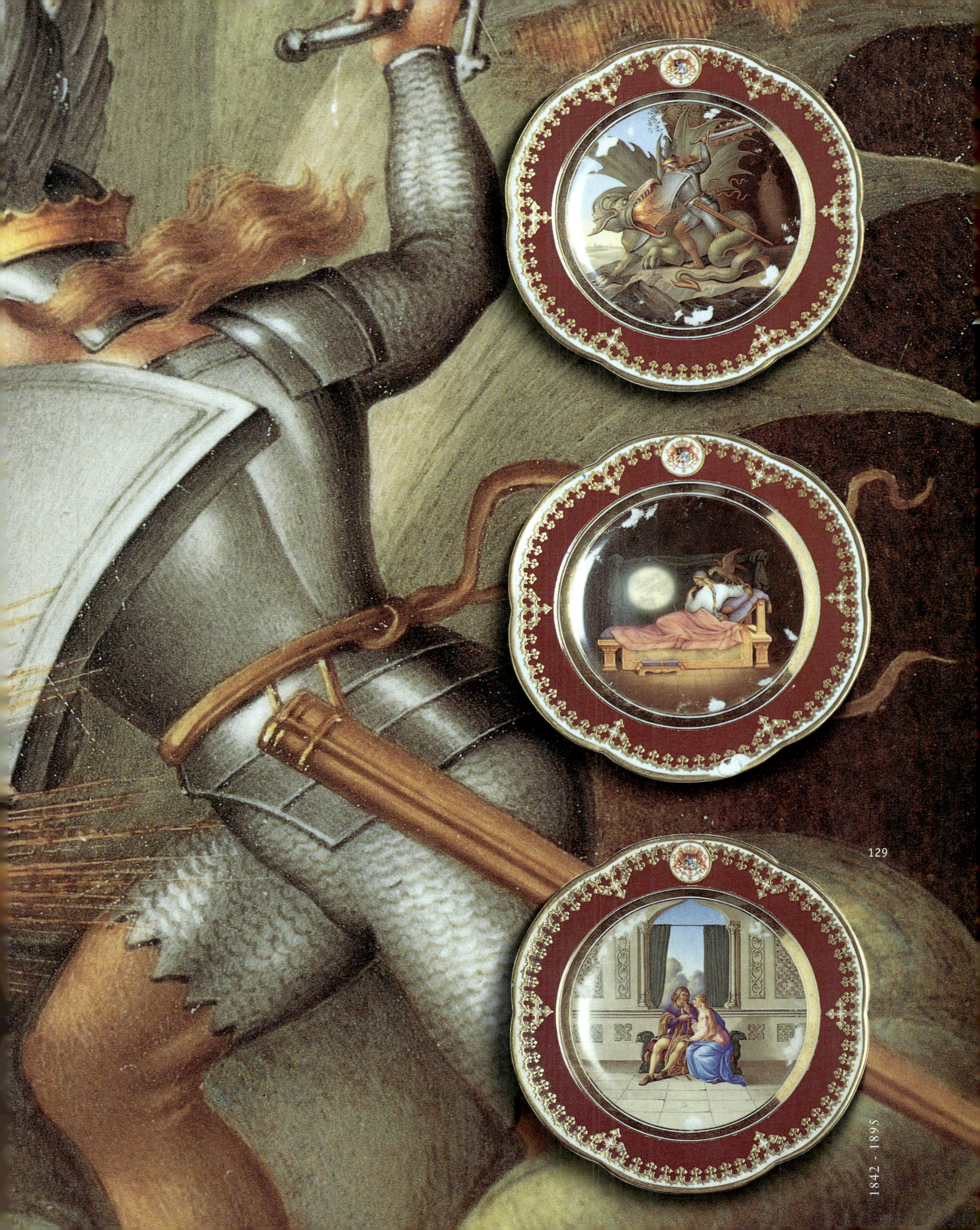

Teller mit Darstellungen aus
dem Nibelungenlied
Bemalung von Ferdinand Le Feubure
nach Wilhelm von Kaulbach und
Julius Schnorr von Carolsfeld
1842-1843

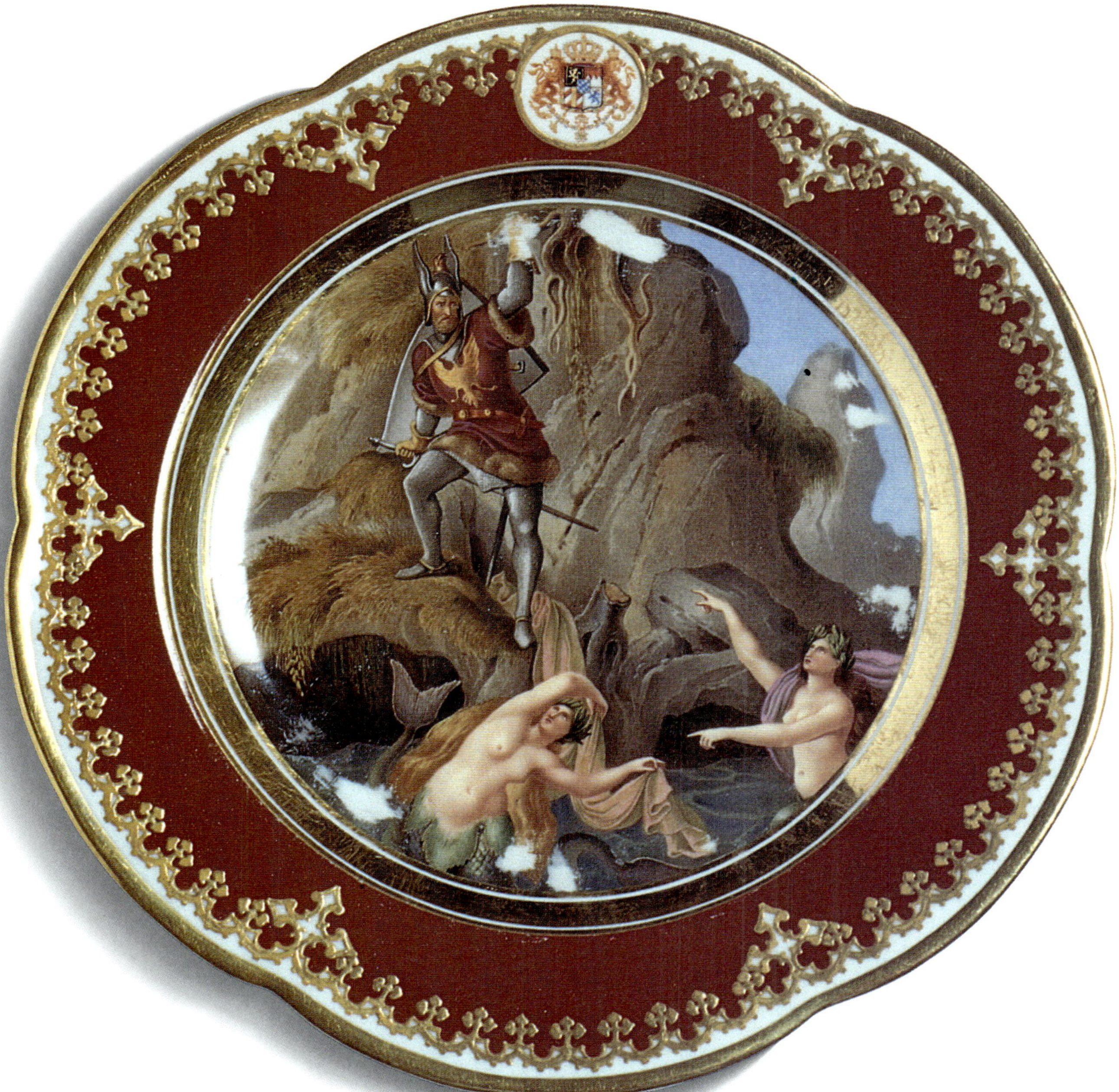

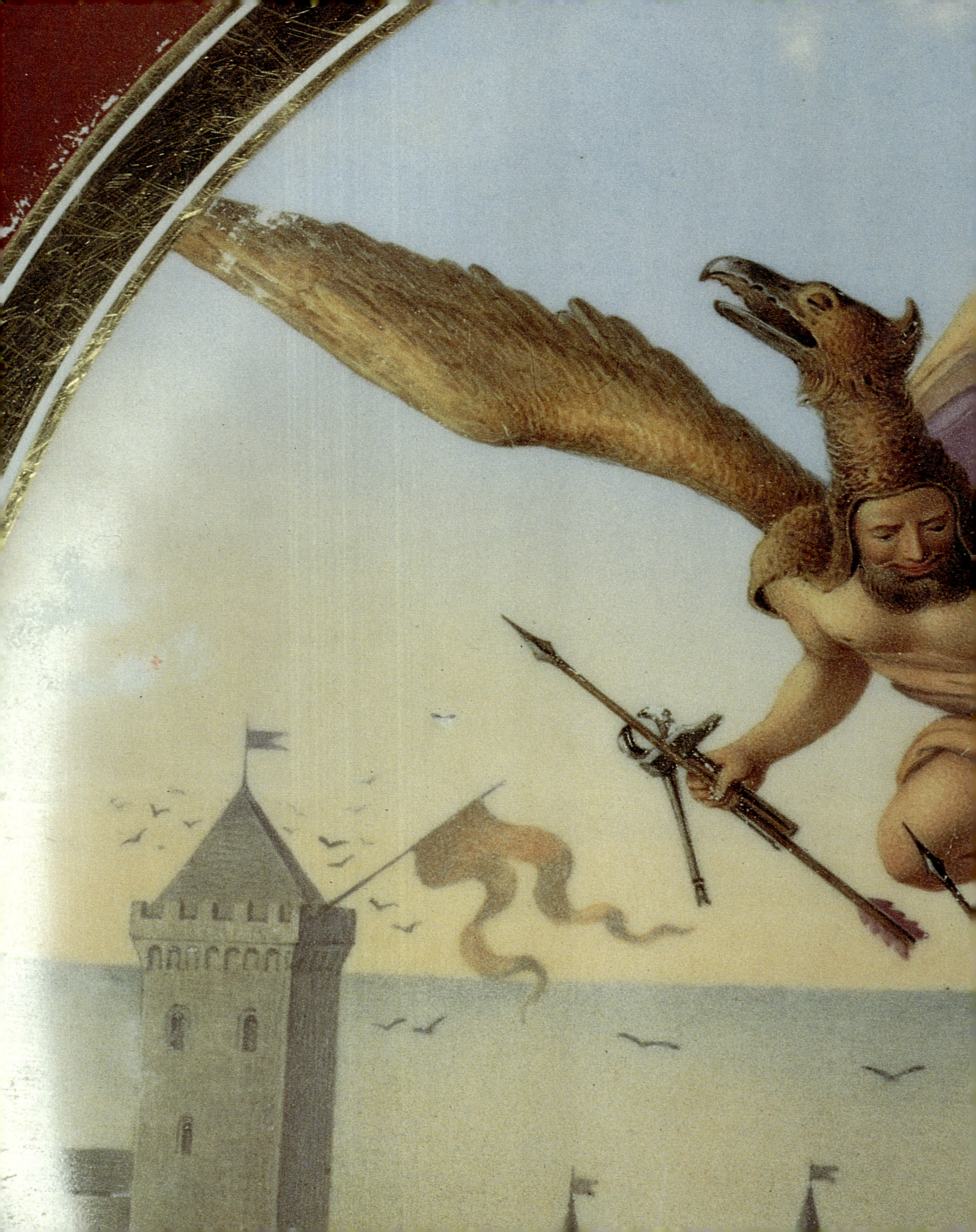

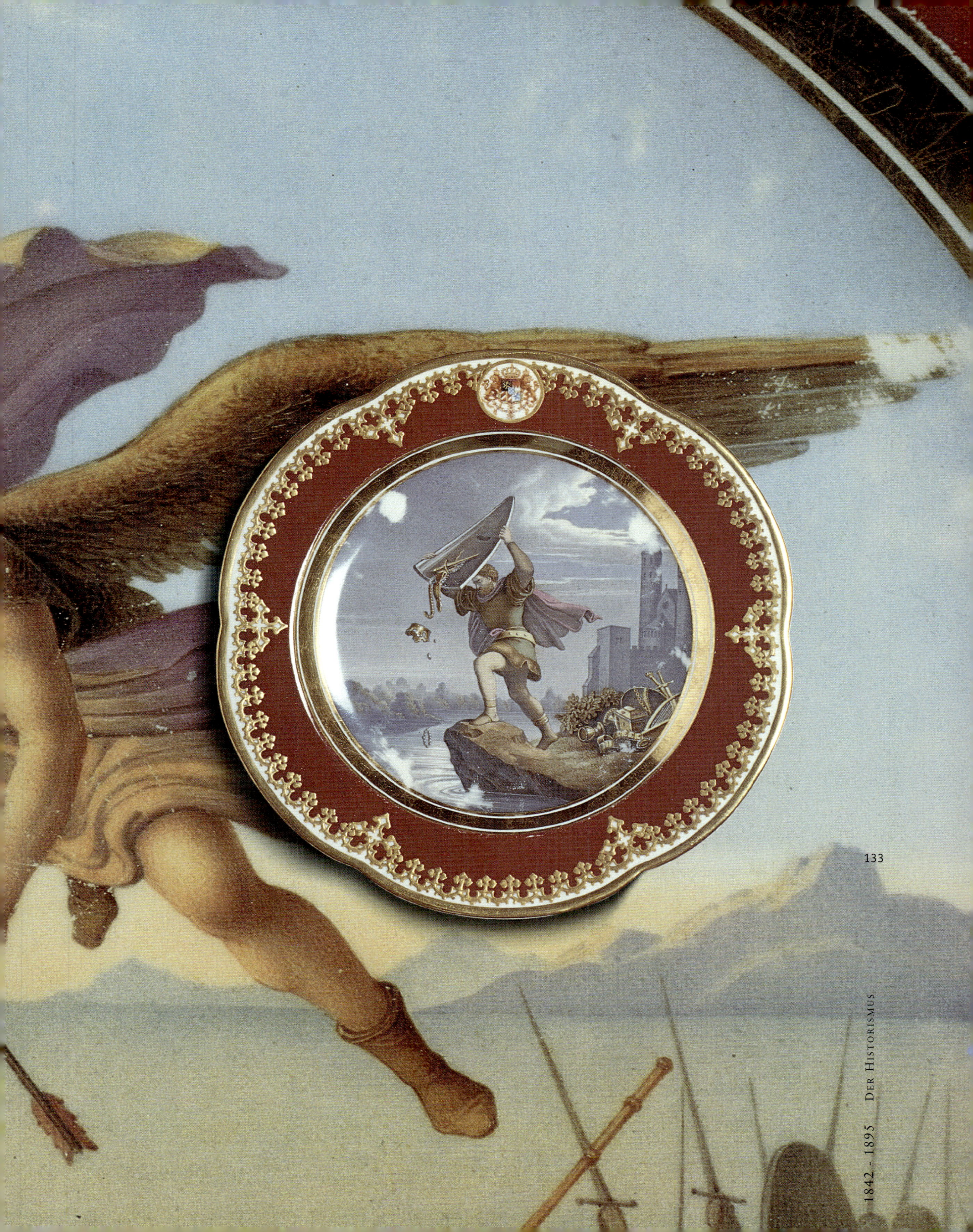

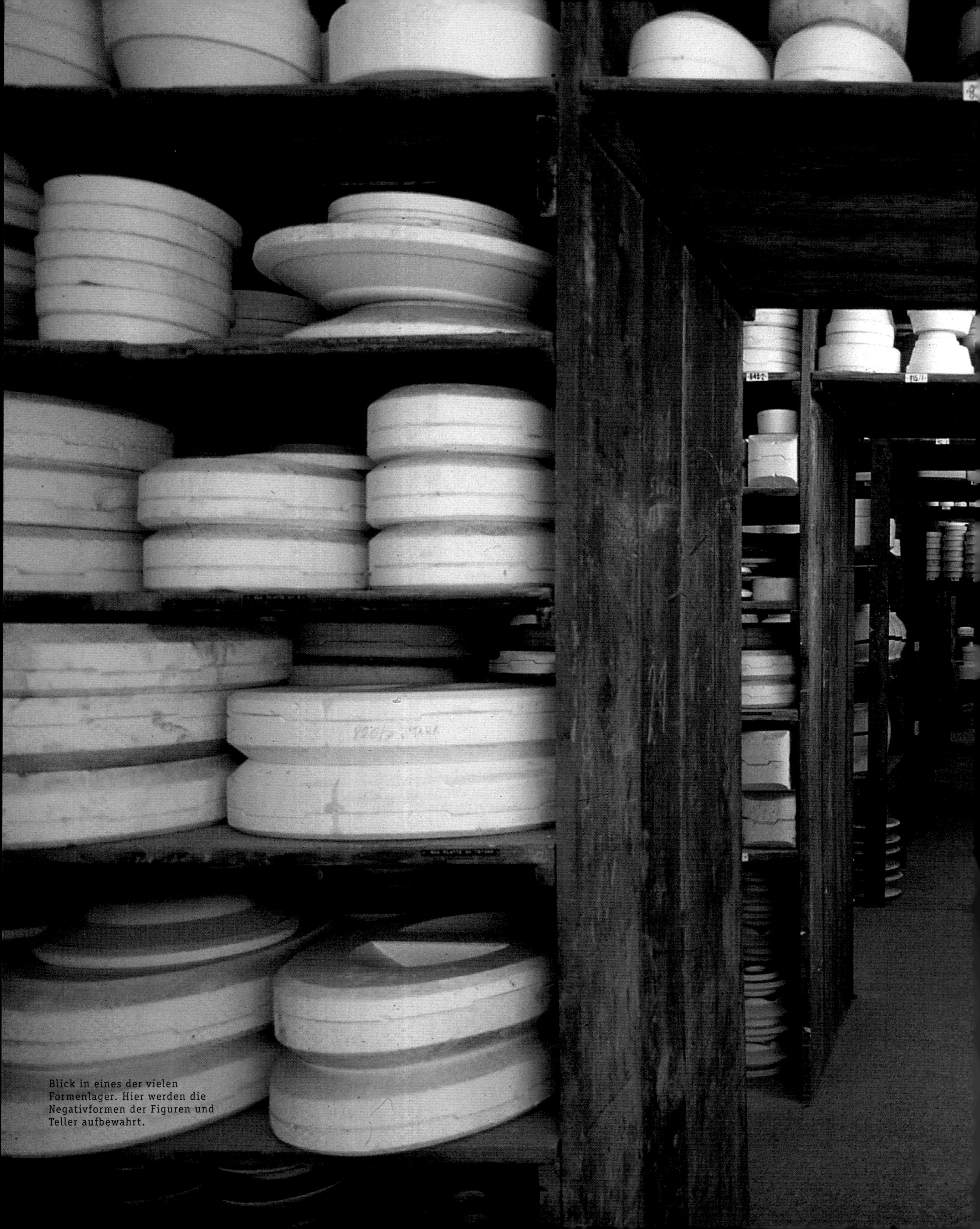

Blick in eines der vielen Formenlager. Hier werden die Negativformen der Figuren und Teller aufbewahrt.

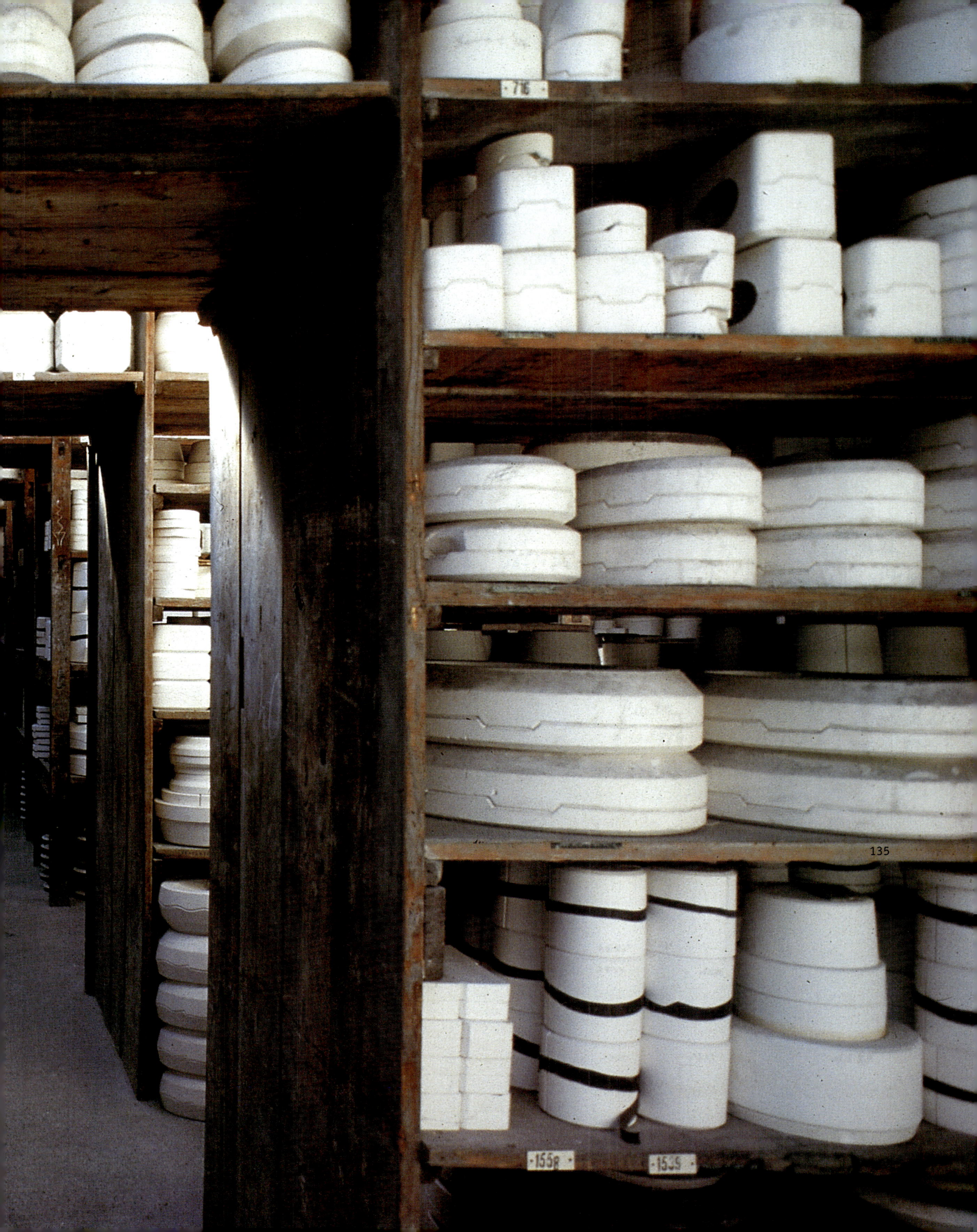
716

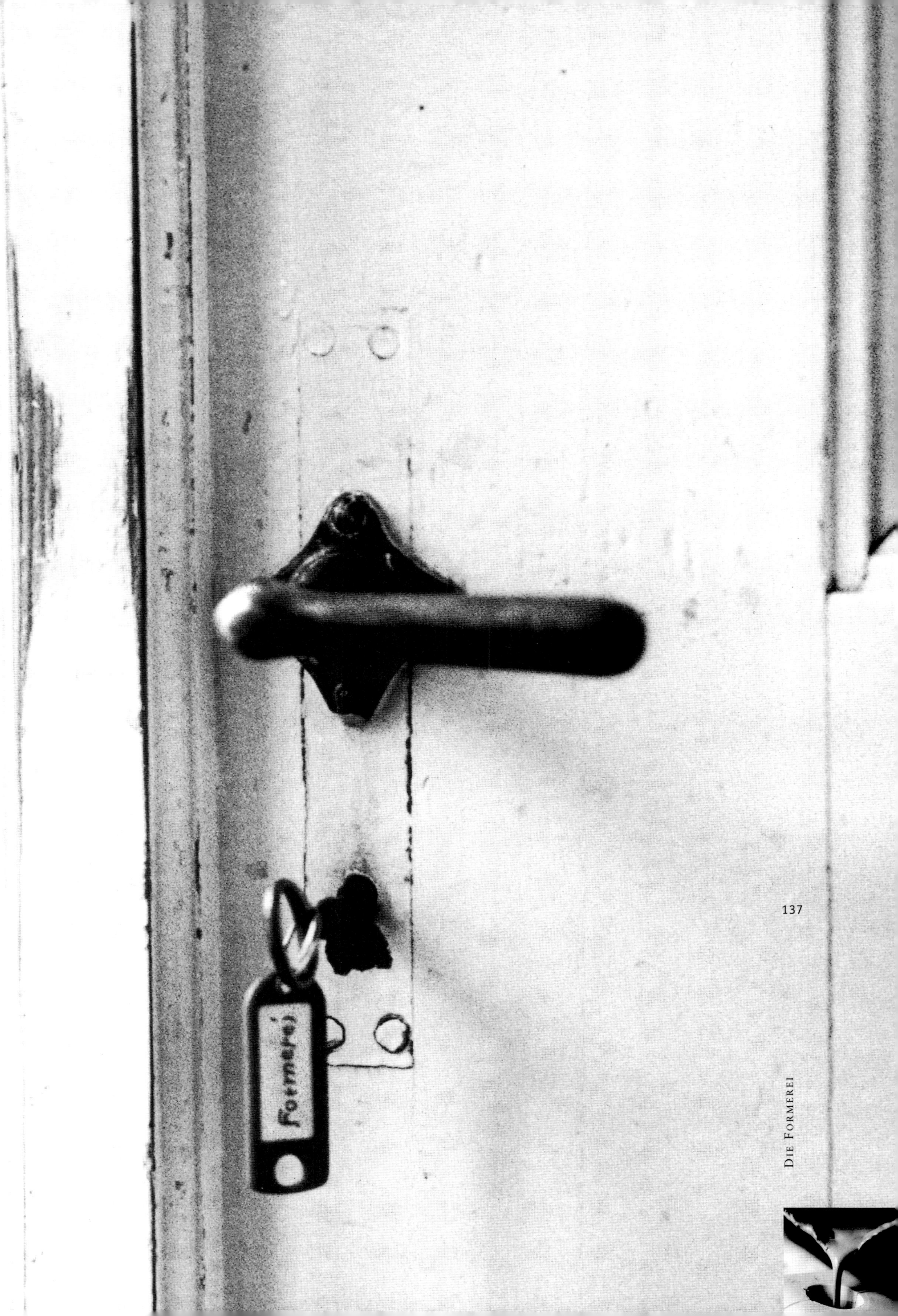
Formerei

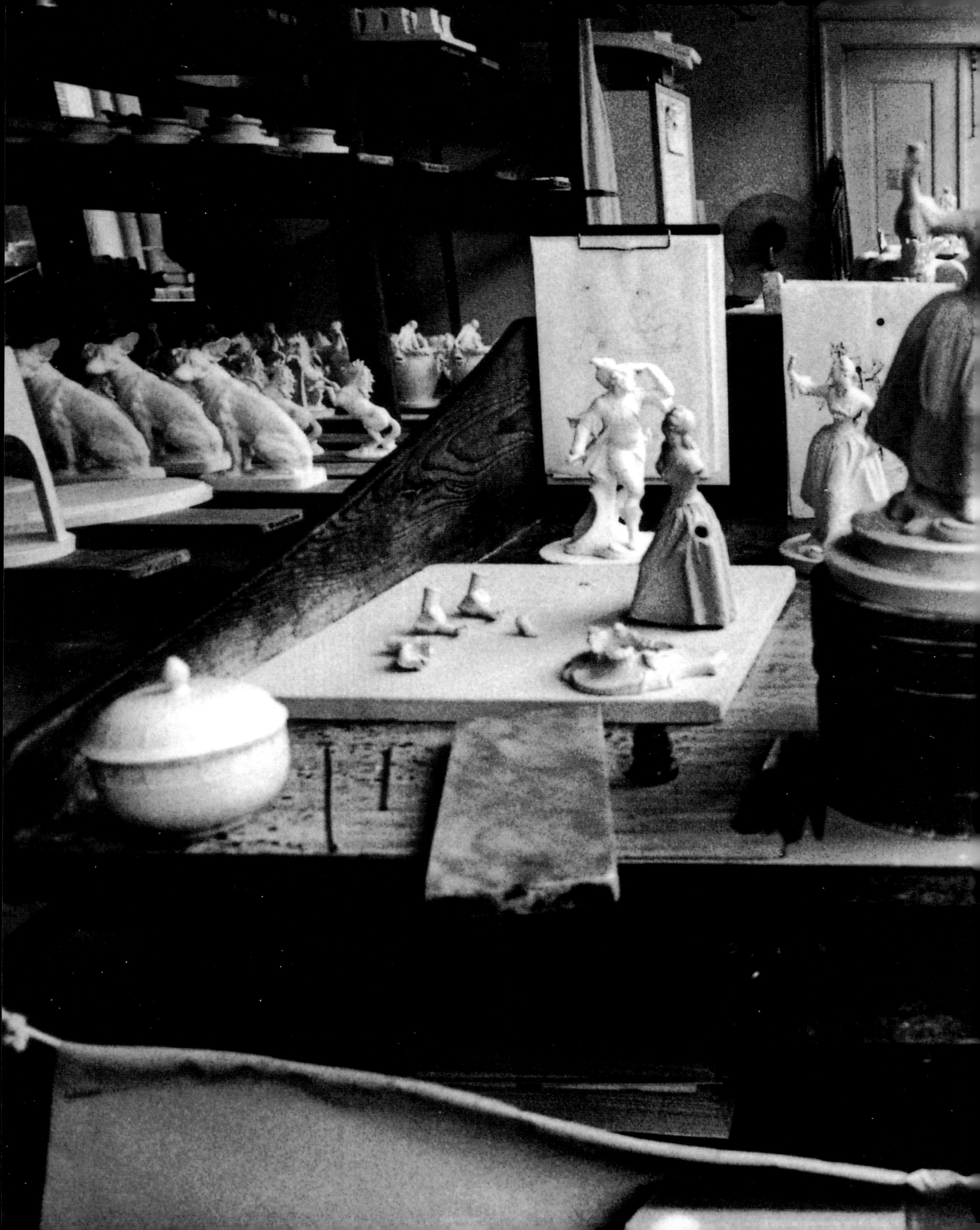

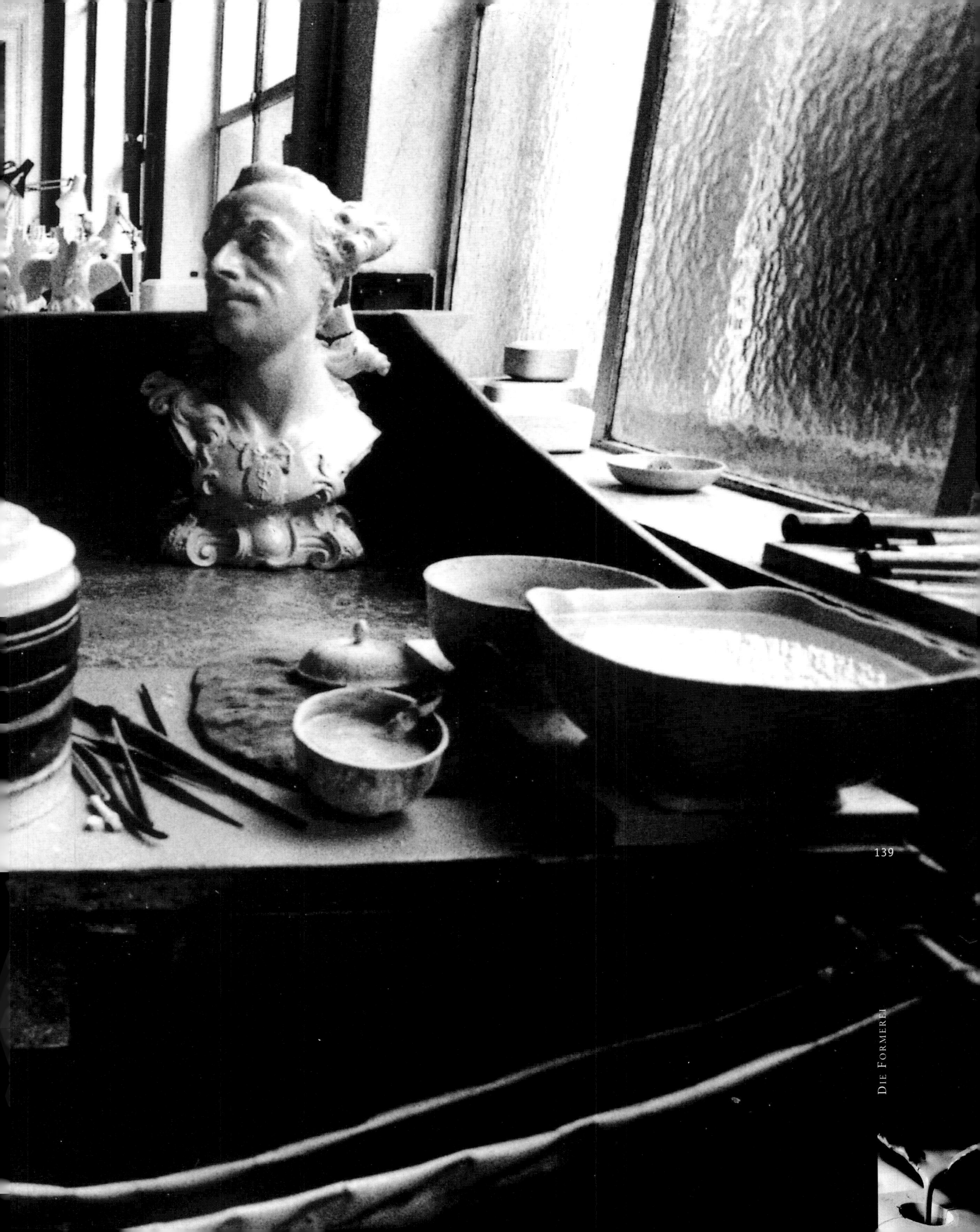

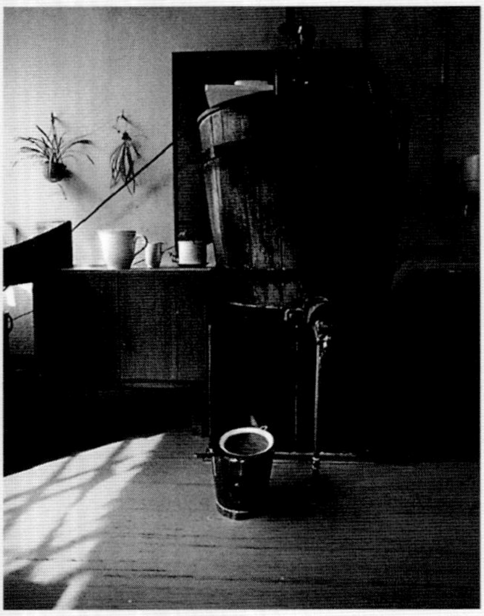
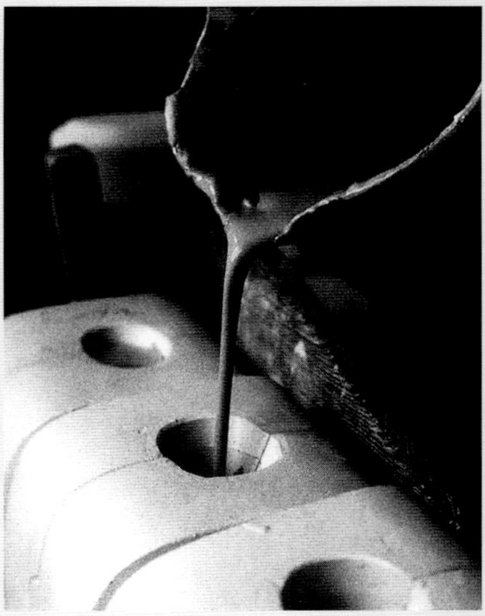
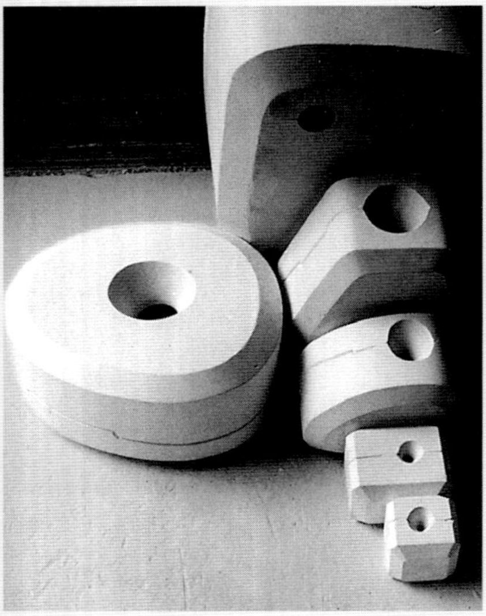
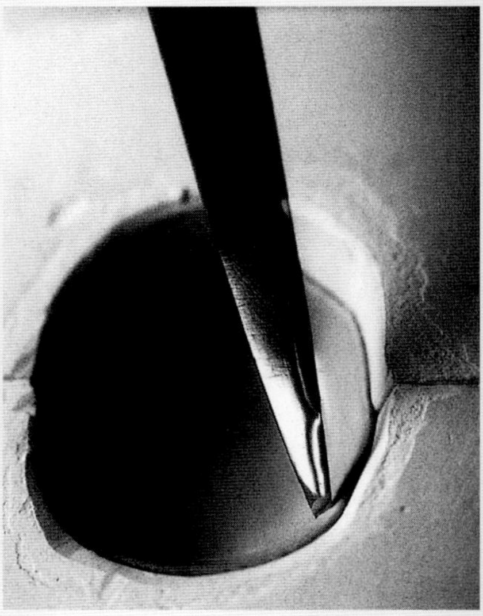
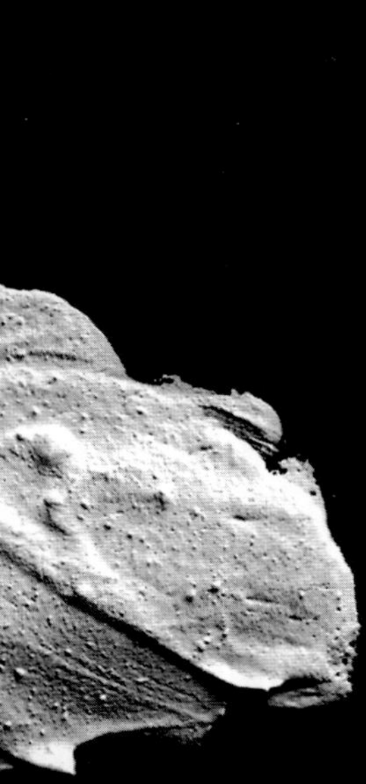

Die vorherigen Seiten öffnen den Blick in die Formerei, in die die Gips – beziehungsweise Hohlform der Leda gelangt. Hier ist der Arbeitsplatz des Bossierers, des Spezialisten, der die einzelnen Teile zusammenfügt und schmückt.
In die Hohlform wird nun flüssiges Porzellan, genannt Schlicker, eingefüllt. Das Gips entzieht diesem Schlicker Wasser, woraufhin an der Gipswandung ein dünne Schicht – der Scherben – entsteht. Wann das überschüssige Porzellan abgegossen wird, ist eine Frage der Erfahrung und des Messens. Auf dem letzten Bild links wird die Scherbendicke abgenommen. Um die ein bis zwei Stunden nach dem Abgießen kann die Form entnommen werden. Auf dieser Seite sehen wir, wie die zwei Formhälften eines Arms vorsichtig getrennt werden. Das untere Bild zeigt, wie der Arm in drei Keilen im Mantel der Formhälfte liegt. Hier erkennt der Betrachter, wie fein die Porzellanmasse sein muß, um diese Zartheit zu erreichen, bzw. daß das „Heruntermahlen" der Rohstoffe auf 50/1000 Millimeter seinen Sinn hat.

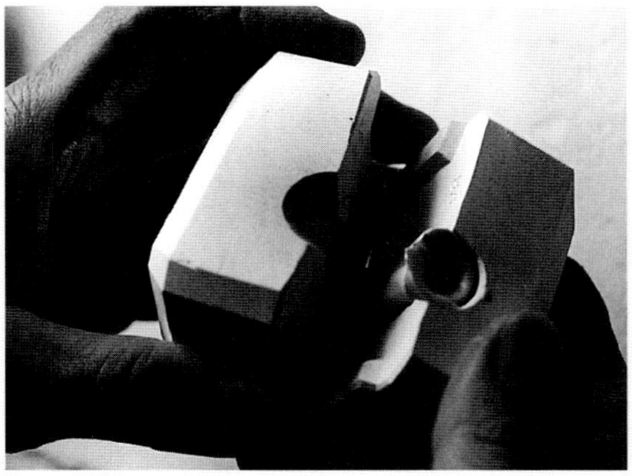

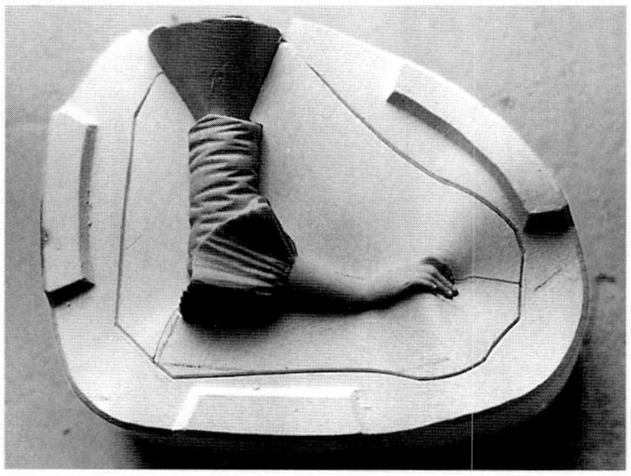

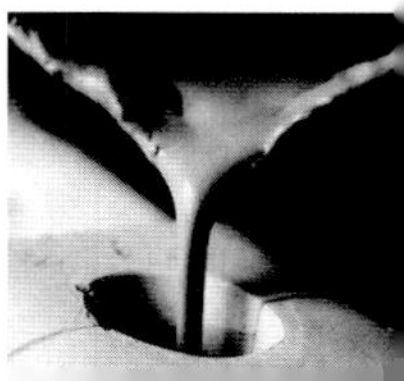

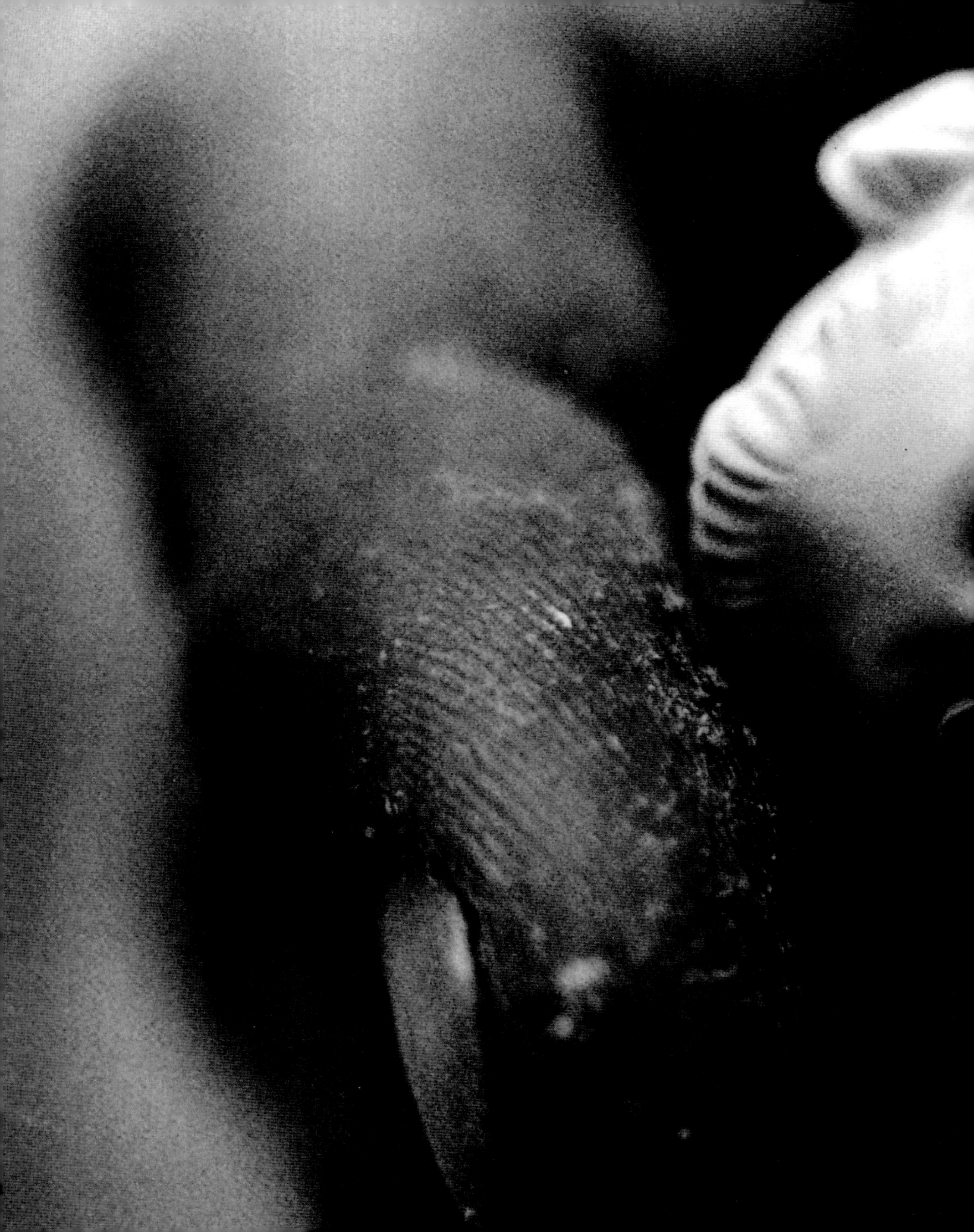

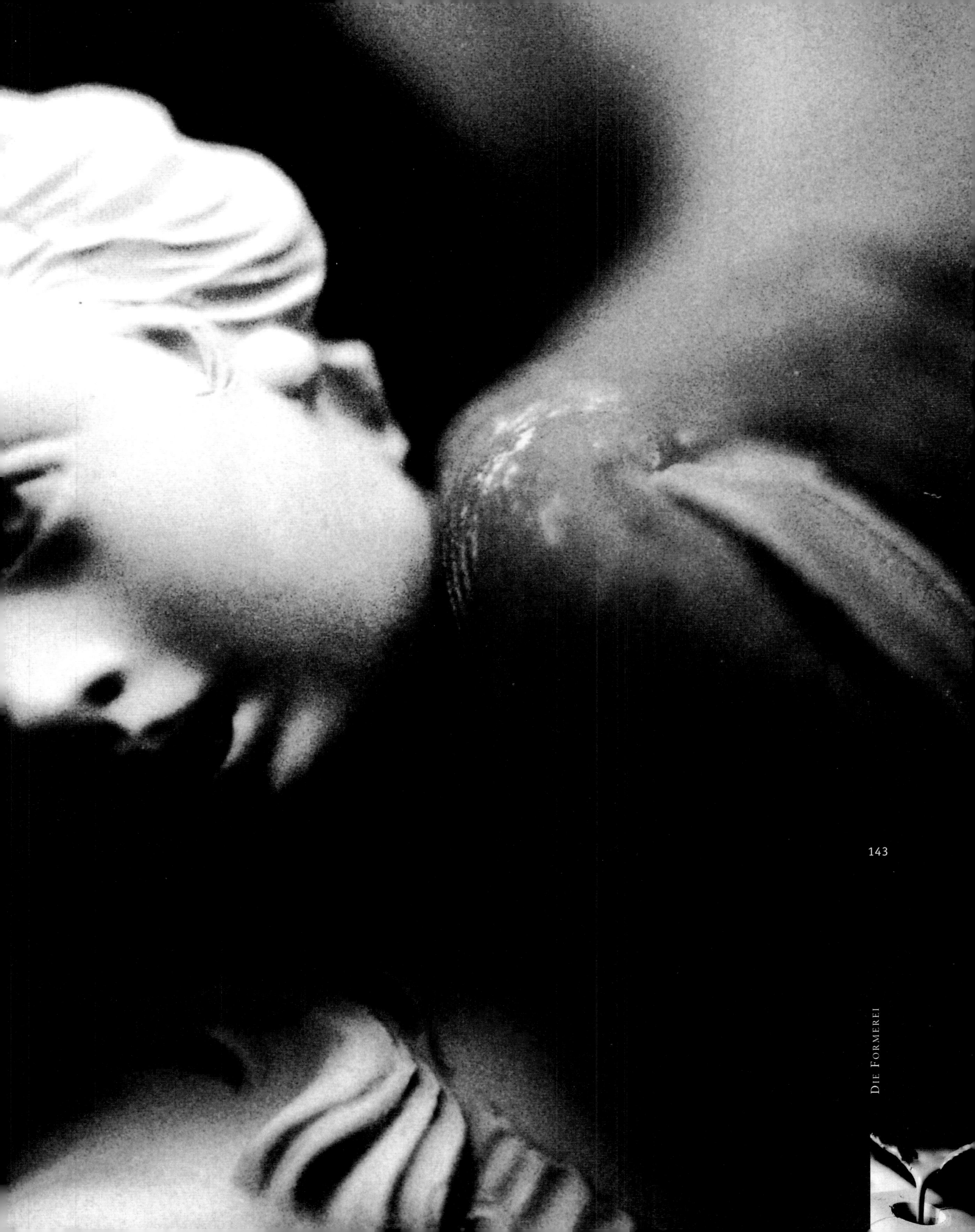

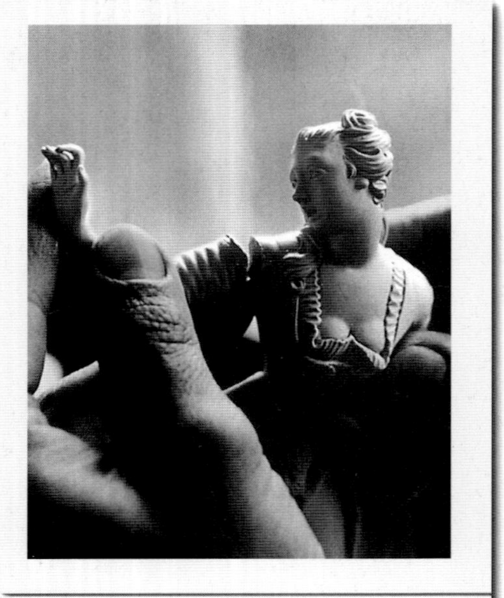

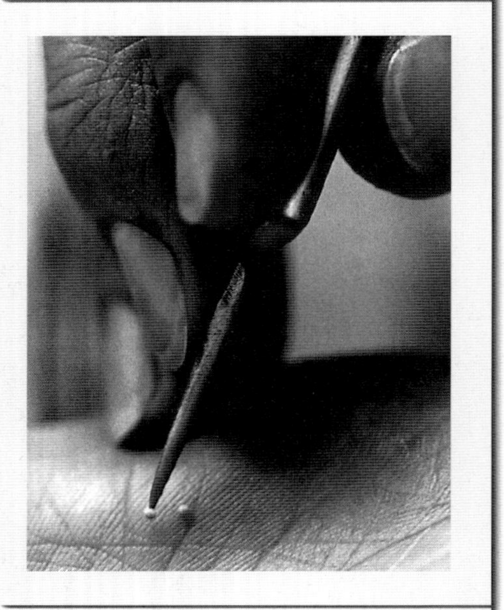

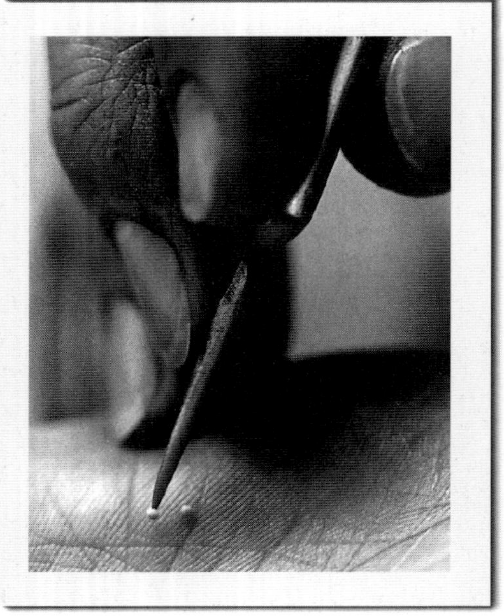

Hier offenbart sich, wie unendlich genau – und natürlich aufwendig – ein Bossierer zu Werke gehen muß. Auf den unteren beiden Abbildungen appliziert er der Leda eine Perlenkette. Die Halsschleife hat er bereits angefügt und dem Korpus den Arm angesetzt. Rechts retuschiert der Bossierer die rechte Hand der Porzellanfigur.
Die nächsten beiden Seiten: Zusammengefügte, geschmückte und retuschierte Ledas werden über den Hof zum Glühbrand getragen.

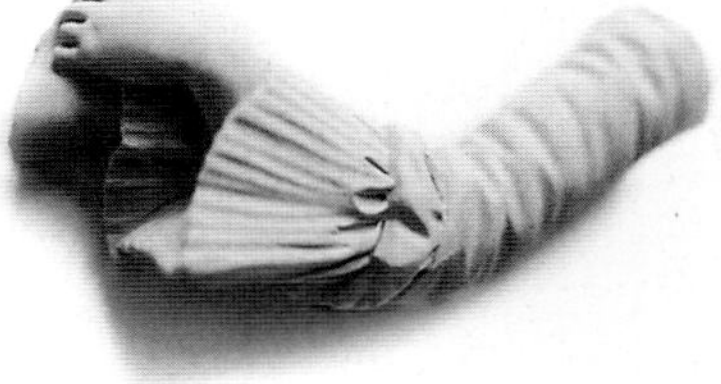

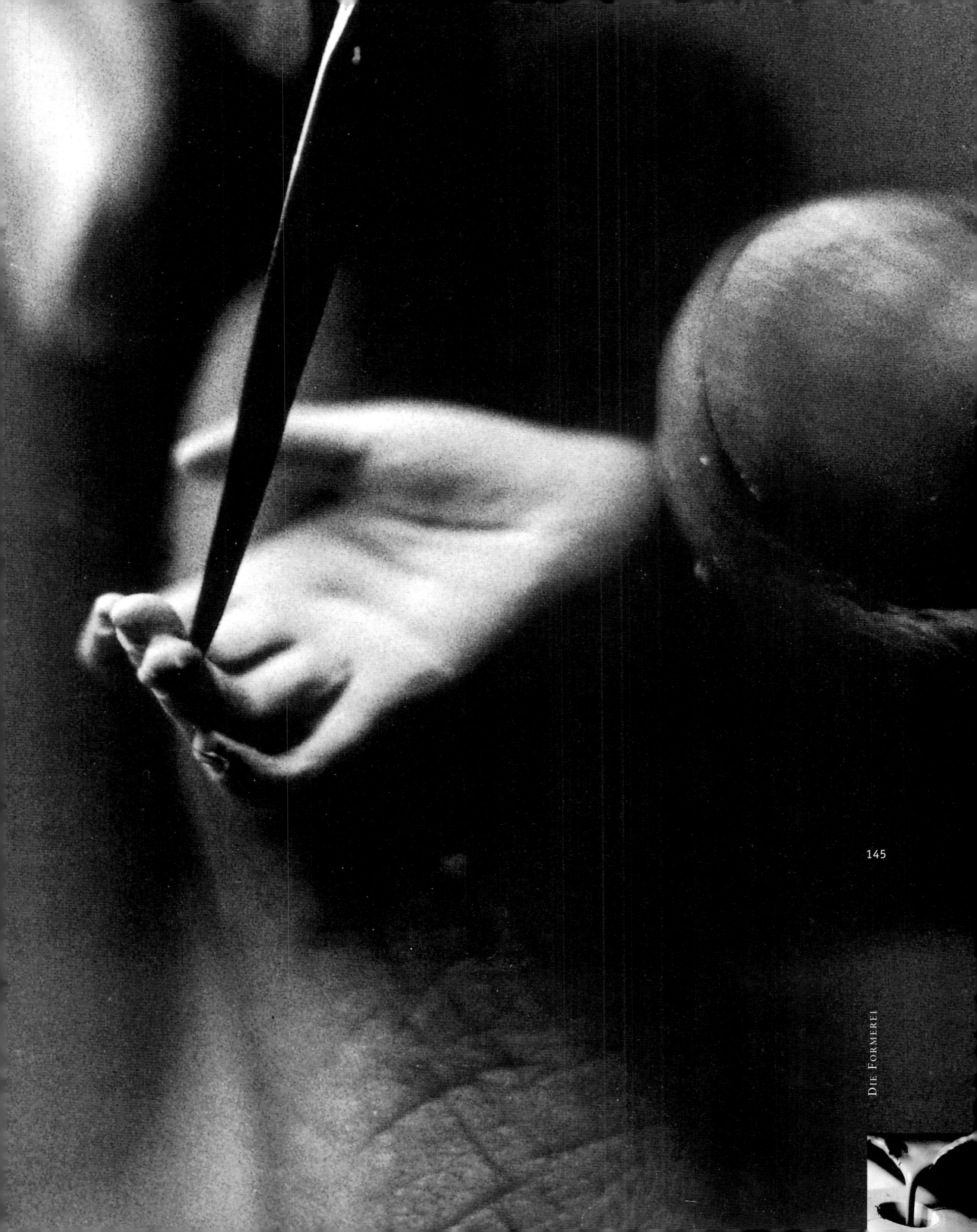

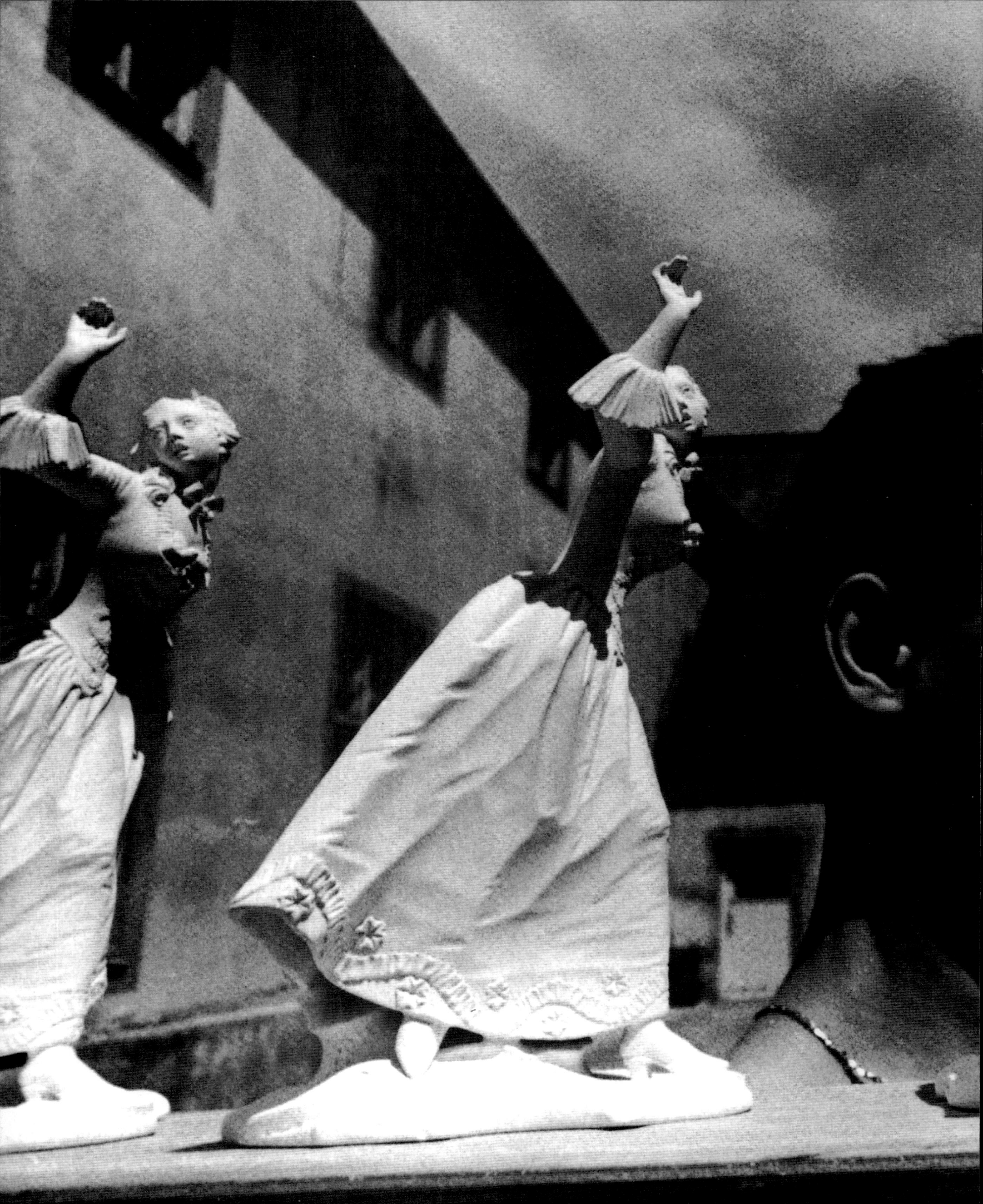

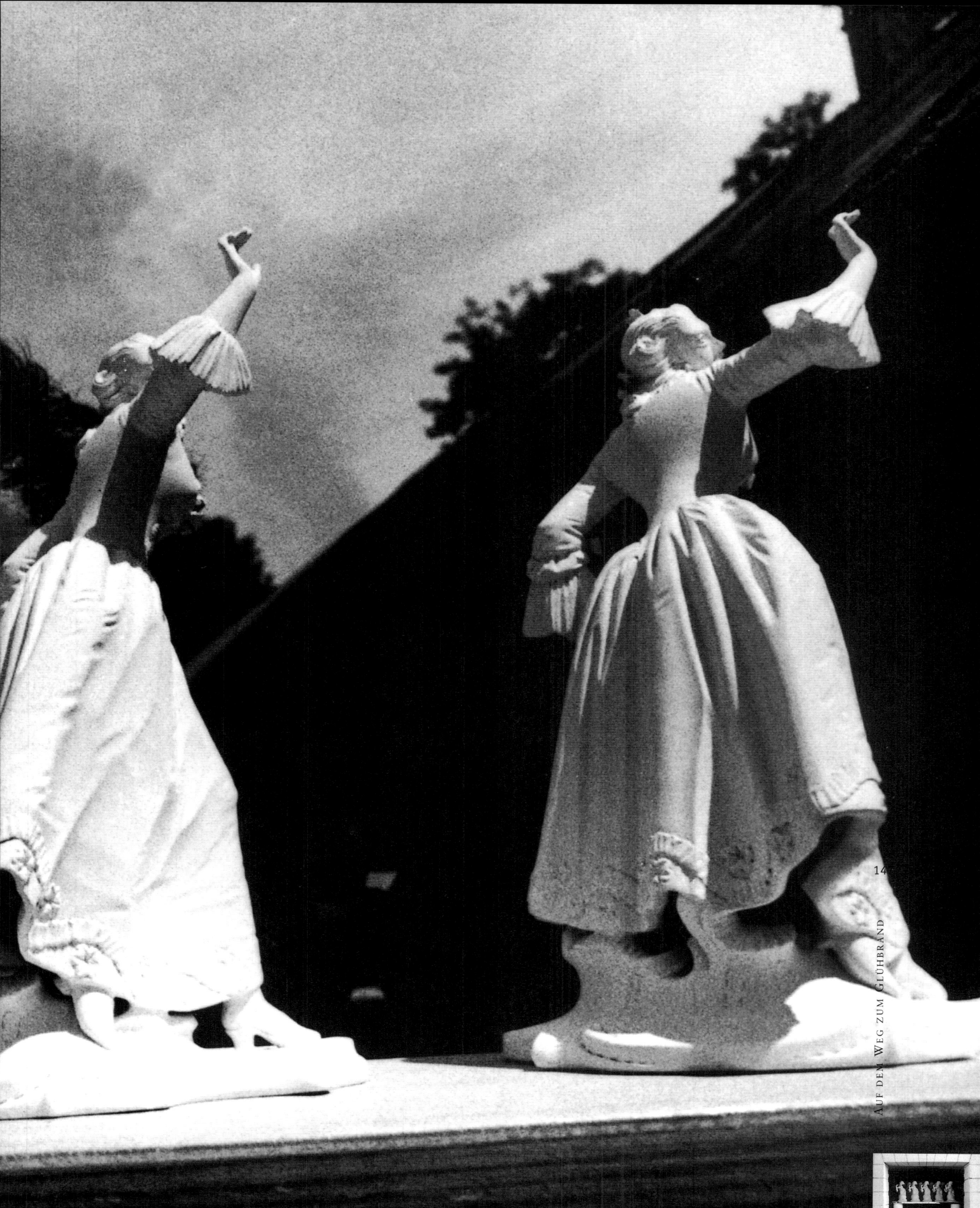

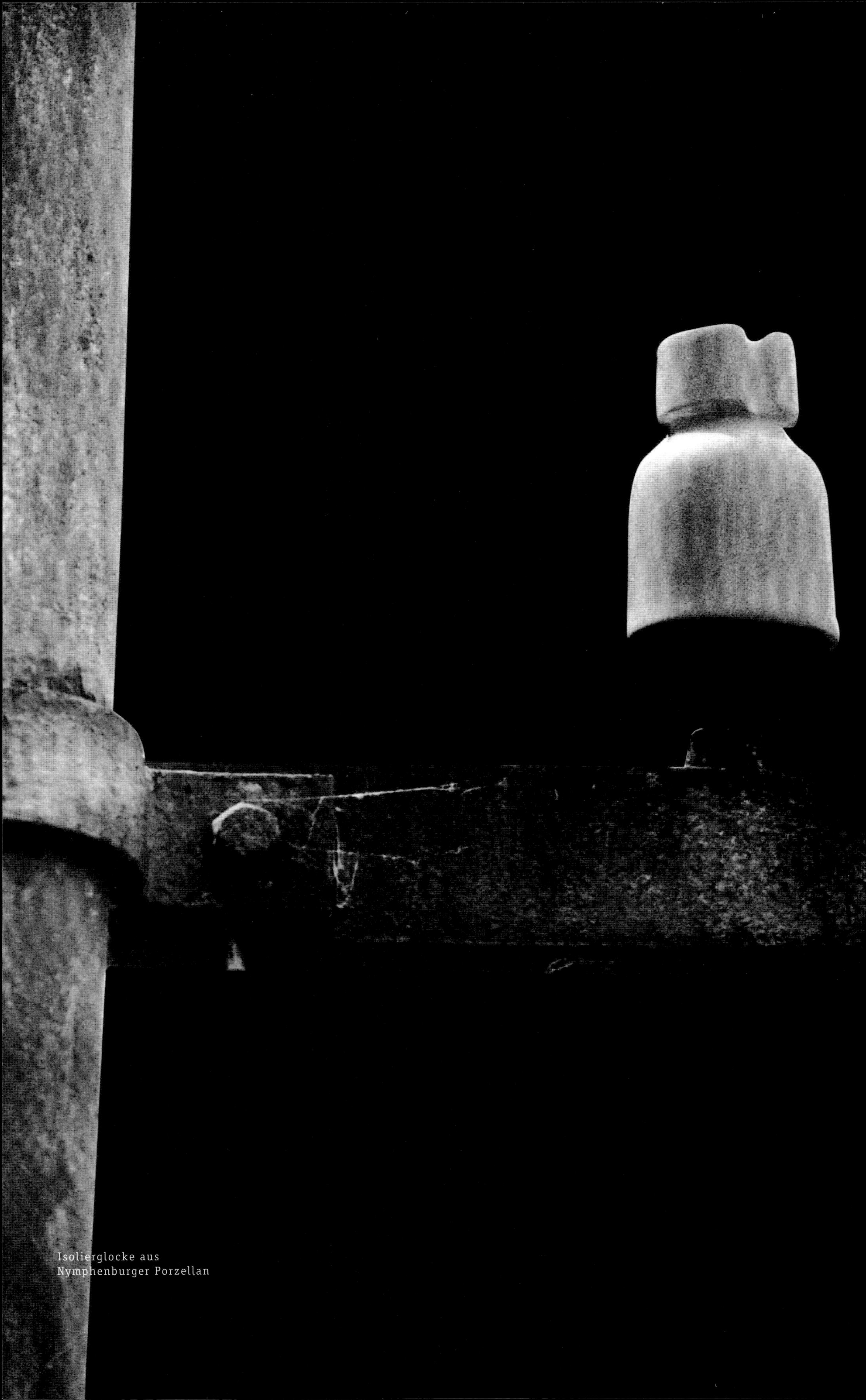

Isolierglocke aus
Nymphenburger Porzellan

Die Zeiten ändern sich. Schwierige Jahre für die Manufaktur

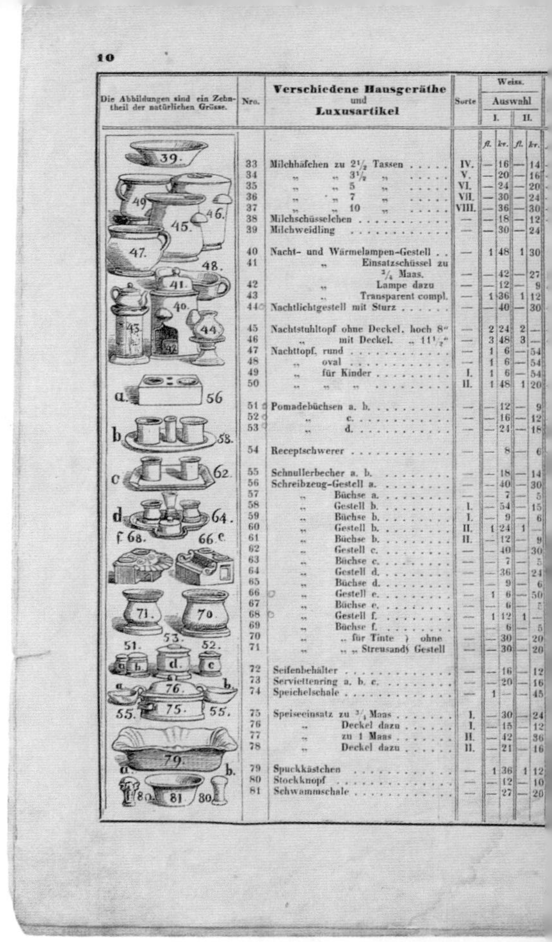

10

Nro.	Verschiedene Hausgeräthe und Luxusartikel	Sorte	Weiss. Auswahl I. fl.	I. kr.	II. fl.	II. kr.
33	Milchhäfchen zu 2½ Tassen	IV.	—	16	—	14
34	„ „ 3½ „	V.	—	20	—	16
35	„ „ 5 „	VI.	—	24	—	20
36	„ „ 7 „	VII.	—	30	—	24
37	„ „ 10 „	VIII.	—	36	—	30
38	Milchschüsselchen	—	—	18	—	12
39	Milchweidling	—	—	30	—	24
40	Nacht- und Wärmelampen-Gestell	—	1	48	1	30
41	„ Einsatzschüssel zu ¾ Maas.	—	—	42	—	27
42	„ Lampe dazu	—	—	12	—	9
43	„ Transparent compl.	—	1	36	1	12
44	Nachtlichtgestell mit Sturz	—	—	40	—	30
45	Nachtstuhltopf ohne Deckel, hoch 8"	—	2	24	2	—
46	„ mit Deckel. „ 11½"	—	3	48	3	—
47	Nachttopf, rund	—	1	6	—	54
48	„ oval	—	1	6	—	54
49	„ für Kinder	I.	1	6	—	54
50	„ „ „	II.	1	48	1	20
51	Pomadebüchsen a. b.	—	—	12	—	9
52	„ c.	—	—	16	—	12
53	„ d.	—	—	24	—	18
54	Receptschwerer	—	—	8	—	6
55	Schnullerbecher a. b.	—	—	18	—	14
56	Schreibzeug-Gestell a.	—	—	40	—	30
57	„ Büchse a.	—	—	7	—	5
58	„ Gestell b.	I.	—	54	—	15
59	„ Büchse b.	I.	—	9	—	6
60	„ Gestell b.	II.	1	24	1	—
61	„ Büchse b.	II.	—	12	—	9
62	„ Gestell c.	—	—	40	—	30
63	„ Büchse c.	—	—	7	—	5
64	„ Gestell d.	—	—	36	—	24
65	„ Büchse d.	—	—	9	—	6
66	„ Gestell e.	—	1	6	—	50
67	„ Büchse e.	—	—	6	—	5
68	„ Gestell f.	—	1	12	1	—
69	„ Büchse f.	—	—	6	—	5
70	„ „ für Tinte } ohne	—	—	30	—	20
71	„ „ „ Streusand} Gestell	—	—	30	—	20
72	Seifenbehälter	—	—	16	—	12
73	Serviettenring a. b. c.	—	—	20	—	16
74	Speichelschale	—	1	—	—	45
75	Speiseeinsatz zu ¾ Maas	I.	—	30	—	24
76	„ Deckel dazu	I.	—	15	—	12
77	„ zu 1 Maas	II.	—	42	—	36
78	„ Deckel dazu	II.	—	21	—	16
79	Spuckkästchen	—	1	36	1	12
80	Stockknopf	—	—	12	—	10
81	Schwammschale	—	—	27	—	20

Die Abbildungen sind ein Zehntheil der natürlichen Grösse.

1848 ÜBERNAHM MAX II. DIE REGIERUNGSGESCHÄFTE. MAN MERKTE SOFORT, DASS DIE PORZELLAN-MANUFAKTUR NYMPHENBURG KEIN Prestigeobjekt von Rang mehr war: Die Zuschüsse wurden gestrichen, und der Betrieb mußte nun versuchen, alleine zurechtzukommen. Die Zeiten hatten sich geändert und somit auch die Anforderungen an das Unternehmen. „Gefäße und Gerätschaften für den gewöhnlichen Gebrauch", so hieß das, fanden sich vermehrt mit dem noblen Rautenschild von Nymphenburg versehen: Nachttöpfe, chemisch-pharmazeutisches Geschirr und Isolierglocken für das Telegraphenamt. Glücklicherweise war der Bürger im Vorrücken. Er verfügte über eine wachsende Barschaft und mehr Freizeit. Das bekamen die Hotels und Gastbetriebe im bayerischen Oberland zu spüren. Es gingen größere Bestellungen an Hotelporzellan ein, wie Seifenschalen, Zahnbürstkästchen und dergleichen Dinge mehr. Nur selten vermischt mit großzügigen Orders der diversen Könige, Prinzen und Prinzessinnen, wozu auch der abgebildete Schwanenpokal für Schloß Hohenschwangau (Seite 161) von Eugen Napoleon Neureuther zählt. Neureuther hatte 1847 die künstlerische Leitung der Manufaktur übernommen und durfte bis 1856 den schwierigen Spagat versuchen, nämlich künstlerischen Anspruch mit wirtschaftlichen Notwendigkeiten zu vereinen. Für die dezente Eitelkeit fertigte der Betrieb am

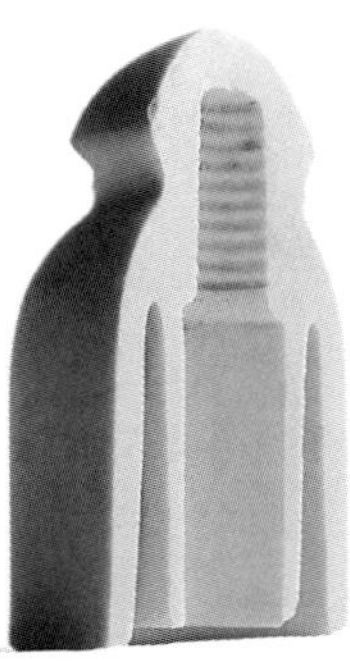

Längsschnitt durch eine
Isolierglocke
ab 1856
Abb. oben: Preis-Courant
gestaltet von Eugen Napoleon
Neureuther
1850

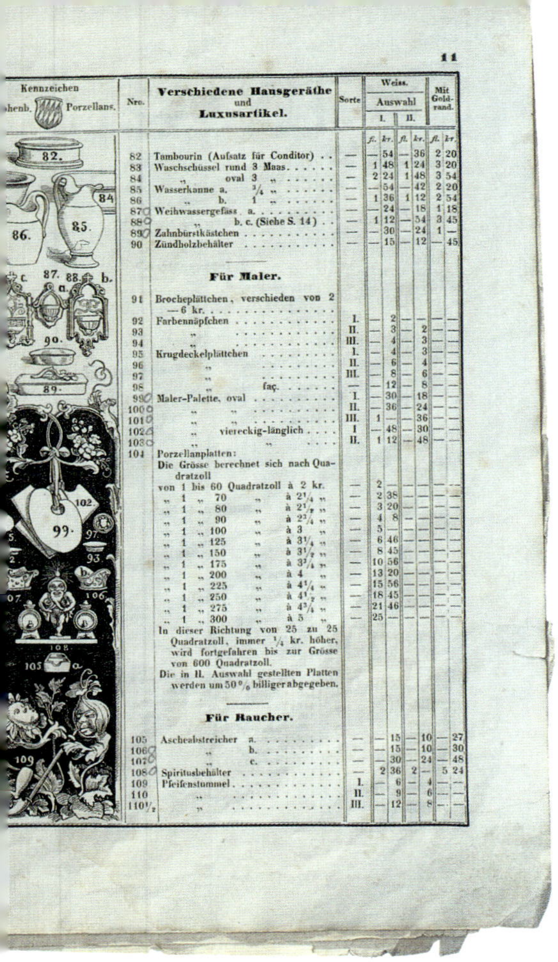

11

Kennzeichen ...henb. Porzellans.	Nro.	Verschiedene Hausgeräthe und Luxusartikel.	Sorte	Weiss. Auswahl I. fl.	kr.	II. fl.	kr.	Mit Goldrand. fl.	kr.
	82	Tambourin (Aufsatz für Conditor) . .	—	—	54	—	36	2	20
	83	Waschschüssel rund 3 Maas.	—	1	48	1	24	3	20
	84	„ oval 3 „	—	2	24	1	48	3	54
	85	Wasserkanne a. 3/4 „	—	—	54	—	42	2	20
	86	„ b. 1 „	—	1	36	1	12	2	54
	87	Weihwassergefäss a.	—	—	24	—	18	1	18
	88	„ b. c. (Siehe S. 14) . .	—	1	12	—	54	3	45
	89	Zahnbürstkästchen	—	—	30	—	24	1	—
	90	Zündholzbehälter	—	—	15	—	12	—	45
		Für Maler.							
	91	Brocheplättchen, verschieden von 2 — 6 kr.							
	92	Farbennäpfchen	I.	—	2	—	—	—	—
	93	„	II.	—	3	—	2	—	—
	94	„	III.	—	4	—	3	—	—
	95	Krugdeckelplättchen	I.	—	4	—	3	—	—
	96	„	II.	—	6	—	4	—	—
	97	„	III.	—	8	—	6	—	—
	98	„ faç.	—	—	12	—	8	—	—
	99	Maler-Palette, oval	I.	—	30	—	18	—	—
	100	„ „	II.	—	36	—	24	—	—
	101	„ „	III.	1	—	—	36	—	—
	102	„ viereckig-länglich	I	—	48	—	30	—	—
	103	„ „	II.	1	12	—	48	—	—
	104	Porzellanplatten: Die Grösse berechnet sich nach Quadratzoll							
		von 1 bis 60 Quadratzoll à 2 kr.	—	2	—	—	—	—	—
		„ 1 „ 70 „ à 2 1/4 „	—	2	38	—	—	—	—
		„ 1 „ 80 „ à 2 1/2 „	—	3	20	—	—	—	—
		„ 1 „ 90 „ à 2 3/4 „	—	4	8	—	—	—	—
		„ 1 „ 100 „ à 3 „	—	5	—	—	—	—	—
		„ 1 „ 125 „ à 3 1/4 „	—	6	46	—	—	—	—
		„ 1 „ 150 „ à 3 1/2 „	—	8	45	—	—	—	—
		„ 1 „ 175 „ à 3 3/4 „	—	10	56	—	—	—	—
		„ 1 „ 200 „ à 4 „	—	13	20	—	—	—	—
		„ 1 „ 225 „ à 4 1/4 „	—	15	56	—	—	—	—
		„ 1 „ 250 „ à 4 1/2 „	—	18	45	—	—	—	—
		„ 1 „ 275 „ à 4 3/4 „	—	21	46	—	—	—	—
		„ 1 „ 300 „ à 5 „	—	25	—	—	—	—	—
		In dieser Richtung von 25 zu 25 Quadratzoll, immer 1/4 kr. höher, wird fortgefahren bis zur Grösse von 600 Quadratzoll.							
		Die in II. Auswahl gestellten Platten werden um 50 % billiger abgegeben.							
		Für Raucher.							
	105	Ascheabstreicher a.	—	—	15	—	10	—	27
	106	„ b.	—	—	15	—	10	—	30
	107	„ c.	—	—	30	—	24	—	48
	108	Spiritusbehälter	—	2	36	2	—	5	24
	109	Pfeifenstummel	I.	—	6	—	4	—	—
	110	„	II.	—	9	—	6	—	—
	110 1/2	„	III.	—	12	—	8	—	—

Rondell Broschen und Ohrgehänge, für den Übergang ins Jenseits Friedhofsutensilien: Mater-dolorosa-Reliefs, Porzellanovale und -kreuzchen. Man hangelte sich so durch und steuerte durch die Untiefen der Zeit. Und sie wurde immer untiefer. Die Porzellan-Manufaktur Nymphenburg, weiland das Prunkstück und Vorzeigeunternehmen des Wittelsbacher Manufakturwesens, durchlebte eine prekäre Periode. Und stand 1887 zur Verpachtung an. Die Frist war schon am Ablaufen, als ein junger Geschäftsmann vorbeischaute.

Retter ante portas: Albert Bäuml. Es heisst, der Buchhalter hätte ihn schon abgewiesen, doch habe ein Arbeiter ihn noch hereingelassen und eine Führung angeboten. Was sich seinen Blicken darbot, war alles andere als ein im damaligen Sinne moderner Betrieb. Nichts war in den letzten Jahrzehnten investiert worden – die Manufaktur war schlichtweg ein Sanierungsfall. Sie machte allenfalls einen malerischen Eindruck. Allerdings, darauf gründet man keine Entscheidung von dem Umfang. Am Ende des Ausscheidungsverfahrens bekam Bäuml den Zuschlag. Und es stellt sich die nicht uninteressante Frage, was Herrn Albert Bäuml dazu bewogen haben mag, diesen Betrieb zu übernehmen. Erste Vermutung: Bäuml, der aficionado. Er muß bereits über viel Vorwissen verfügt haben, sonst hätte er den Verpächtern bzw. dem Finanzministerium kein so überzeugendes Konzept vorlegen können, in dem es u.a. heißt, er wolle „da anfangen, wo die Alten aufgehört haben“. Und dieses Wissen holte man sich gemeinhin aus Museen und anderen Sammlungen. Verstärkung erfuhr seine Hingabe sicherlich seitens seines Schwagers, der eine Porzellanfabrik in Passau betrieb und ihn überhaupt erst auf die anstehende Neuverpachtung von Nymphenburg aufmerksam gemacht hatte. Zweite Vermutung: Bäuml, der Ökonom. Nicht zuletzt dürften auch wirtschaftliche Überlegungen eine Rolle gespielt haben. Er erahnte die Möglichkeiten, die in der Manufaktur schlummerten und die es nun zu erwecken galt.

Mit einem bloßen Wachküssen war es nicht getan. Bäuml sanierte die Betriebsgebäude. Schlug alte Lagerbestände los. Er ging sogar so weit, Hotelporzellan zu kaufen, um es dann mit manuellen und gedruckten Dekoren zu veredeln. Schickte eigens einen Vertreter durch das Hotelwesen des bayerischen Oberlandes. Verstärkte das Geschäft mit technischem Porzellan. Lieferte Fassadengestaltung und Bauschmuck für das Gesichtslifting, das Thiersch, Hauberrisser, Seidl und Co. München unterzogen.

Geld war jedoch noch von ganz ungewöhnlichen Quellen zu holen. Bäuml war sich nicht zu schade, die bei der Renovierung ausgemusterten Dachziegel auf dem Markt feilzubieten. Auch die Kotäpfel der fünf Manufakturrösser fanden sein ökonomisches Interesse. Für 7,50 Mark

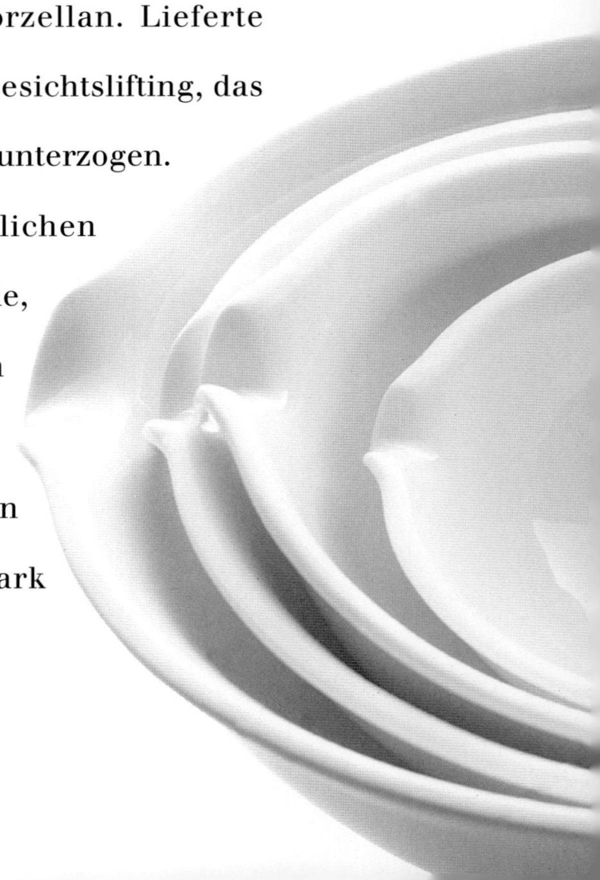

Wippschale
ursprünglich Laborabdampfschale
Entwurf um 1865

Monatsgebühr wechselten sie den Besitzer bzw. gingen an einen Gärtner. Das Geld war bitter nötig. Zumal es galt, fünf größere Brandschäden in den ersten Jahren zu überstehen. Außerdem stellte er neue, fähigere Mitarbeiter ein. Nur so konnte er sein Ziel erreichen: Das „alte" große Nymphenburg wiederauferstehen zu lassen. Eine Heidenarbeit. (Die er natürlich zu Recht nicht ganz selbstlos leistete, versprach der Betrieb, sollte er mal laufen, ein angenehmes Auskommen.) Die berühmte Nymphenburger Farbpalette galt es aufzufrischen und neue Farbverbindungen zu entdecken. Die makellose Rohmasse mußte zu neuem Leben erweckt und alte Formen aus der Vergessenheit geholt werden. Entsprechend viel Energie verwendete Albert Bäuml darauf, denn es gab kaum noch brauchbare Formen in der Manufaktur. Er ging also in Museen, im Antiquitätenhandel und bei Privatpersonen auf die Suche nach alten Schätzen wie Porzellanfiguren, Geschirr und dergleichen. Auf Auktionen war er ein gern gesehener Gast, nicht zuletzt, weil die Preise durch die aktive Suche anstiegen. Mitstreiter wurde im übrigen Friedrich Hermann Hofmann. Er verstand sich nicht als Konkurrent, sondern sammelte in Abstimmung mit Bäuml für das Bayrische Nationalmuseum. Darüber hinaus schrieb er 1923 ein ausgezeichnetes und noch immer hochinteressant zu lesendes Standardwerk über das Nymphenburger Porzellan speziell des achtzehnten Jahrhunderts.

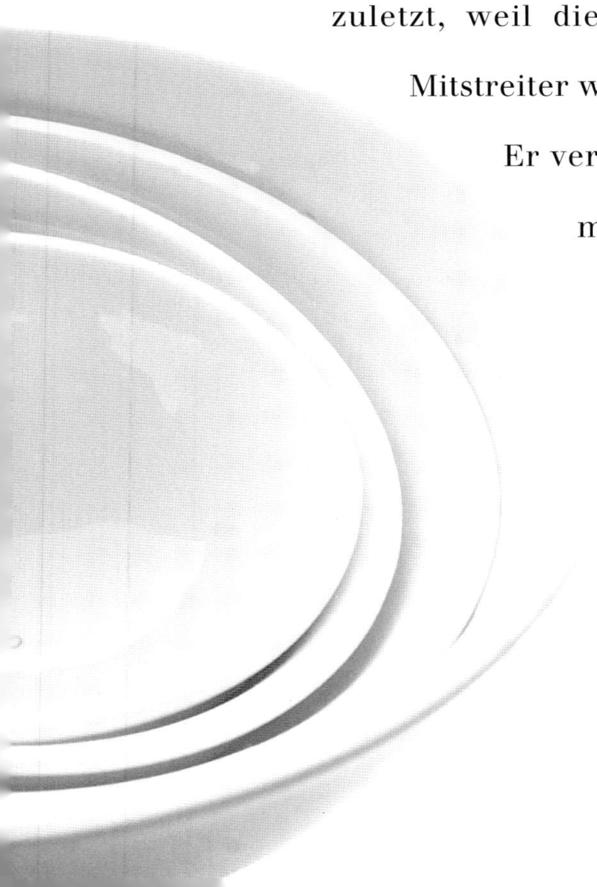

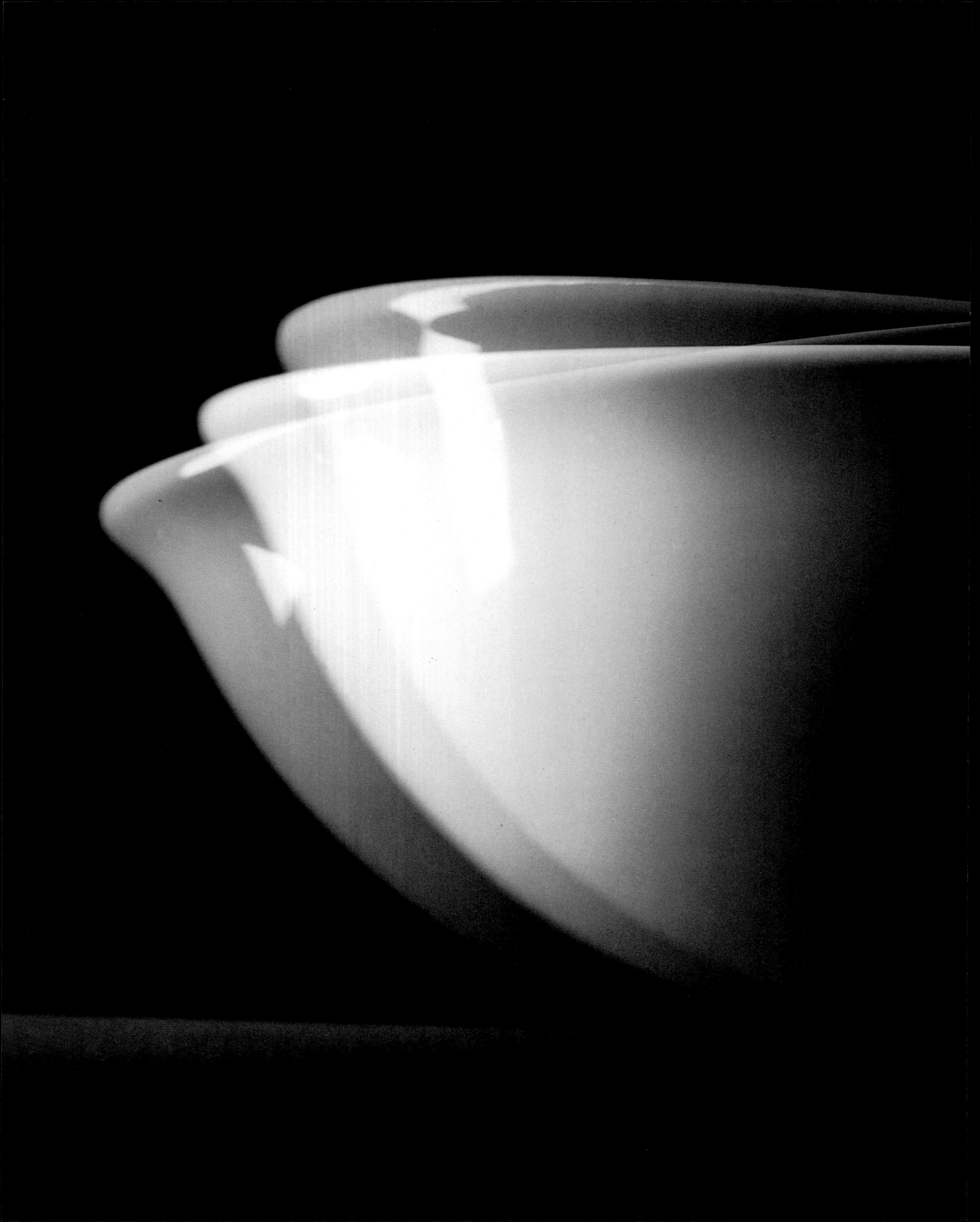

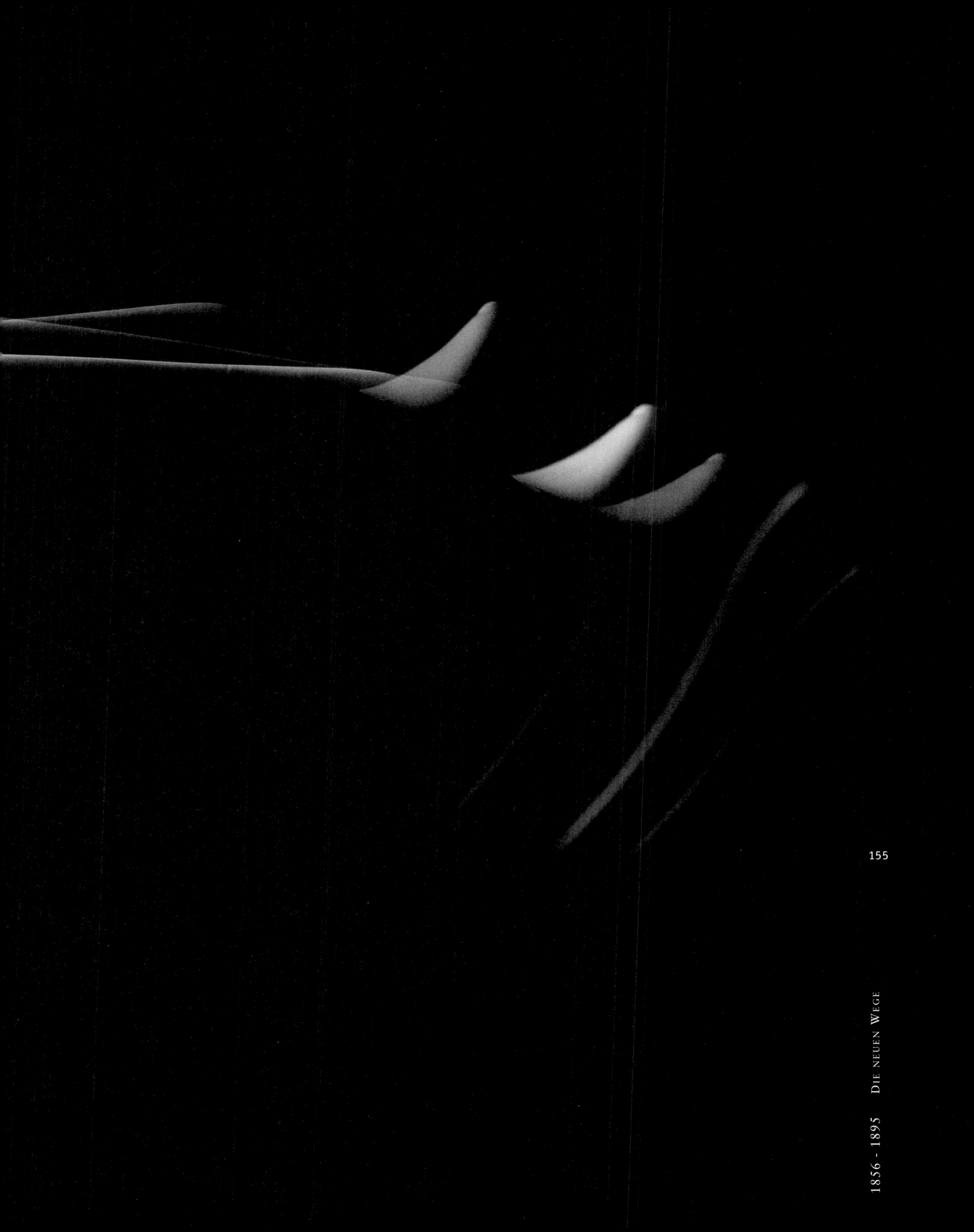

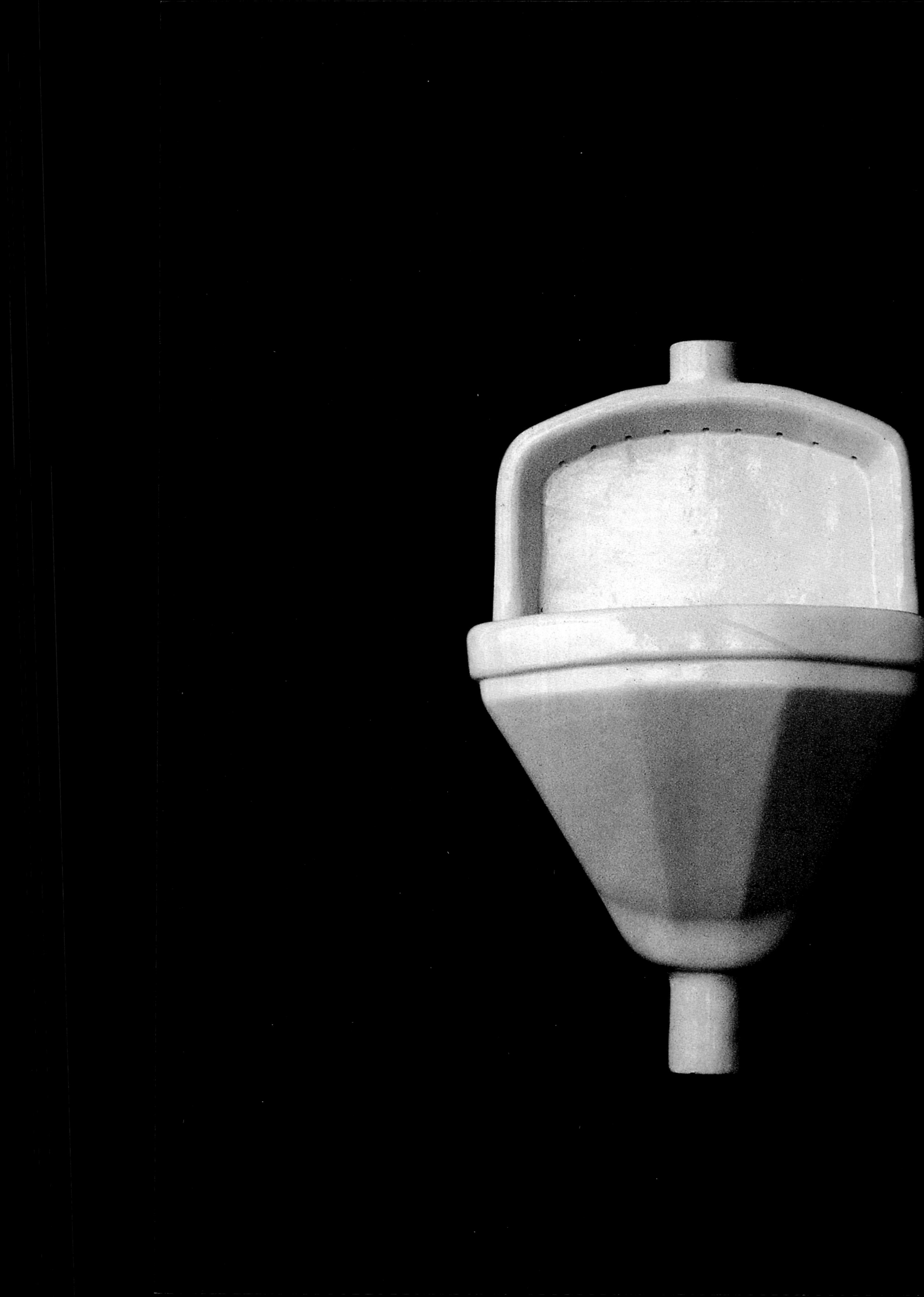

Zusatzblatt zu Katalog von 1850

PREIS-COURANT

der k. bayr. Porzellan-Manufactur Nymphenburg.

Abtheilung I.

Chemisch-pharmaceutische und ähnliche Geräthe von Porzellan.

Die Preise verstehen sich im ~~*24½ Guldenfusse. — fl. 1. 45 kr. = Rthlr. 1. = fl. 1. 30 kr. Conv.-M.*~~ per Stück in Mark Pfg.

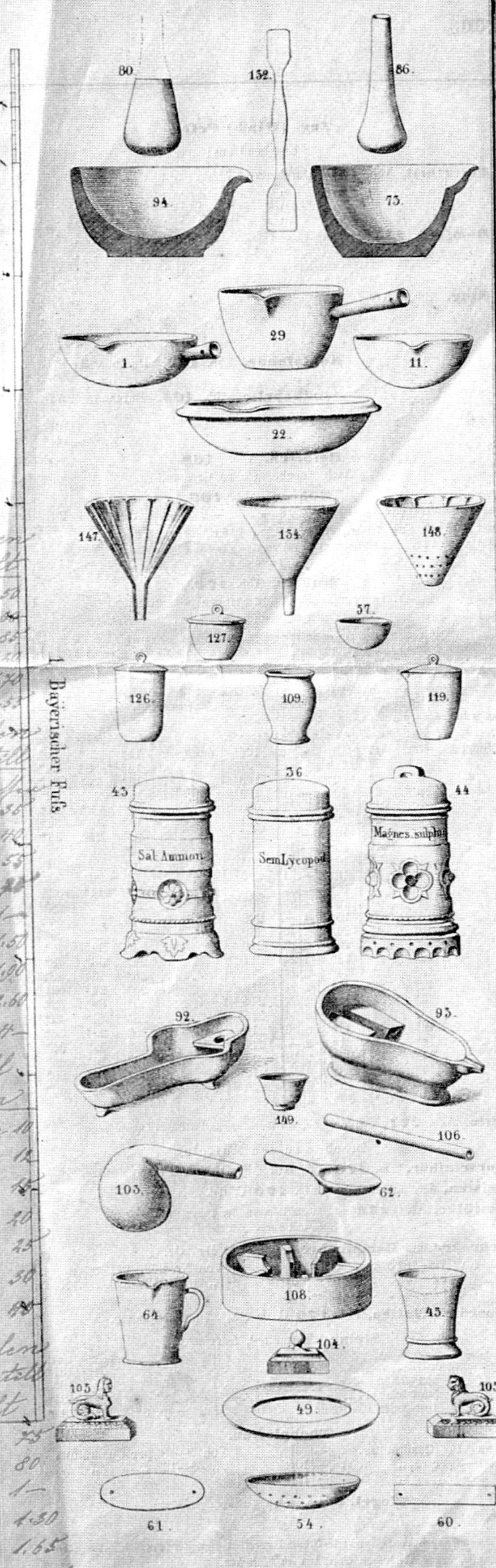

Abdampfschalen, mit kurzem Stiel, Abbildung **1**.

Fabrik-Nr.		Sorte	fl.	kr.	Fabr.-Nr.		Sorte	fl.	kr.
1	Durchmesser 2"	.16 I	—	5	6	Durchmesser 4½"	VI	—	14 .45
2	„ 2½"	.18 II	—	6	7	„ 5"	VII	—	16 .50
3	„ 3"	.20 III	—	7	8	„ 5¾"	VIII	—	18 .55
4	„ 3½"	.30 IV	—	9	9	„ 6½"	IX	—	28 .85
5	„ 4"	.35 V	—	12	10	„ 7½"	X	—	48 1.45

ditto, ohne Stiel, Abb. **11**.

Nr.		Sorte	fl.	kr.	Nr.		Sorte	fl.	kr.
11	Durchmesser 2"	.15 I	—	4	17	Durchmesser 5"	VII	—	14 .45
12	„ 2½"	.17 II	—	5	18	„ 5¾"	VIII	—	16 .50
13	„ 3"	.18 III	—	6	19	„ 6½"	IX	—	25 .75
14	„ 3½"	.25 IV	—	8	20	„ 7½"	X	—	45 1.35
15	„ 4"	.30 V	—	10	21	„ 9"	XI	—	54 1.55
16	„ 4½"	.35 VI	—	12					

ditto, ohne Stiel, mit breitem Rand, Abb. **22**.

Nr.		Sorte	fl.	kr.	Nr.		Sorte	fl.	kr.
22	Durchmesser 11" 2.50	XII	1	15	26	Durchmesser 15"	XVI	3	48 6.45
23	„ 12¼" 3.30	XIII	1	45	27	„ 16"	XVII	4	30 7.75
24	„ 13" 3.80	XIV	2	—	28	„ 17"	XVIII	5	— 9.25
25	„ 14" 5.60	XV	3	—					

ditto, mit langem Stiel, (Casserol) Abb. **29**.

Nr.		Sorte	fl.	kr.	Nr.		Sorte	fl.	kr.
29	Durchmesser 2"	.20 I	—	6	33	Durchmesser 3½"	V	—	20 .60
30	„ 2¼"	.25 II	—	8	34	„ 4"	VI	—	25 .75
31	„ 2½"	.30 III	—	10	35	„ 4½"	VII	—	30 .95
32	„ 3"	.35 IV	—	12					

Apothekerbüchsen, ord., (Infundirbüchsen) Abb. **36**.

Nr.		Sorte	fl.	kr.	Nr.		Sorte	fl.	kr.
36	3" hoch, 2¼" weit	.35 I	—	12	41	7" hoch, 4" weit	V	—	40 1.20
37	4" „ 2¾" „	.45 II	—	15	42	8" „ 4½" „	VI	—	50 1.50
38	5" „ 3¼" „	.60 III	—	20					
39	6" „ 3¾" „	.90 IV	—	30					

Als Infundirbüchse mit Bajonet-Schluss 5 Kreuzer pr. Stück mehr.

Nr.		Sorte	fl.	kr.
43	**ditto** façonirt, Abb. **43**. 7" hoch, 4" weit		1	— 2 —
44	**ditto** „ Abb. **44**. 7" „ 4" „		1	— 2 —
	Schriften darauf werden auf's Eleganteste und Billigste besorgt.			
45	**Brausepulverbecher**, Abb. **45**.		—	24 .75

Diaphragma (Thonzellen) für galvanische Apparate.

Nr.		Sorte	fl.	kr.	Nr.		Sorte	fl.	kr.
46	rund, Durchm. 2", Höhe 5"	.30	—	10	48	rund, Durchm. 3", Höhe 9"		—	24 .75
47	„ „ 2", „ 6"	.35	—	12					

Auf Verlangen werden recht-eckige und andere Thonzellen billigst angefertigt.

Filtrirkranz, Abb. **49**.

Nr.		Sorte	fl.	kr.	Nr.		Sorte	fl.	kr.
49	3¼" äuss., 1¼" innerer Drchm.	.15 I	—	8	52	6" äuss., 2½" innerer Drchm.	IV	—	18 .55
50	4" „ 1¾" „ „	.27 II	—	9	53	8" „ 3" „ „	V	—	24 .75
51	5" „ 2" „ „	.35 III	—	12					

Nr.		Sorte	fl.	kr.
54	**Filtrirschale**, Abb. **54**. 4" Durchmesser		—	18 .55
55	„ 5" „		—	24 .75
56	„ 6" „		—	30 .90
57	**Glühschälchen**, dünn, Abb. **57**. ½" Durchmesser		—	3 .10
58	„ 1" „		—	4 .12
59	„ 1½" „		—	5 .15
60	**Kastenschildchen**, Abb. **60**.		—	6 .18
61	**ditto** Abb. **61**.		—	12 .35
62	**Medizinlöffel**, Abb. **62**, gross		—	9 .30
63	**ditto** klein		—	6 .18
149	**Medizinbecher**, (Türkenbecher) auf ein und 2 Löffel abgetheilt. Abb. **149**		—	9 .30

Mensuren, abgetheilt, Abb **64**.

Nr.		Sorte	fl.	kr.	Nr.		Sorte	fl.	kr.	Nr.		Sorte	fl.	kr.
~~64~~	~~zu 1 Unze~~	~~I~~	~~—~~	~~9~~	~~67~~	~~zu 4 Unzen~~	~~IV~~	~~—~~	~~18~~	~~70~~	~~zu 8 Unzen~~	~~VII~~	~~—~~	~~48~~
~~65~~	~~„ 2 „~~	~~II~~	~~—~~	~~10~~	~~68~~	~~„ 5 „~~	~~V~~	~~—~~	~~20~~	~~71~~	~~„ 10 „~~	~~VIII~~	~~—~~	~~57~~
~~66~~	~~„ 3 „~~	~~III~~	~~—~~	~~15~~	~~69~~	~~„ 6 „~~	~~VI~~	~~—~~	~~36~~	~~72~~	~~„ 12 „~~	~~IX~~	~~1~~	~~9~~

Grössere Mensuren auf Verlangen billigst.

Mörser, Abb. **73**.

Nr.		Sorte	fl.	kr.	Nr.		Sorte	fl.	kr.	Nr.		Sorte	fl.	kr.
73	Durchm. 2¼"	.30 I	—	10	76	Durchm. 3¼"	.60 IV	—	20	78	Durchm. 4"	VI	—	28 .85
74	„ 2½"	.45 II	—	15	77	„ 3¾"	.75 V	—	24	79	„ 5"	VII	—	36 1.10
75	„ 2¾"	.55 III	—	18										

Pistille, mit Holzgriff, Abb. **80** (zu Reibschalen Nr. 94).

Nr.		Sorte	fl.	kr.	Nr.		Sorte	fl.	kr.	Nr.		Sorte	fl.	kr.
80	1½" lang	.30 I	—	10	82	2" lang	.45 III	—	14	84	2¾" lang	V	—	24 .75
81	1¾" „	.35 II	—	12	83	2¼" „	.60 IV	—	20	85	3" „	VI	—	30 .90

ditto, ohne Holzgriff, Abb. **86** (zu Mörser Nr. 73).

Nr.		Sorte	fl.	kr.	Nr.		Sorte	fl.	kr.	Nr.		Sorte	fl.	kr.
86	2½" lang	.18 I	—	6	88	5" lang	.32 III	—	10	90	7" lang	V	—	14 .42
87	4" „	.25 II	—	8	89	6" „	.35 IV	—	12	91	8" „	VI	—	16 .50

Nr.		Sorte	fl.	kr.
92	**Quecksilberwanne**, schmal, Abb. **92**		—	30 1.20
93	**ditto** breit, Abb. **93**		—	50 2.—

Reibschale, Abb. **94**.

Nr.		Sorte	fl.	kr.	Nr.		Sorte	fl.	kr.	Nr.		Sorte	fl.	kr.
94	Durchm. 2½"	.35 I	—	12	97	Durchm. 5"	.75 IV	—	24	100	Durchm. 8"	VII	1	12 2.70
95	„ 3"	.45 II	—	15	98	„ 6"	.90 V	—	33	101	„ 9"	VIII	1	30 3.15
96	„ 4"	.55 III	—	18	99	„ 7"	1.60 VI	—	54	102	„ 10"	IX	2	24 5.—

Nr.		Sorte	fl.	kr.
103	**Retorten**, Abb. **103**, werden auf besondere Bestellungen gefertigt.			
104	**Receptbeschwerer**, Abb. **104**, ord.		—	6 .20
105	**ditto** als Löwe, Sphinx etc. Abb. **105**		—	15 .45
106	**Röhren**, Abb. **106**, Durchm. ¾", Länge 30"		—	54 1.60
107	**ditto** „ 1½" „ 30"		1	12 2.20
	Kürzere nach Verhältniss billiger.			
108	**Säurenschale**, zum Trocknen, Abb. **108**	I	—	48 1.50
	„	II	1	— 2.—

Salbenbüchsen, Abb. **109**

Nr.		Sorte	Nr.		Sorte	Nr.		Sorte
~~109~~	~~zu ¼ Unze~~	~~I~~	~~113~~	~~zu 2 Unzen~~	~~V~~	~~116~~	~~zu 4 Unzen~~	~~VIII~~
~~110~~	~~„ ½ „~~	~~II~~	~~114~~	~~„ 2½ „~~	~~VI~~	~~117~~	~~„ 5 „~~	~~IX~~
~~111~~	~~„ 1 „~~	~~III~~	~~115~~	~~„ 3 „~~	~~VII~~	~~118~~	~~„ 6 „~~	~~X~~
~~112~~	~~„ 1½ „~~	~~IV~~						

Nr. I—V incl. 2 fl. 30 kr., VI—VIII incl. 5 fl., IX—X incl. 9 fl. per 100 Stück.

Schmelztiegel, Abb. **119**, mit Deckel und Ausguss, unglasirt.

Nr.		Sorte	fl.	kr.	Nr.		Sorte	fl.	kr.	Nr.		Sorte	fl.	kr.
119	zu 1 Unze	.20 I	—	6	122	zu 4 Unzen	.35 IV	—	12	124	zu 8 Unzen	VI	—	20 .60
120	„ 2 „	.25 II	—	8	123	„ 6 „	.45 V	—	15	125	„ 12 „	VII	—	30 .90
121	„ 3 „	.30 III	—	10										

126 **ditto**, Abb. **126** mit Deckel, ohne Ausguss, zu gleichen Preisen.

Wenn glasirt, von Sorte I—III 2 kr., von Sorte IV—VII 4 kr. mehr.

ditto, Abb. **127**, papierdünn, mit Deckel.

Nr.		Sorte	fl.	kr.	Nr.		Sorte	fl.	kr.	Nr.		Sorte	fl.	kr.
128	Durchm. 1"	.25 I	—	8	129	Durchm. 2"	.50 III	—	16	131	Durchm. 3"	V	—	9
128	„ 1¼"	.35 II	—	12	130	„ 2½"	.60 IV	—	18					

Die Deckel hierzu auch extra zu 4, 6, 8, 9 und 12 kr. das Stück.

11. 18. 24. 27. 30

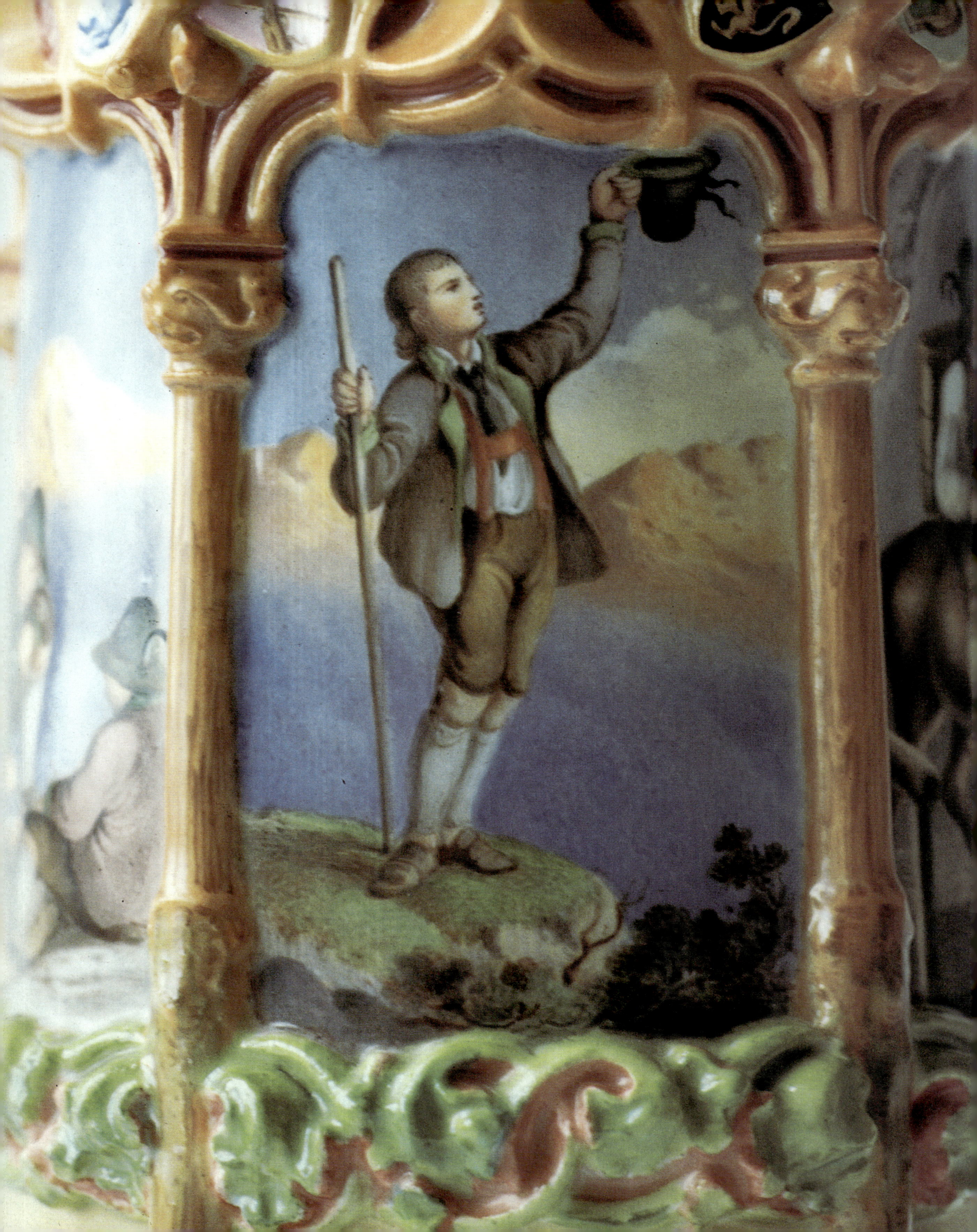

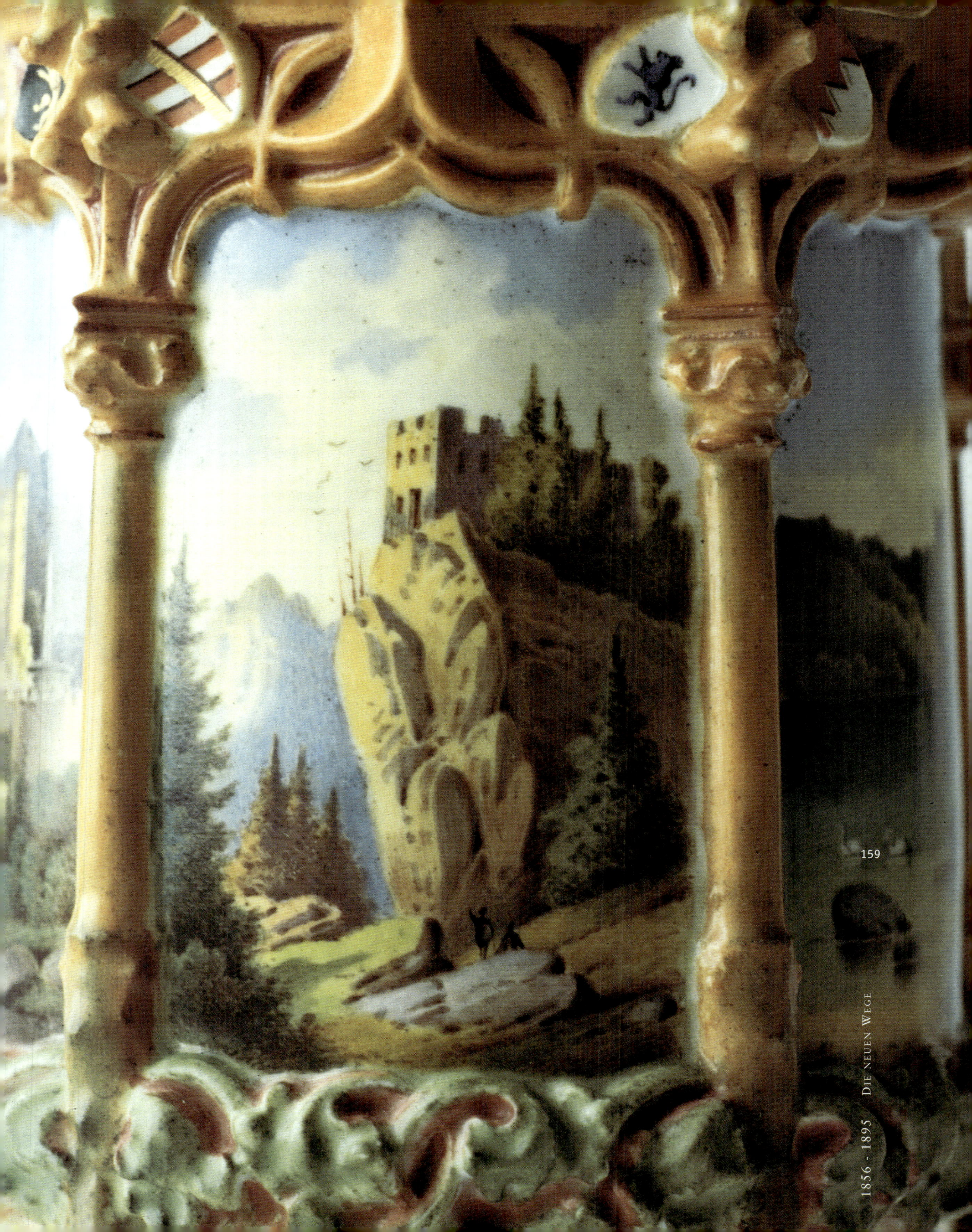

In akribischer Arbeit und aus Bäumls Privatvermögen entstand so die Sammlung mit seinem Namen, die gleichzeitig „Modellager“ der Manufaktur wurde und der wir viele schöne Formen aus dem achtzehnten Jahrhundert zu verdanken haben, u.a. diverse Bustellis. Man betrieb jedoch nicht nur Rückschau. Der Stil der Jahrhundertwende pendelte sich bei Neorokoko ein, vermischt mit Jugendstilanklängen.

Aufgeräumtes Rokoko ist denn auch die Sprache der Geschirrserie „Gerippt“, die noch heute im Programm ist. Wir kennen Nymphenburger Porzellan als Adresse für edelste Ware. Nachgerade skurril muß auf den heutigen Betrachter die Verkaufsbroschüre der damaligen Zeit wirken. Gemäß Bäumls Einstellung, daß alles machbar ist, was dem Überleben der Manufaktur dient, sehen wir dort Figuren, feinstes Tafelgeschirr neben Isolatoren, Laborgeschirr und Nachttöpfen in eigentümlicher Eintracht vereint.

Zwei Prunkpokale für
Schloß Hohenschwangau
von Eugen Napoleon Neureuther
Entwurf um 1850
Originalgrösse 47 cm

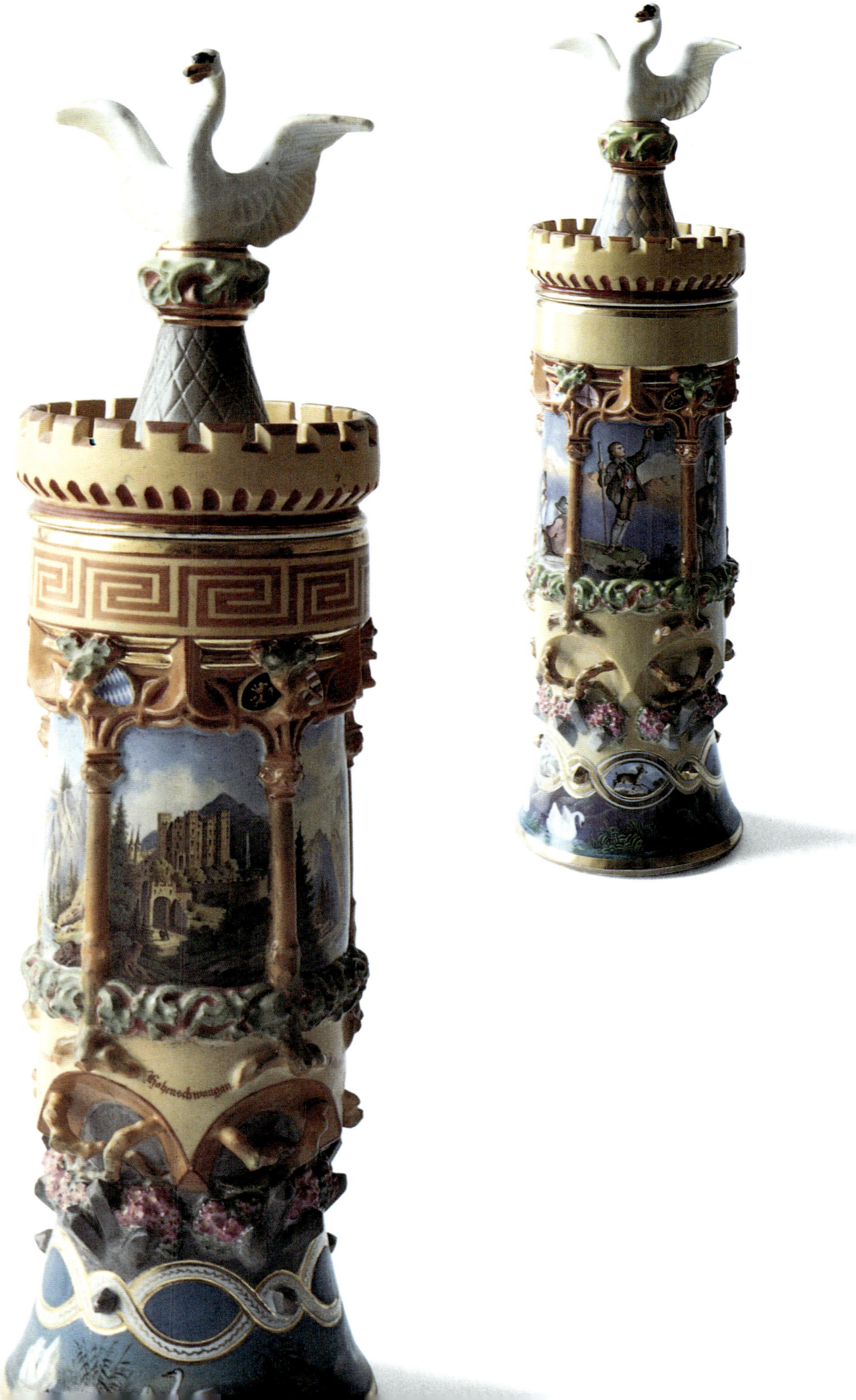
Hohenschwangau

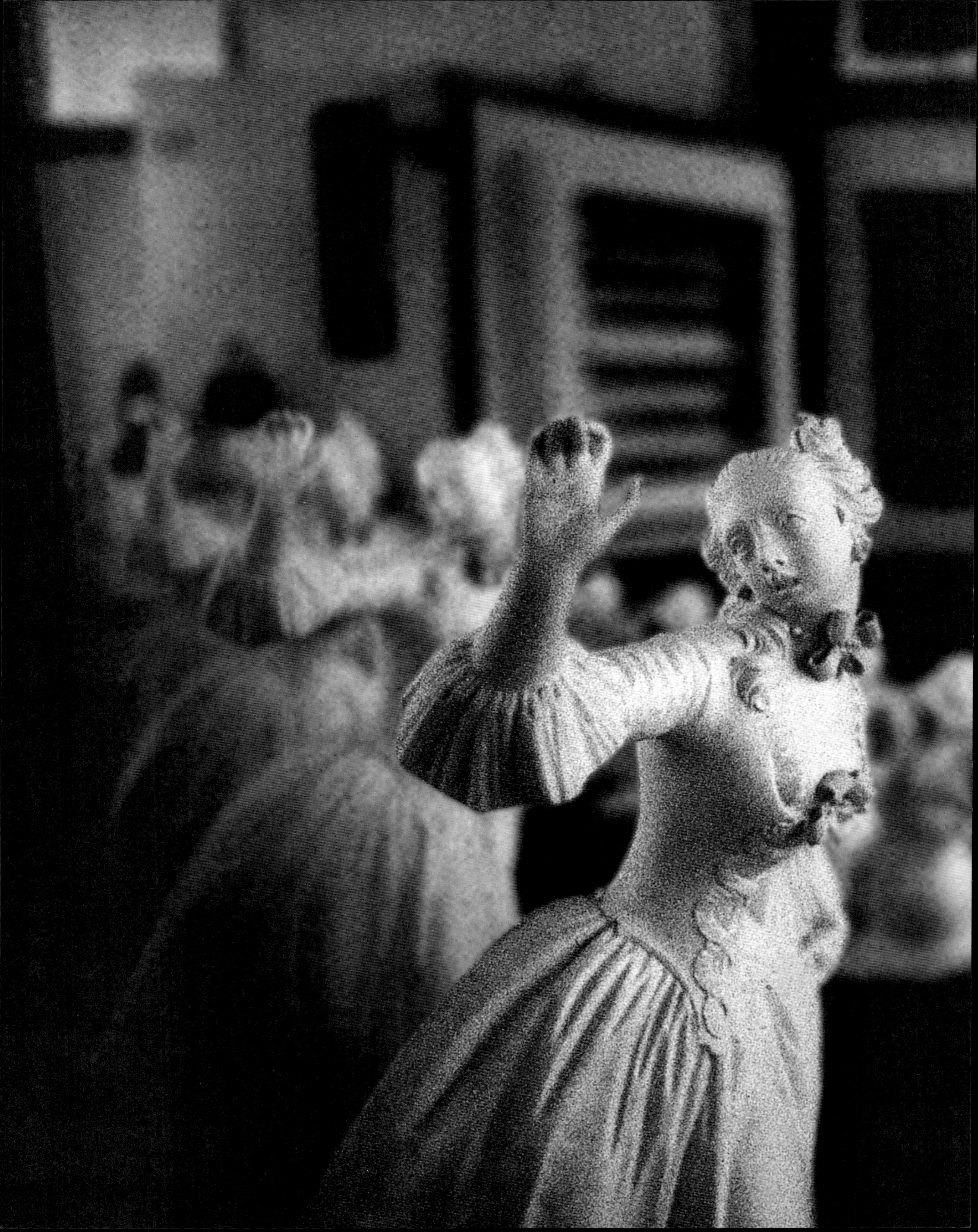

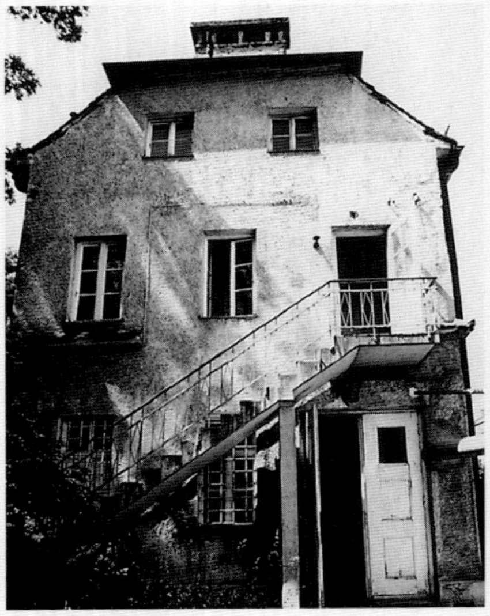

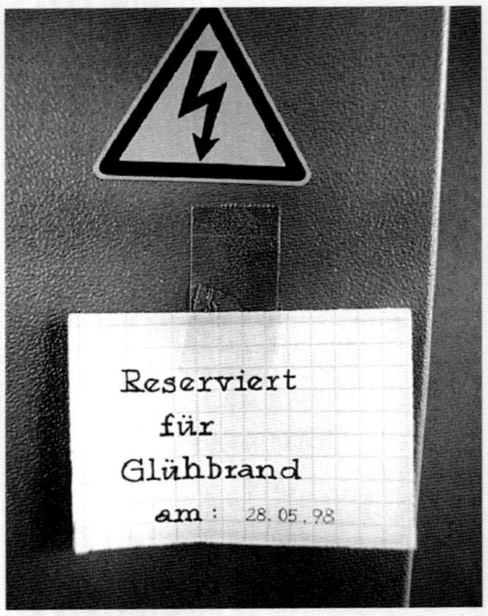

Beim ersten Brand, dem Glühbrand, wird dem Porzellan das chemisch gebundene Wasser entzogen. 950°C werden hierbei erreicht. Um zu verhindern, daß bei diesen Temperaturen zum Beispiel der Arm wegsackt, müssen bei einigen Figuren spezielle Stützen angebracht werden. Sie sind aus demselben Material, um ein gleiches Verhalten während des Brandes zu garantieren. Das Porzellan wird nun fest und stark saugend.

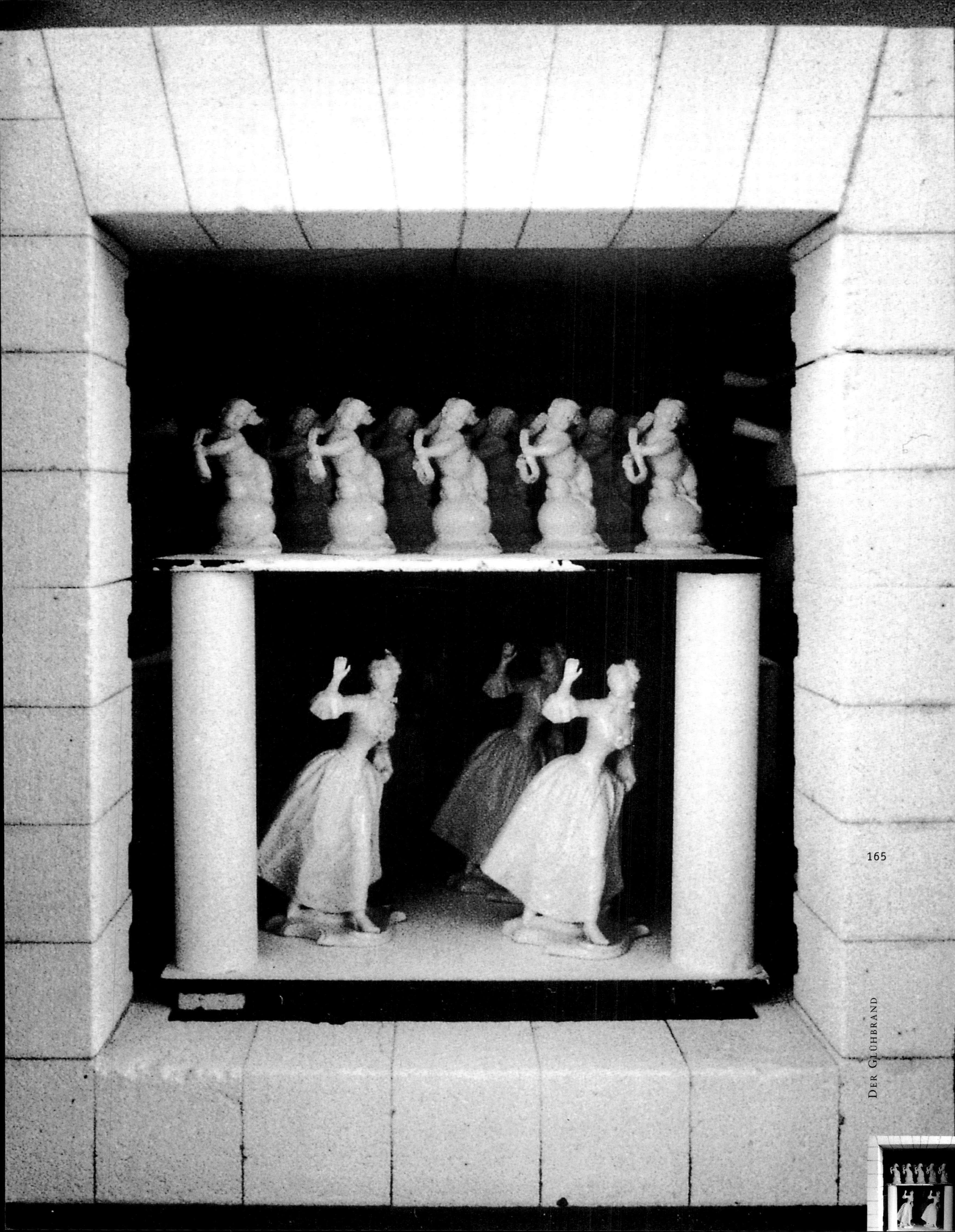

Der Jugendstil und die Renaissance der Unterglasurfarben

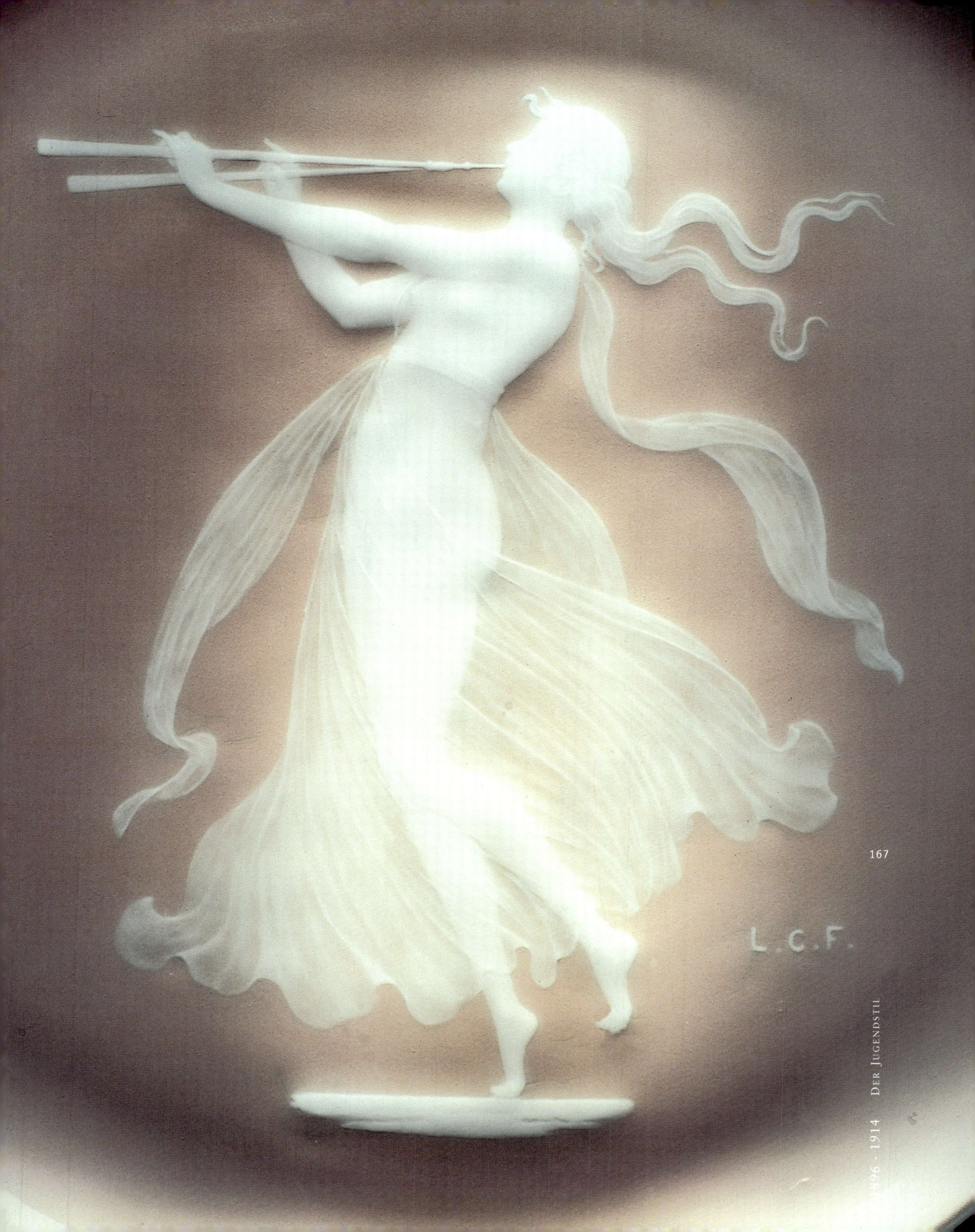
L.C.F.

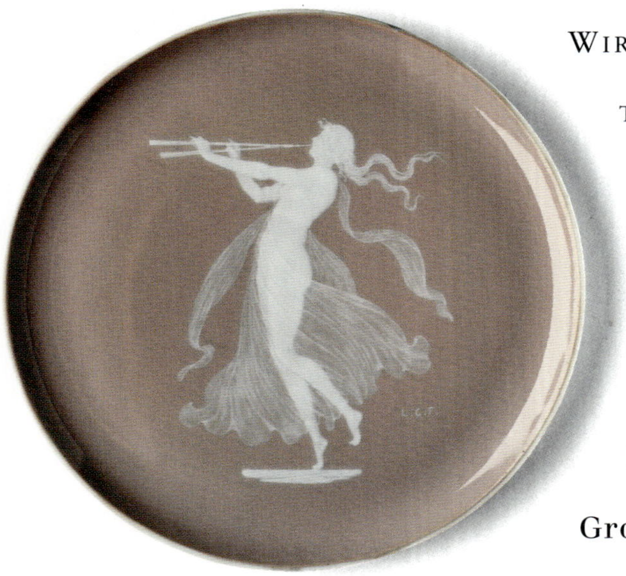

Wirklich wunderschöne Ergebnisse erbrachte die Jugendstilepoche um die Jahrhundertwende. Inspiriert von Sèvres, der führenden Porzellanmanufaktur Frankreichs, schob Bäuml wieder die Entwicklung der Unterglasurfarben an und holte aus Frankreich Porzellankünster wie Levallois und Grodecœur nach München. Die Renaissance der direkt auf den Scherben aufgebrachten Farben erklärt sich aus dem Scharffeuerbrand, der die Farbe wässrig, zart und durchscheinend werden läßt und auf ungewöhnliche Weise bricht, bis hin zu einem morbiden Touch. Leider zettelten die Mittelmächte einen Weltkrieg an, der ihnen am Ende ein wenig zu groß geraten sollte. Das bedeutete auch für die fruchtbare „French Connection“ das Aus - die Franzosen mußten unter dem Eindruck des Ersten Weltkrieges Deutschland verlassen. Eines der Meisterstücke der Jahrhundertwende schuf Hermann Gradl mit seinem fünfzehnteiligen Fischservice. Es war eine der Arbeiten, auf die Nymphenburg seinen Ruhm in der Jugendstilepoche gründete.

Auf der Suche nach weiteren Betätigungsfeldern entdeckte man wieder die Tierdarstellung und schickte sich an, auf diesem Gebiet der königlichen Porzellanmanufaktur in Kopenhagen ihren führenden Rang streitig zu machen. Es klappte. Anfang des zwanzigsten Jahrhunderts lebte auch die Figurenproduktion wieder auf. Im Zentrum dieser Neubelebung stand der Bildhauer Josef Wackerle,

Coupeteller "Flötenspielerin"
in "Pâte-sur-Pâte"
von Ludwig Carl Frenzel
Entwurf 1896-1897
Originalgrösse 27,5 cm

der von 1905 an für mehrere Jahrzehnte mit Nymphenburg zusammenarbeitete. Wie anspielungsreich ihm die Figuren zum Teil gerieten, unterstreicht die abgebildete „Dame im Sessel“ (Seite 192, 193). Köstlich, wie Wackerle hier eine gewisse Verruchtheit gepaart mit einer herablassenden Ironie gelang. Eine wunderbare Figur auch die „Skiläuferin“ von 1909 (Seite 195). Eine Hommage an Bustellis „zugespitzten Moment“. Der Betrachter spürt förmlich, wie dieser „Marlene Dietrich“ ein wenig der Atem stockt, sie jedoch im gleichen Moment daraus Freude zieht. Und liegt nicht ein kleines Kreischen auf ihren Lippen? ...

Die „Klassische Moderne“ kündigte sich an, und auf der „Gegenseite“, dem Geschirr, schuf Adelbert Niemeyer sehr schöne Entwürfe. Entwürfe, die insbesondere bei wenig oder gar keiner Dekoration zur vollen Geltung kommen. Sein Geschirr ist so klar, schlüssig und aufgeräumt in der Formensprache, daß er nicht nur Bewunderer in Deutschland fand. Gleichwohl – wie wegweisend seine Formgebung und Teile seines sparsamen Dekors waren, dokumentiert die Tatsache, daß sie sich auf einer heutigen Tafel bruchlos und aufs wunderschönste einfügen.

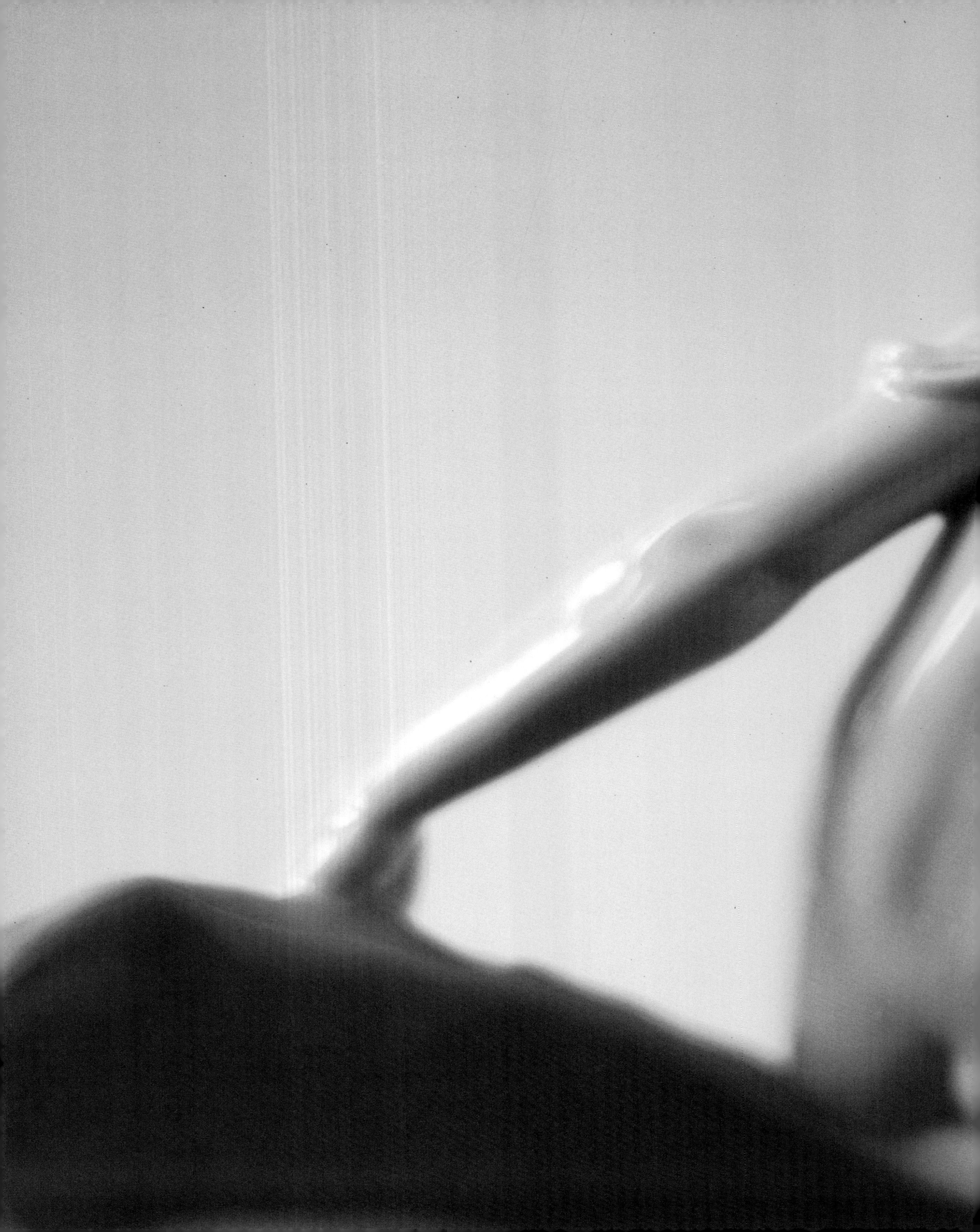

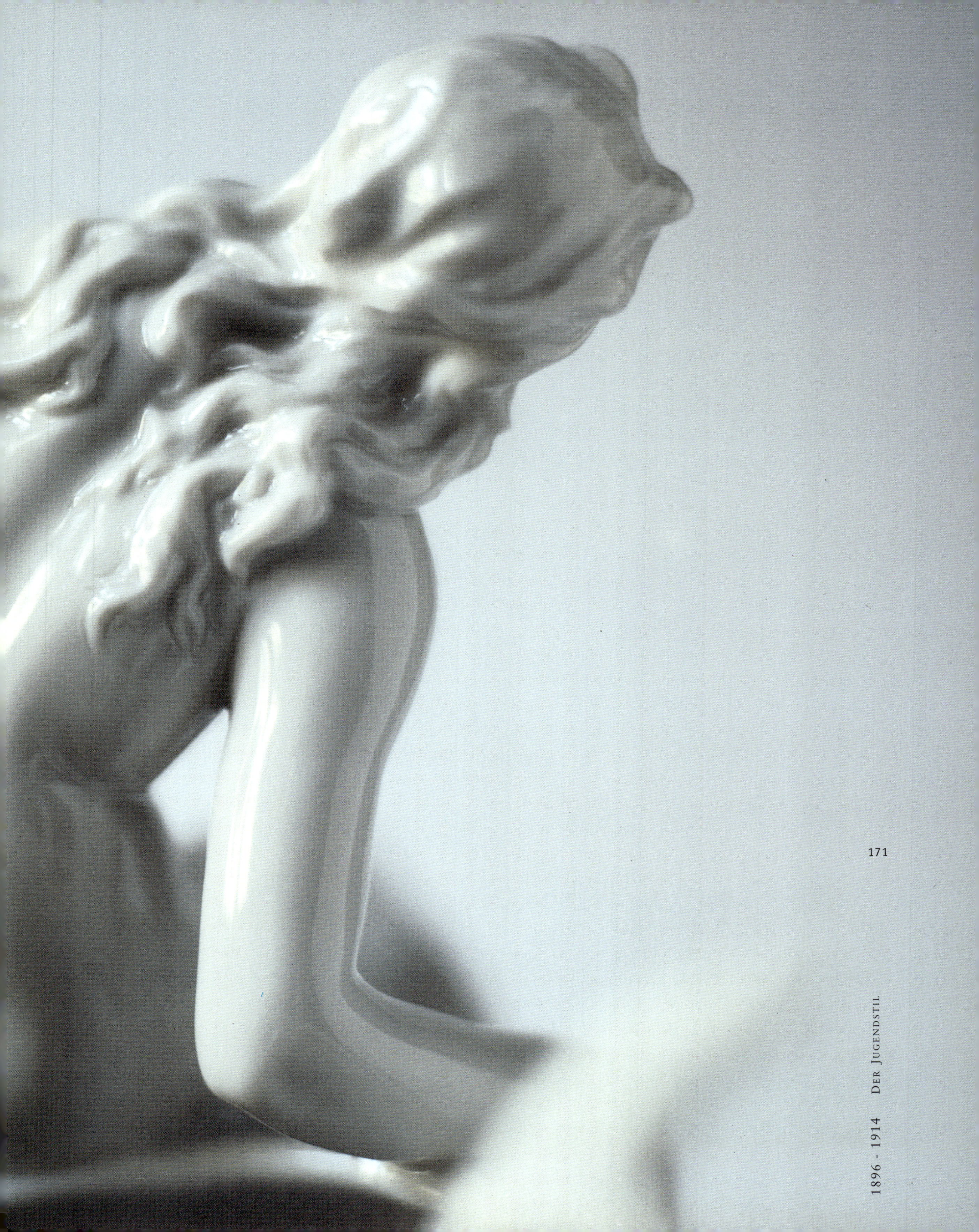

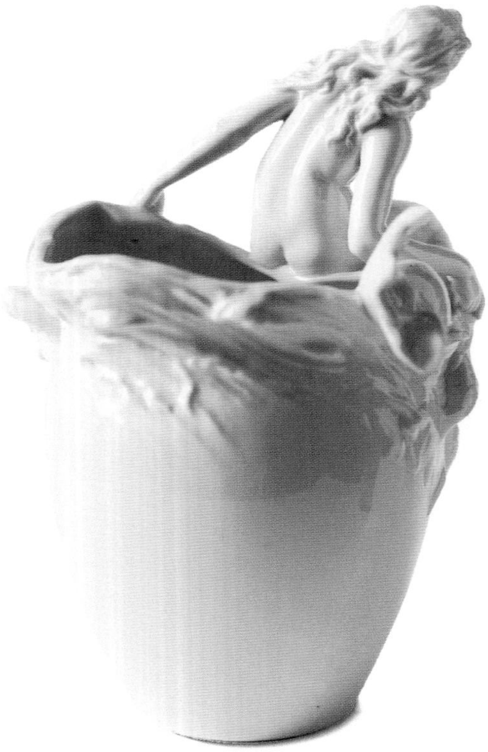

Vase mit Nixe
von Ludwig Tischler
Entwurf 1898
ORIGINALGRÖSSE 24,5 CM

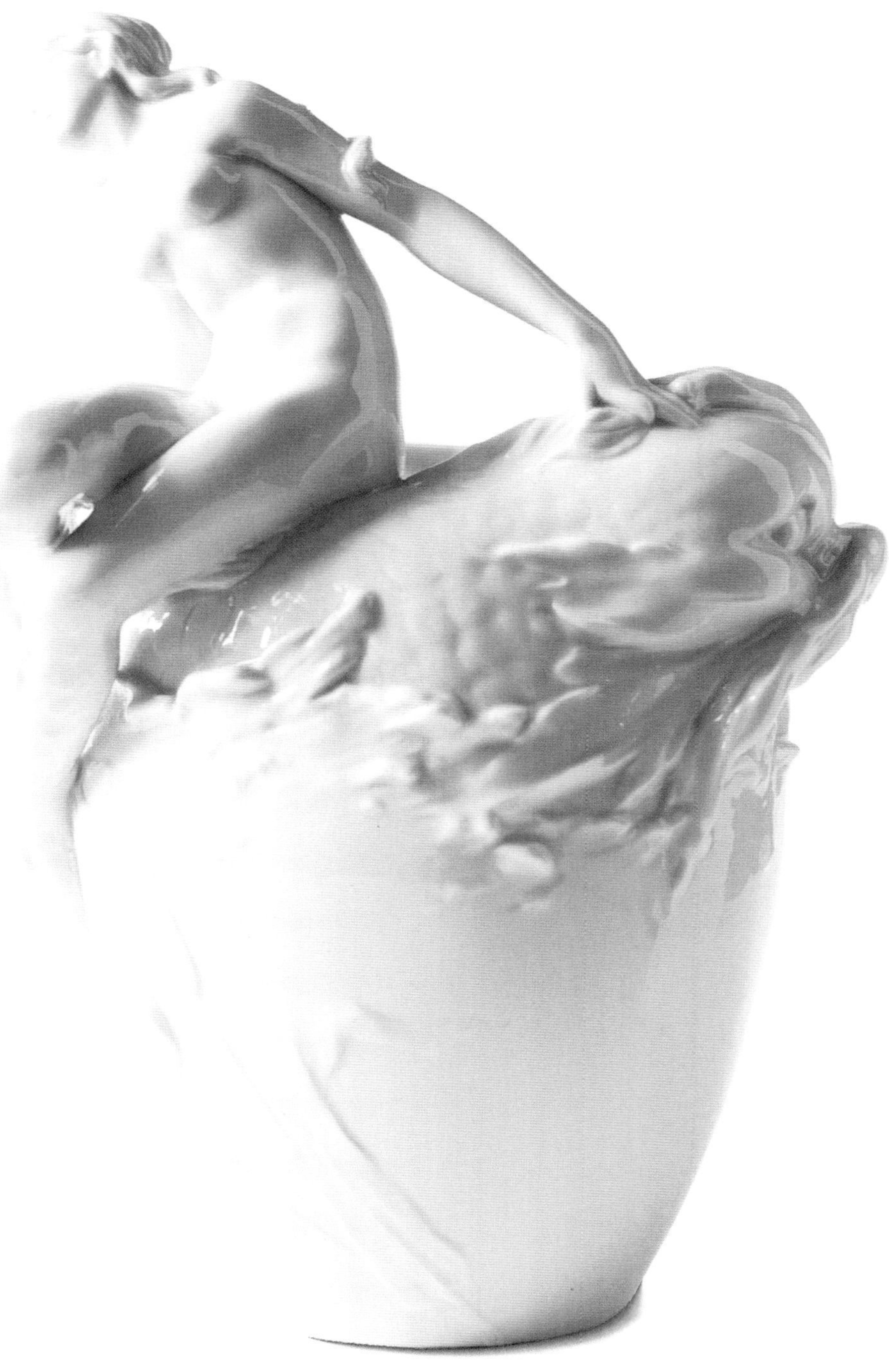

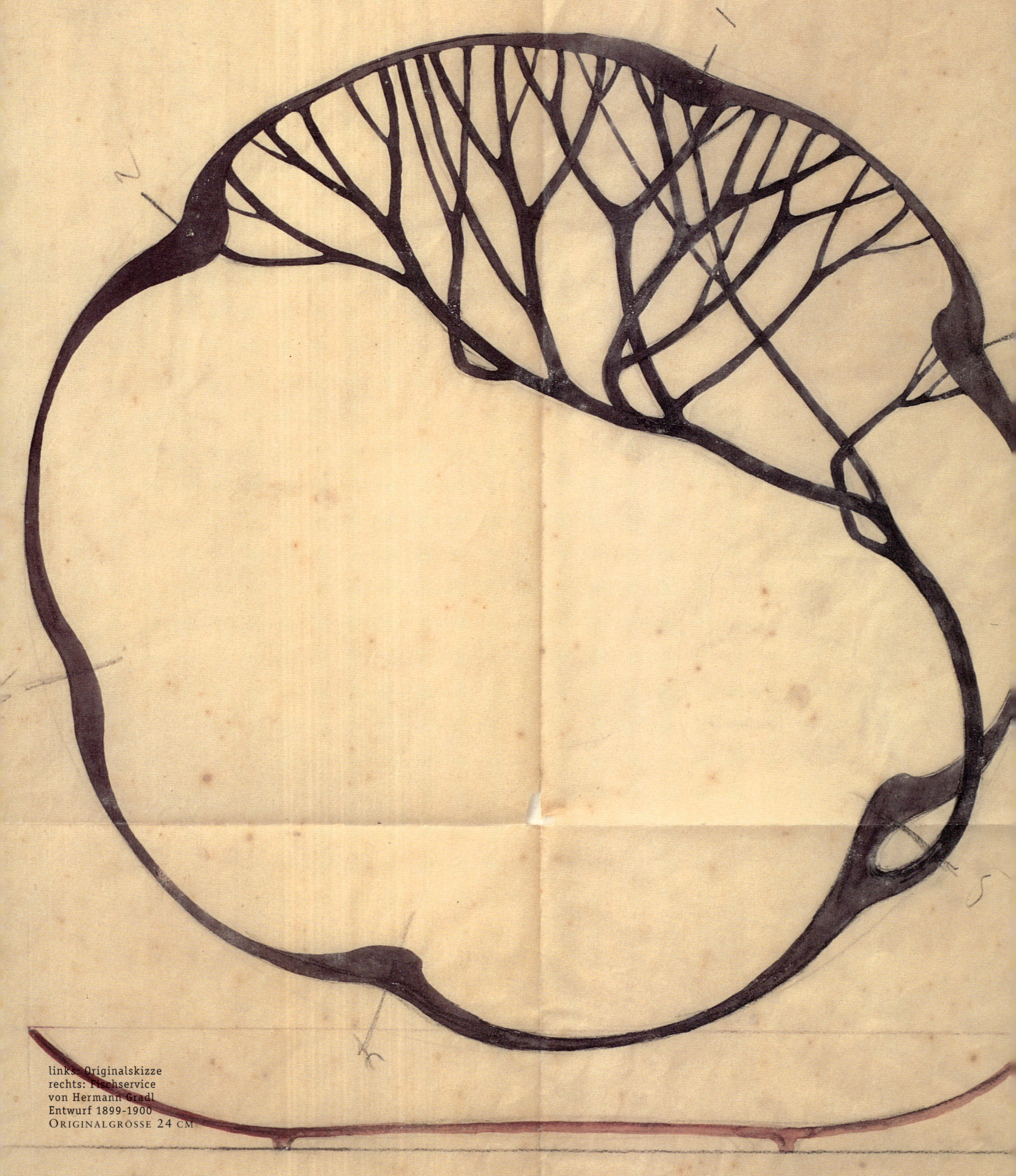

links: Originalskizze
rechts: Fischservice
von Hermann Gradl
Entwurf 1899-1900
Originalgrösse 24 cm

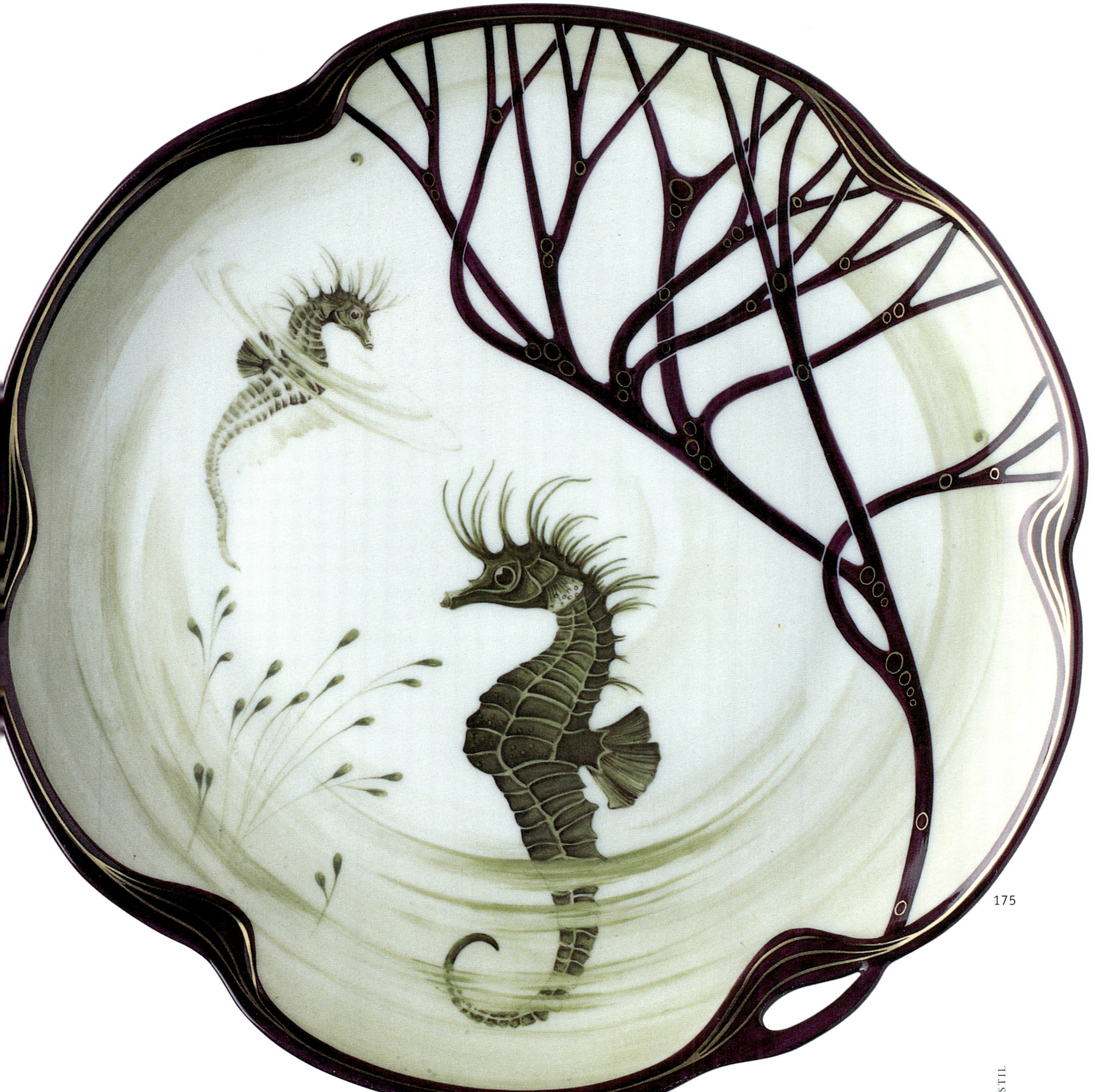

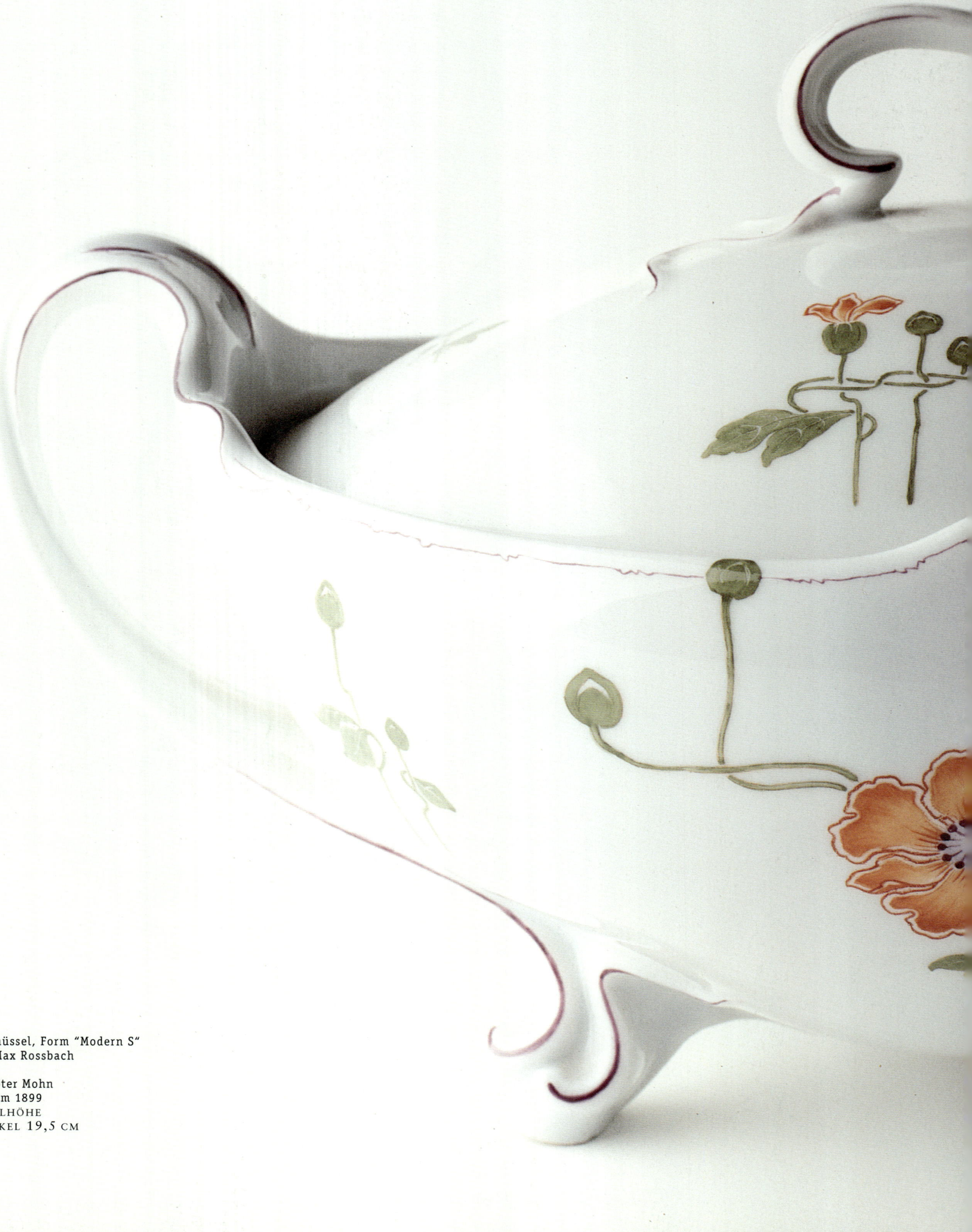

Deckelschüssel, Form "Modern S"
Entwurf Max Rossbach
um 1902
Dekor: Roter Mohn
Entwurf um 1899
Originalhöhe
mit Deckel 19,5 cm

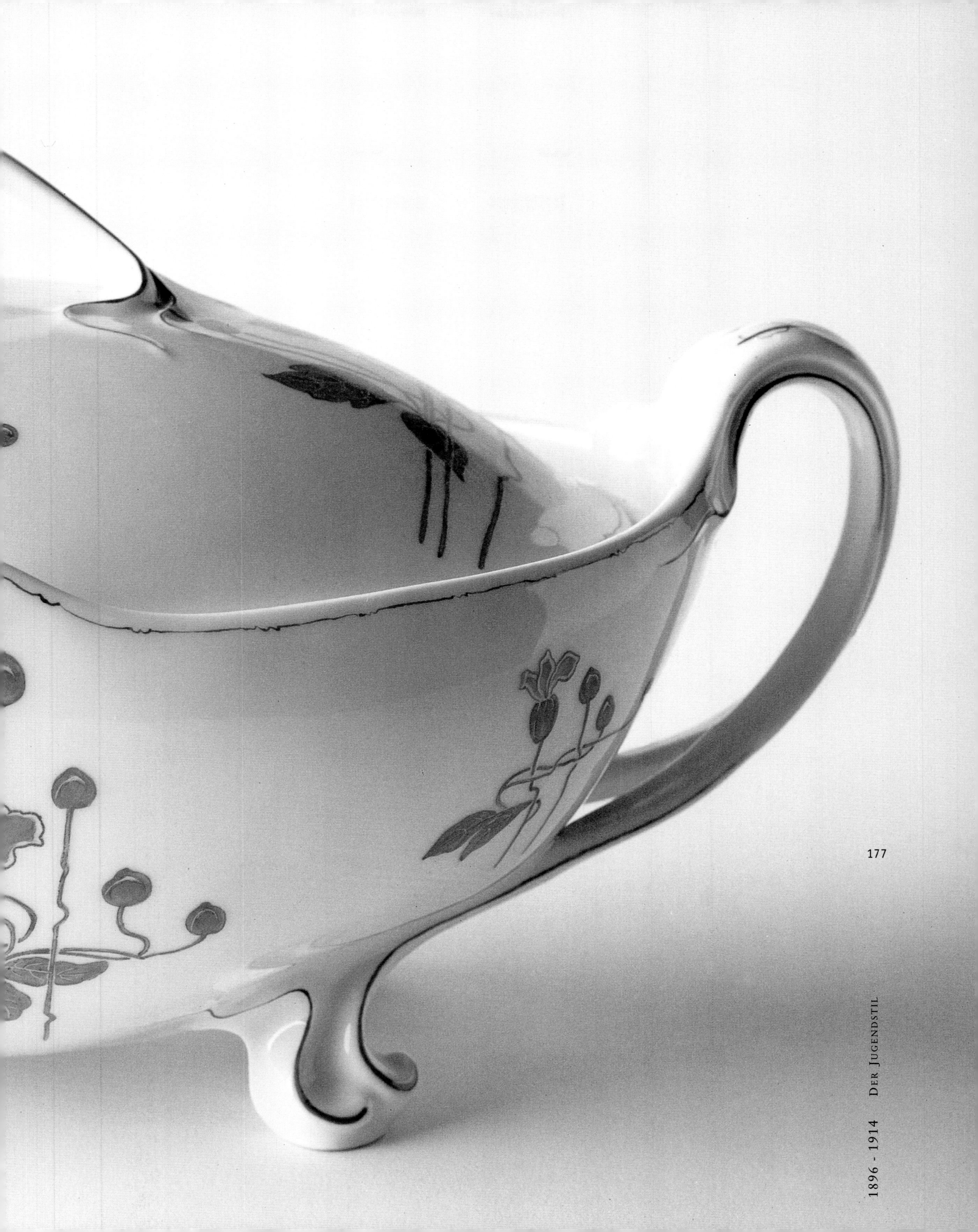

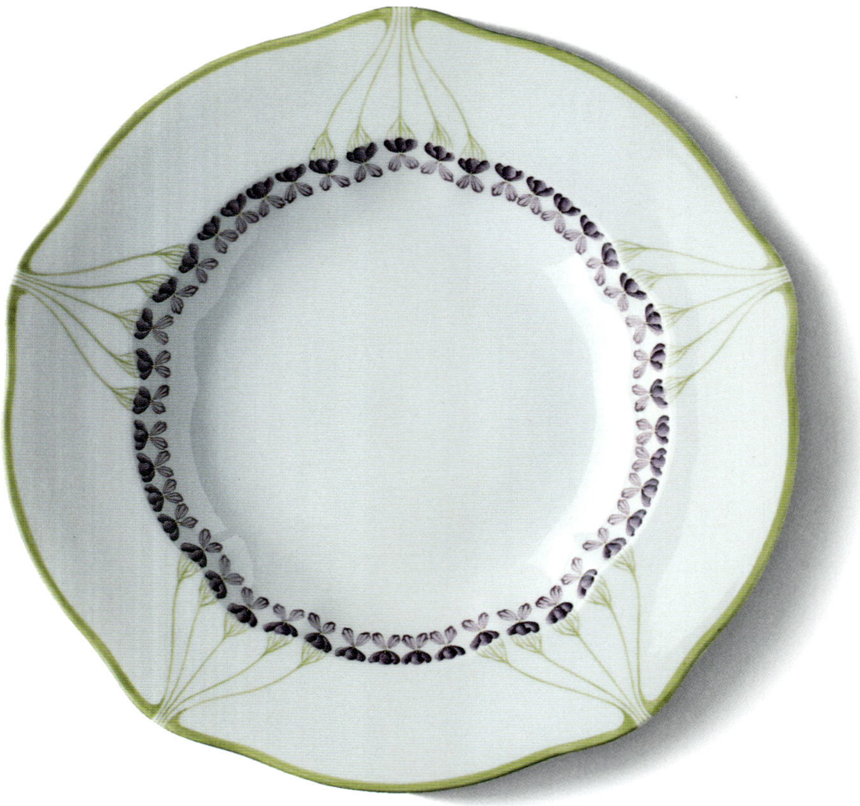

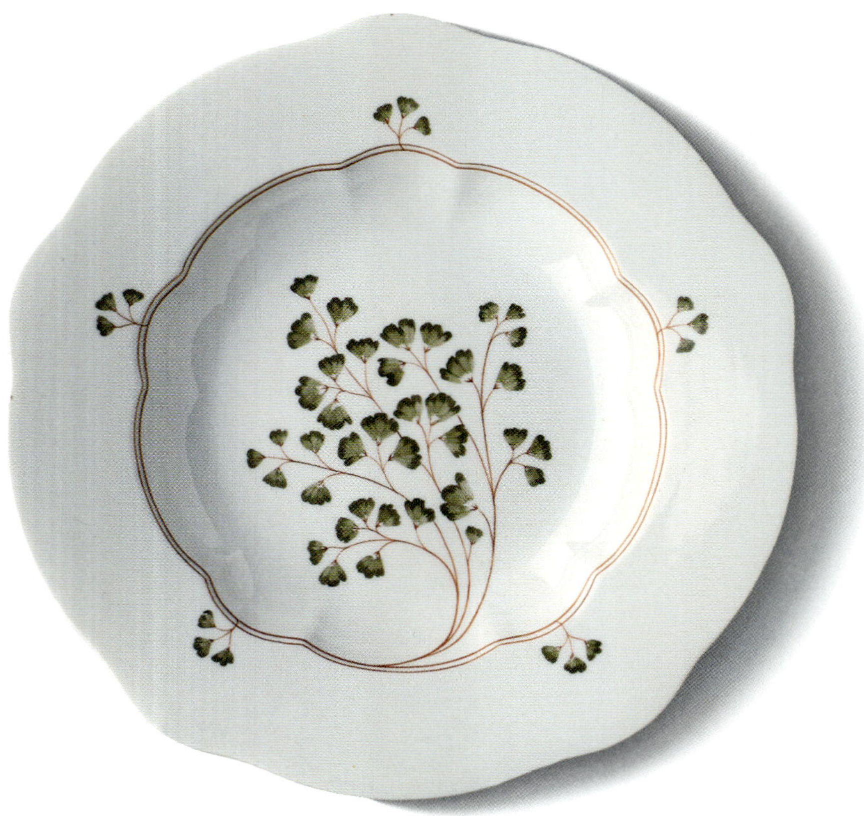

Teller, Form "Modern S"
von Max Rossbach
Entwurf um 1900

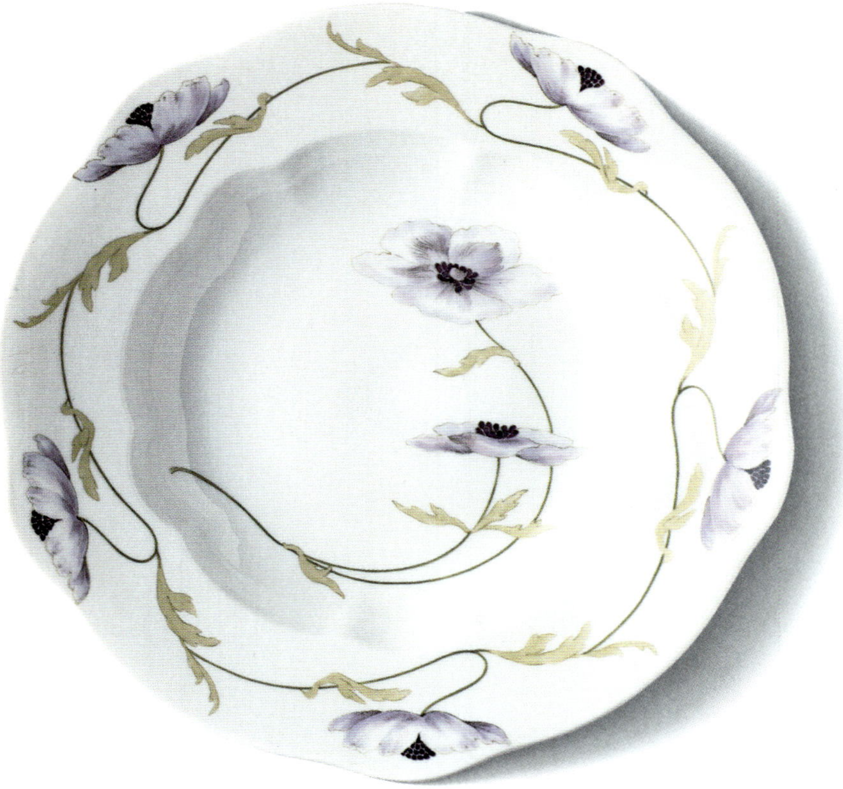

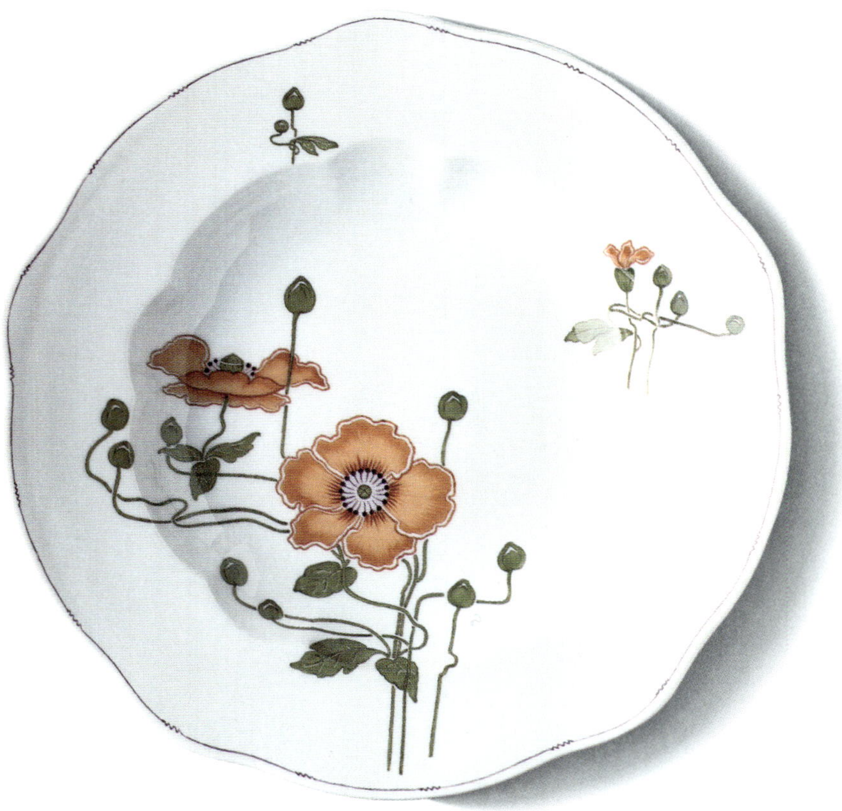

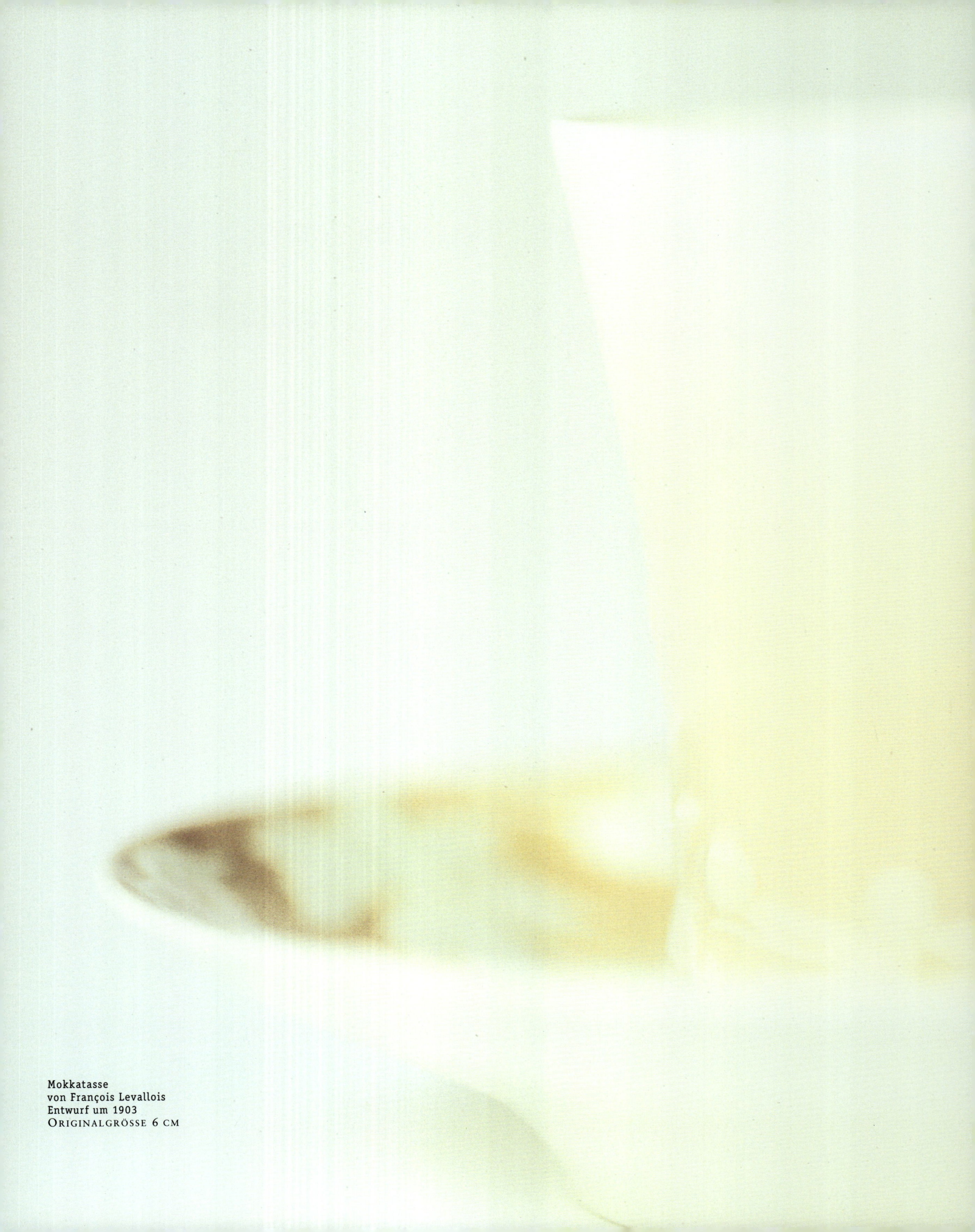

Mokkatasse
von François Levallois
Entwurf um 1903
Originalgrösse 6 cm

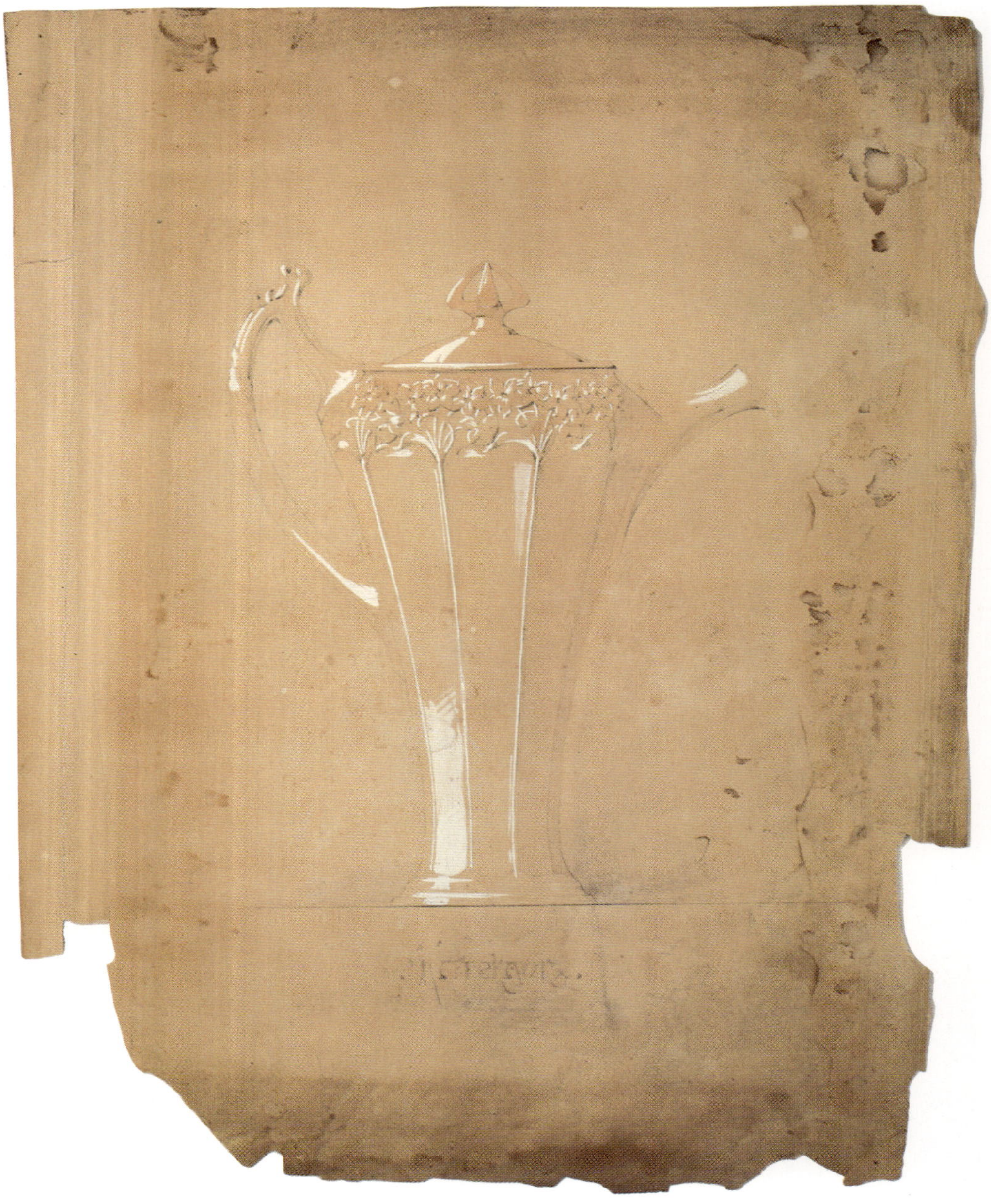

links: Zeichnung Kaffeekanne
von François Levallois
Entwurf um 1903
rechts: Kaffeetasse
von François Levallois
Entwurf um 1903
Originalgrösse mit
Untertasse ca. 11 cm

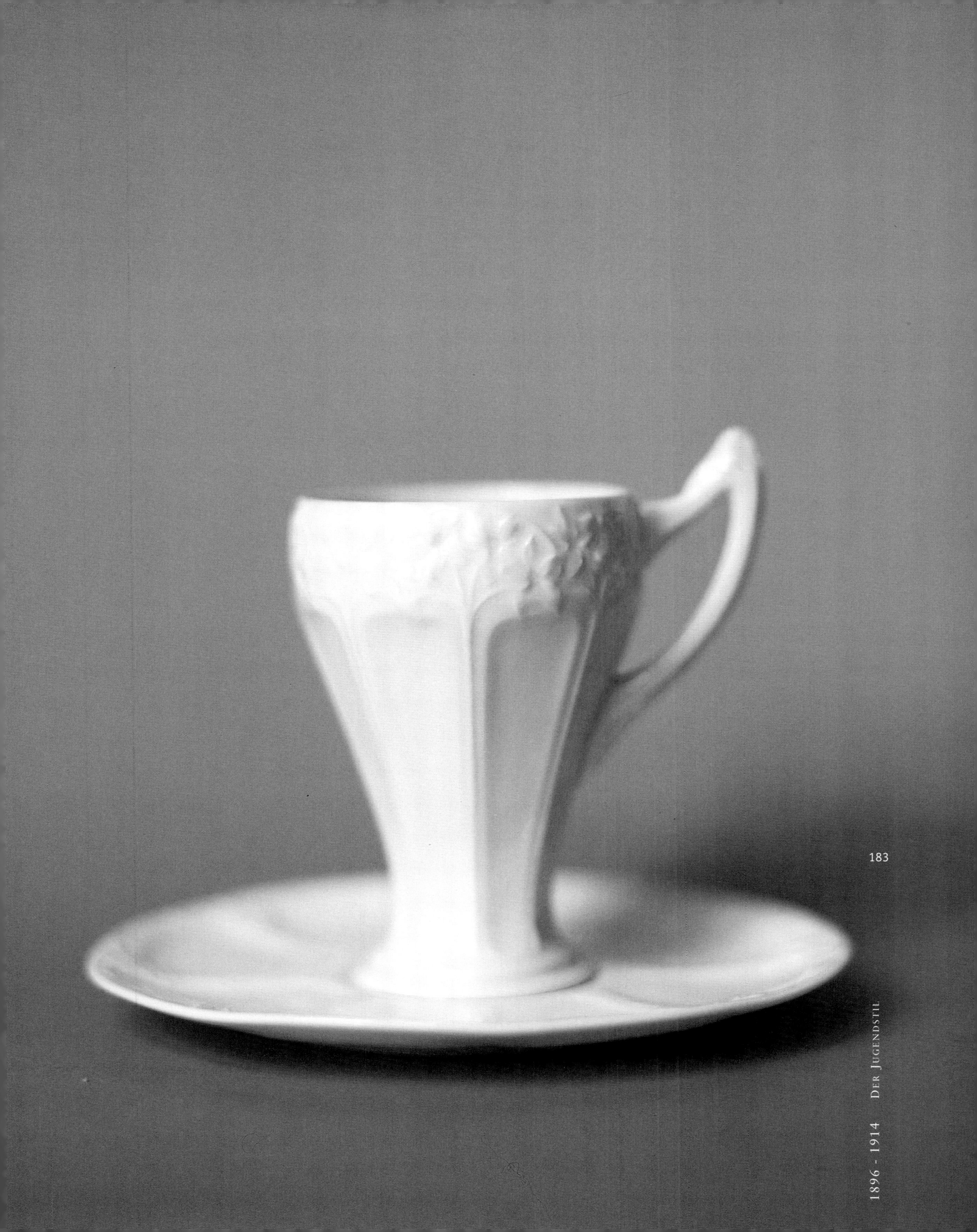

Mokkatasse mit Blütenhenkel
Entwurf um 1902
Originalhöhe 5 cm

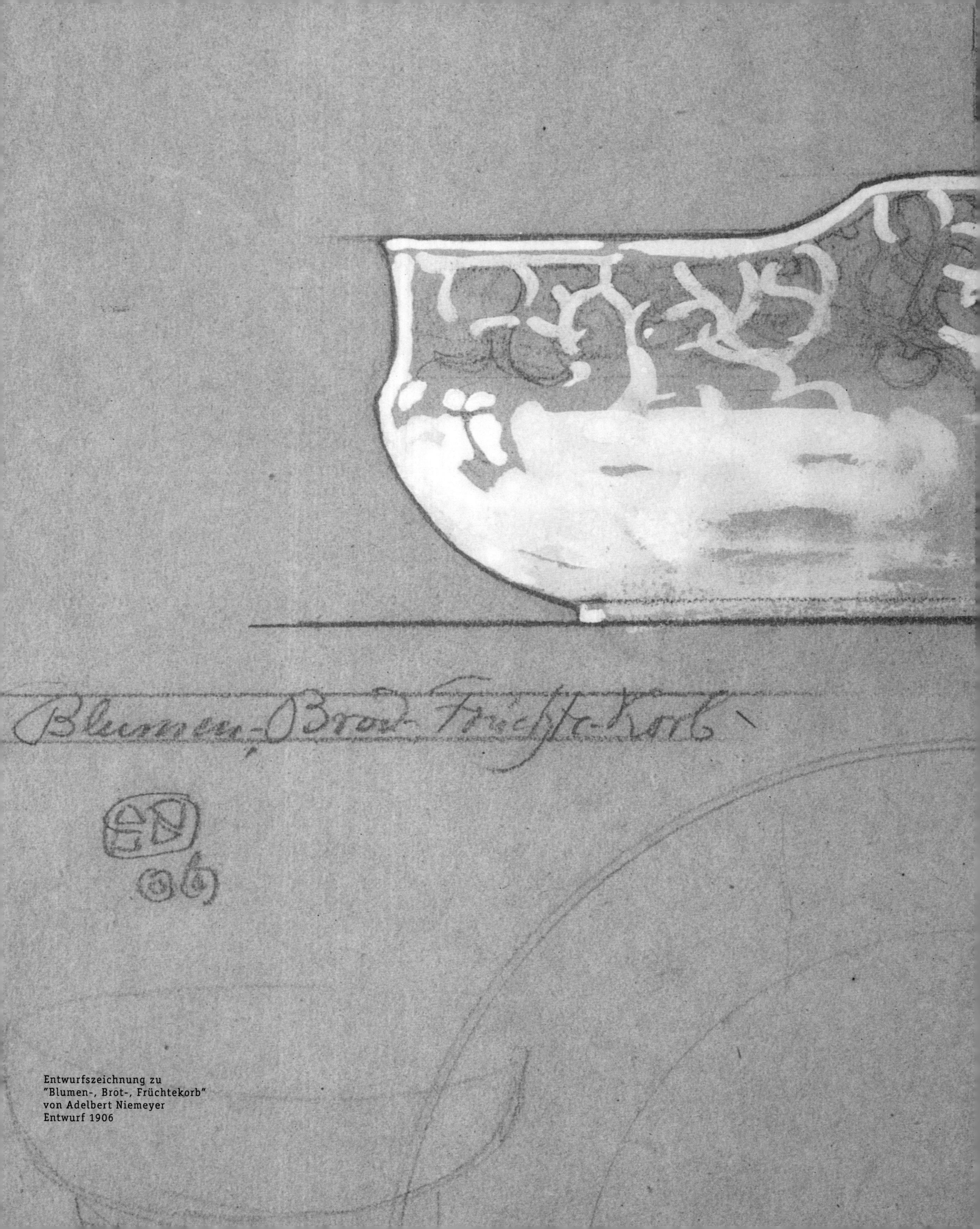

Entwurfszeichnung zu
"Blumen-, Brot-, Früchtekorb"
von Adelbert Niemeyer
Entwurf 1906

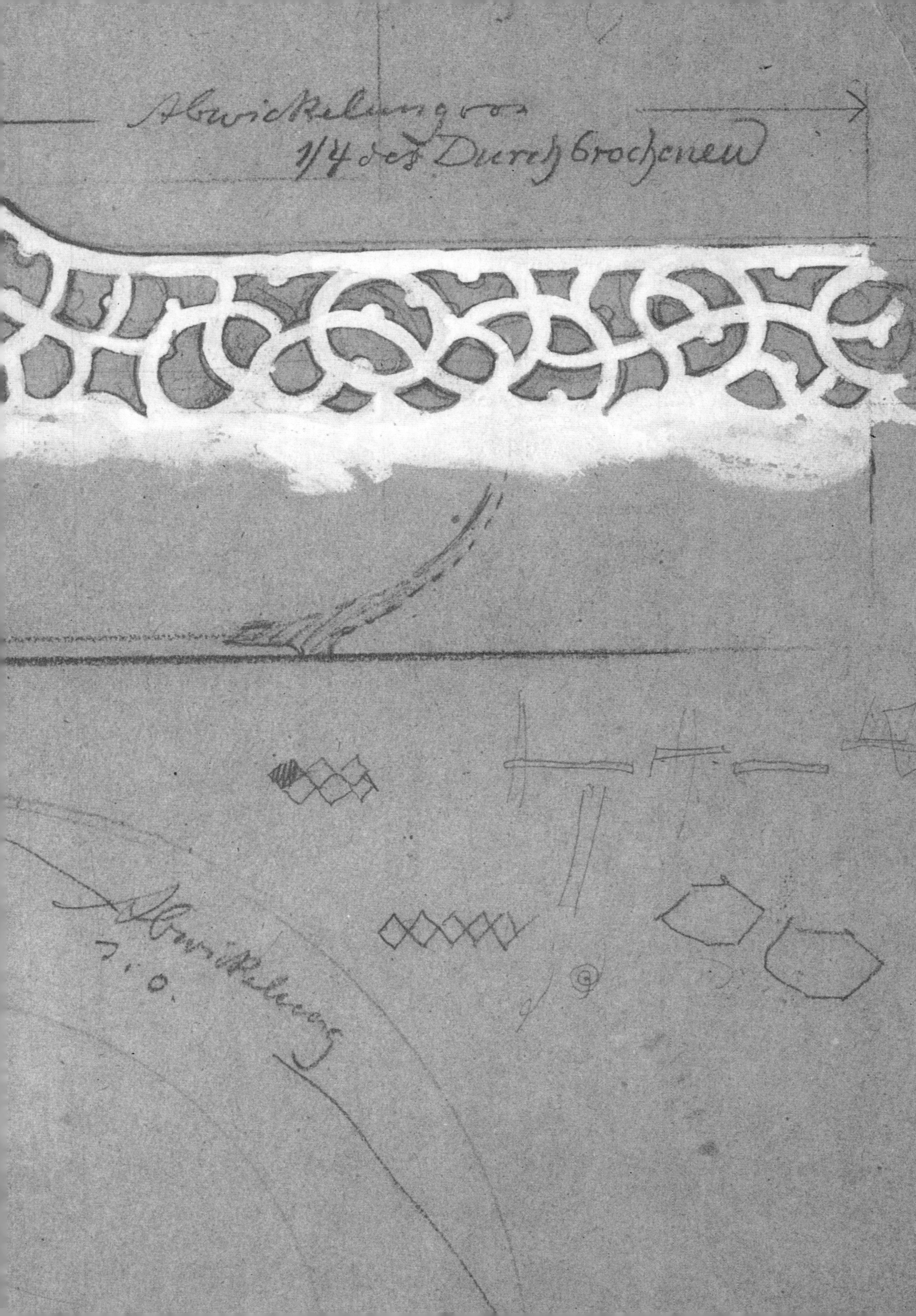
Abwickelung v.
1/4 des Durchbrochenen

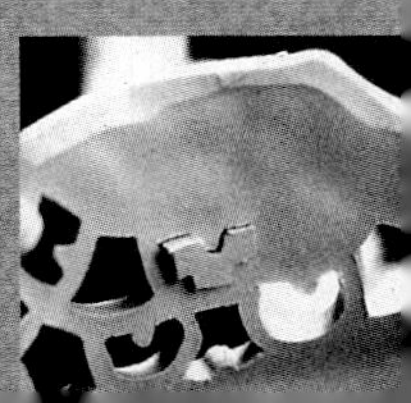

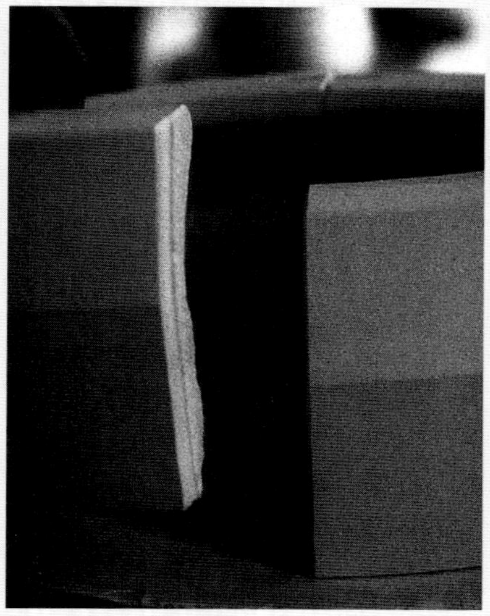
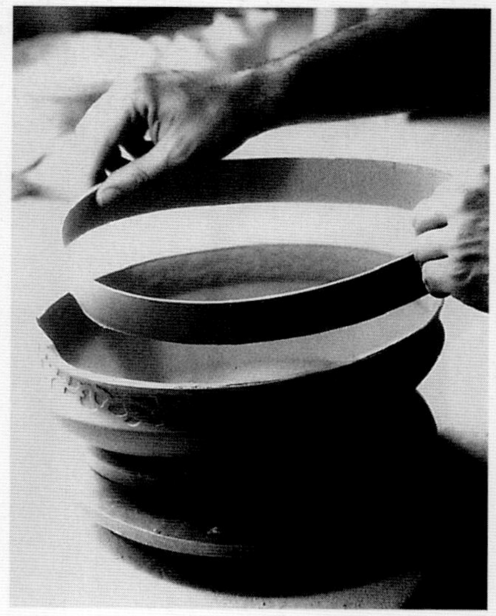
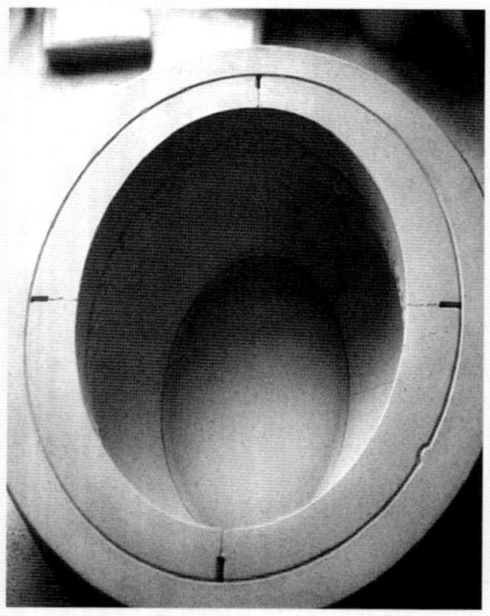
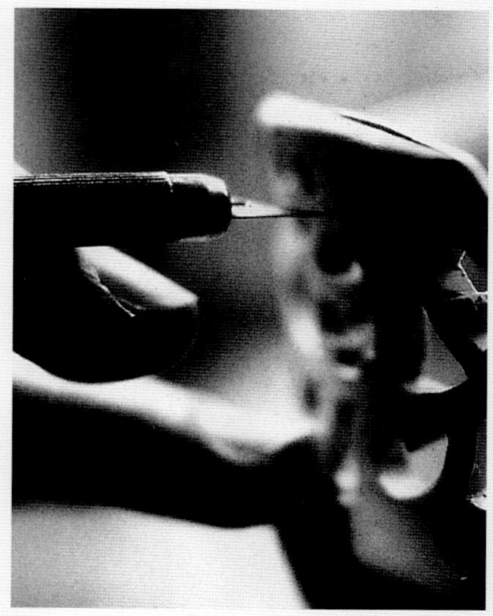
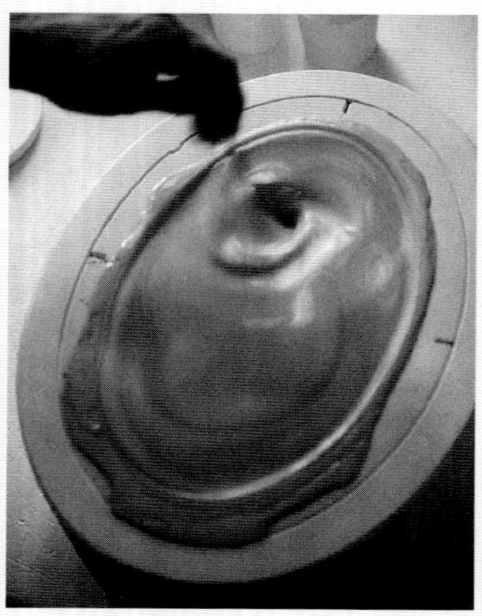

Auf den vorangegangenen Seiten: Die Originalskizze von Niemeyers Porzellankorb ist an sich schon ein Kunstwerk. Geschirr, das nicht rund ist oder eine kompliziertere Form aufweist, muß gleichfalls gegossen werden, wie auf dieser Seite demonstriert wird. Hierzu braucht man, wie bei der Figur, eine Gipsform, sprich: ein Negativ. Auf den Bildern sehen wir, wie links eine Keilform zusammengesetzt wird. Links unten wird flüssiges Porzellan eingefüllt – der Scherben bildet sich – und der überflüssige Schlicker wird abgegossen. Rechts oben: Die Keile können entfernt werden, der überschüssige Rand wird abgeschnitten. Die bereits in dem Abguß angedeuteten Muster werden anschließend freihand ausgeschnitten.

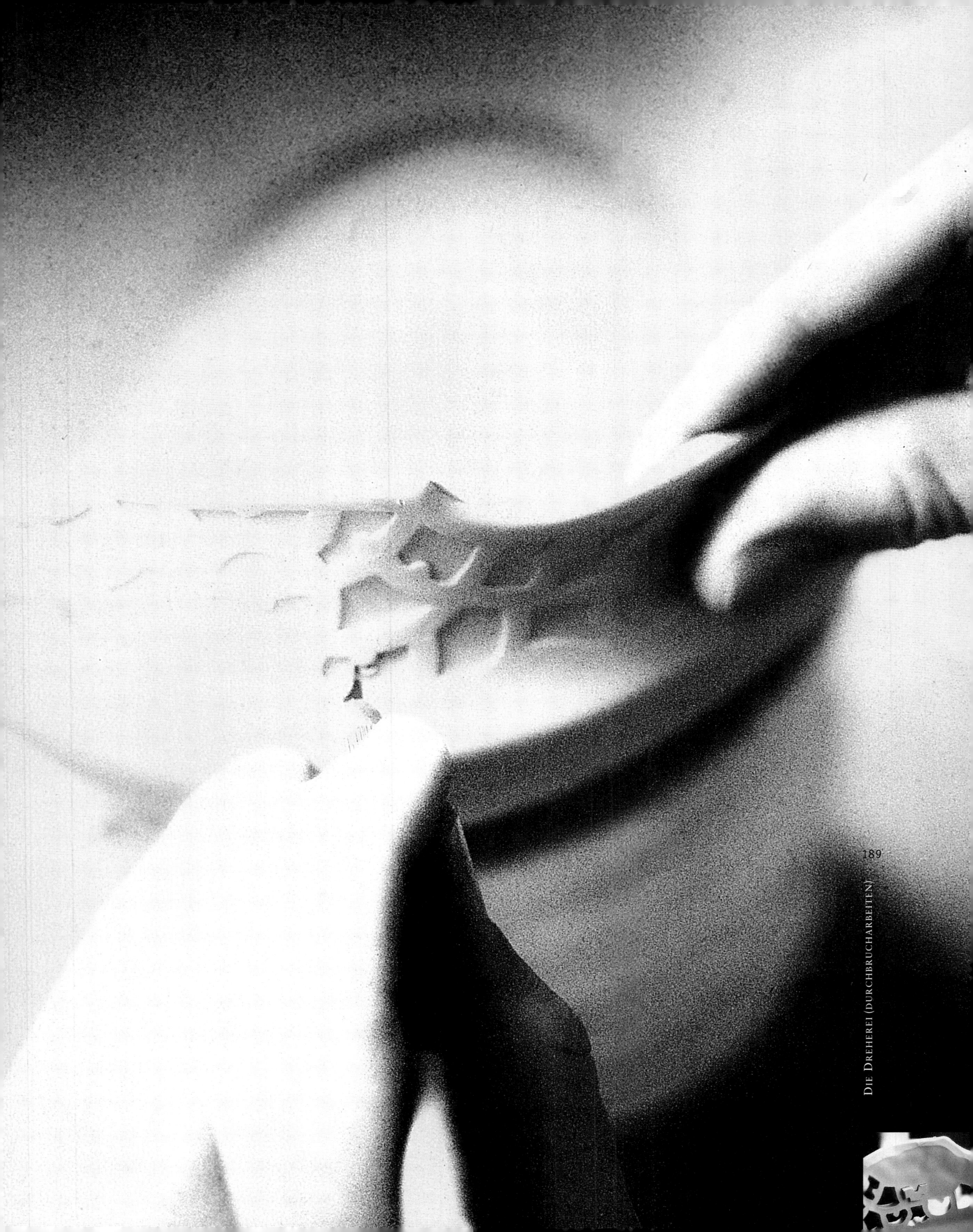

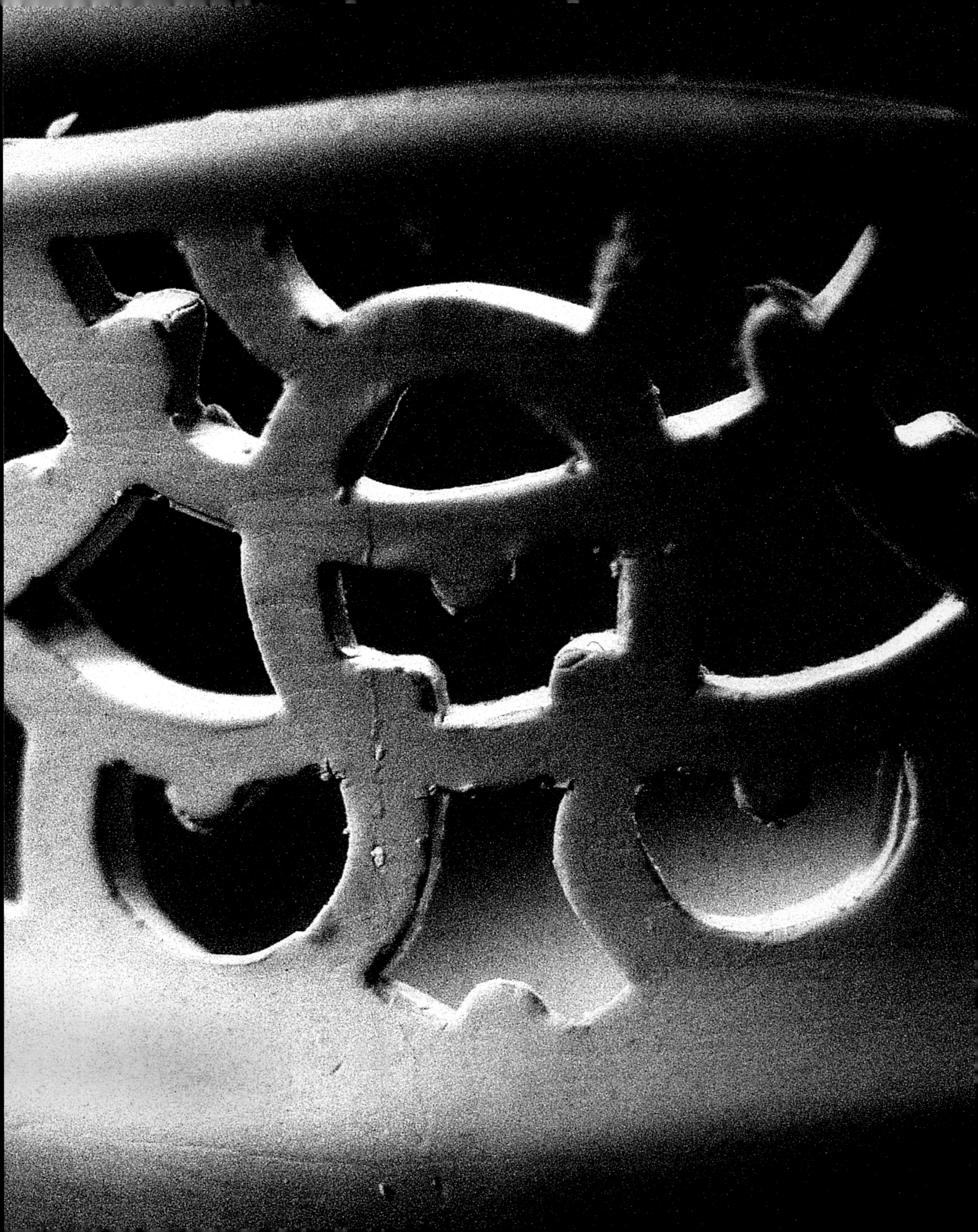

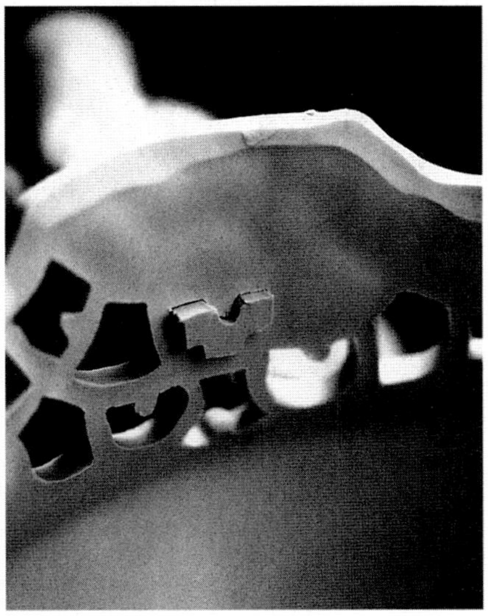

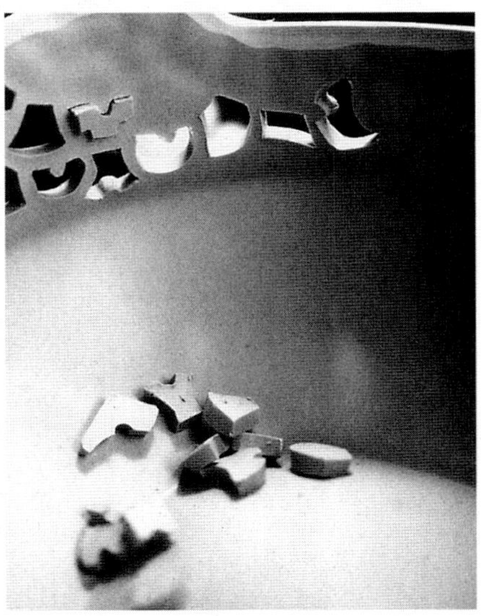

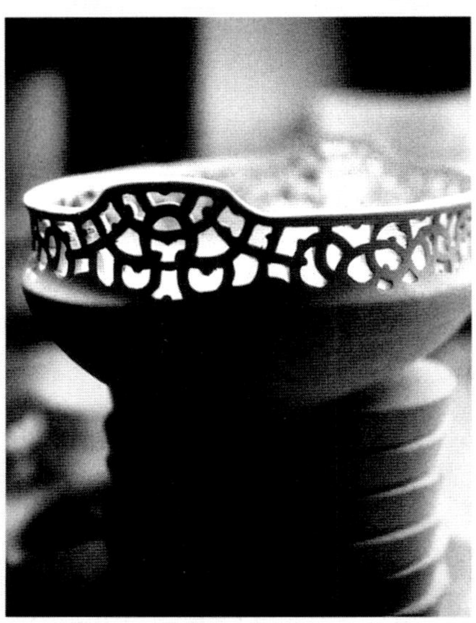

Links: Niemeyers Porzellankorb, frisch ausgeschnitten. Das Ausschneiden ist eine langwierige und penible Prozedur. Stück für Stück müssen die Einzelstücke mit einem Spezialmesser herausgenommen werden. Wenn das grazile Werk vollendet ist, geht es ans Entgraten und „Putzen“. Anschließend kann der Korb, eines der Meisterstücke dieses großen Gestalters, seine weitere „Karriere“ in der Manufaktur antreten: Glühbrand, Glasieren, Glattbrand.

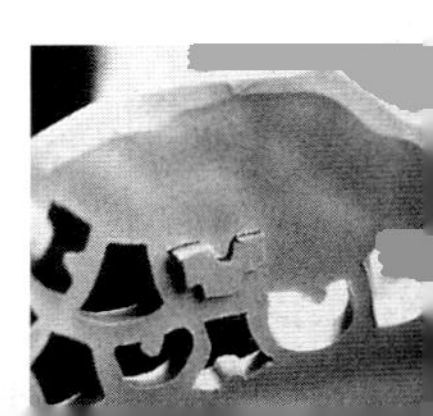

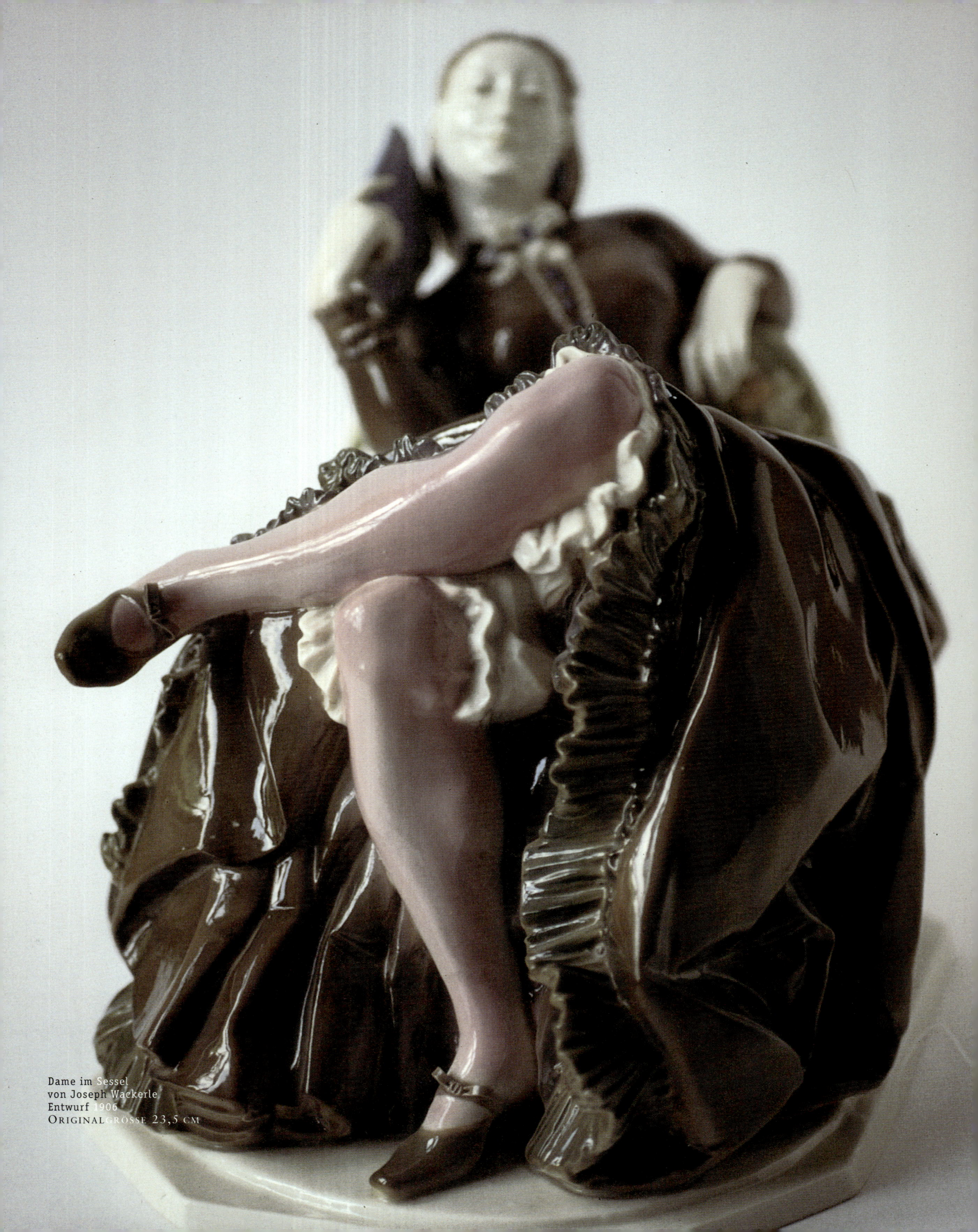

Dame im Sessel
von Joseph Wackerle
Entwurf 1906
ORIGINALGRÖSSE 23,5 CM

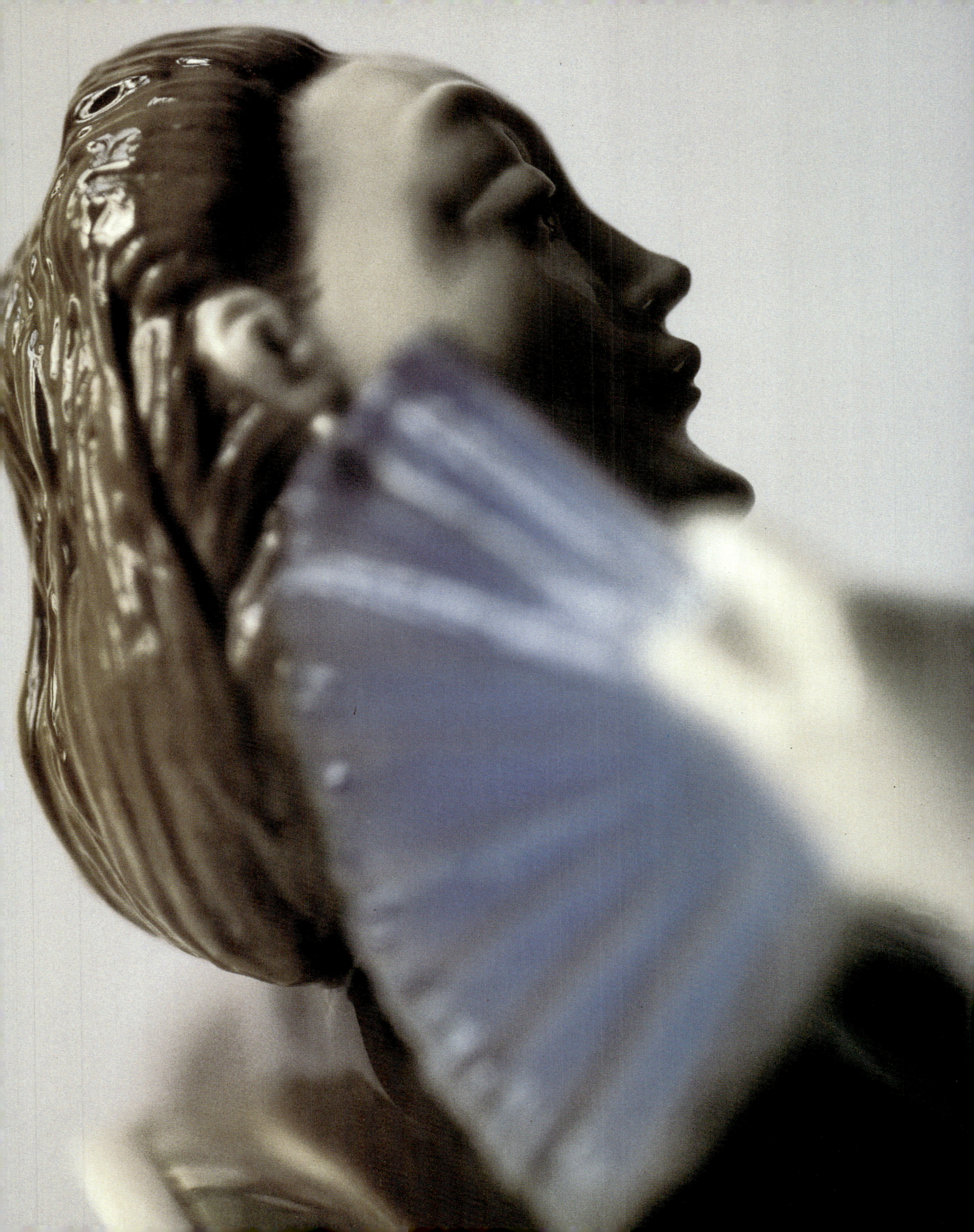

Die Skiläuferin
von Josef Wackerle
Entwurf 1909
ORIGINALGRÖSSE 36 CM

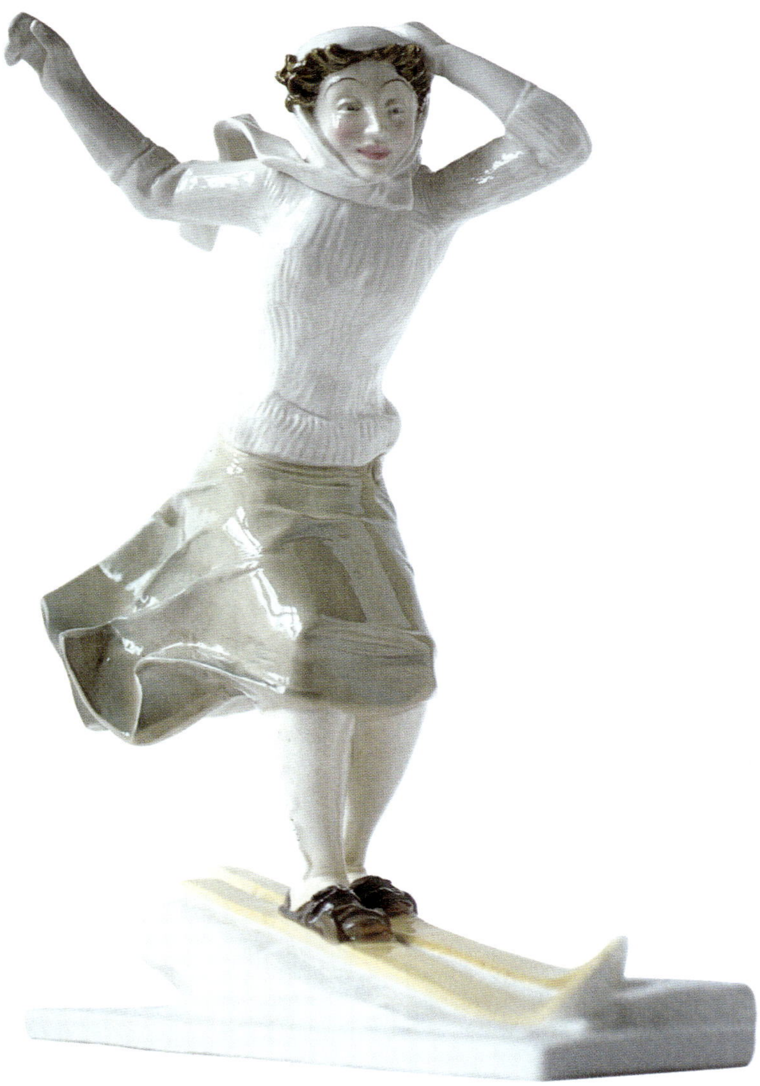

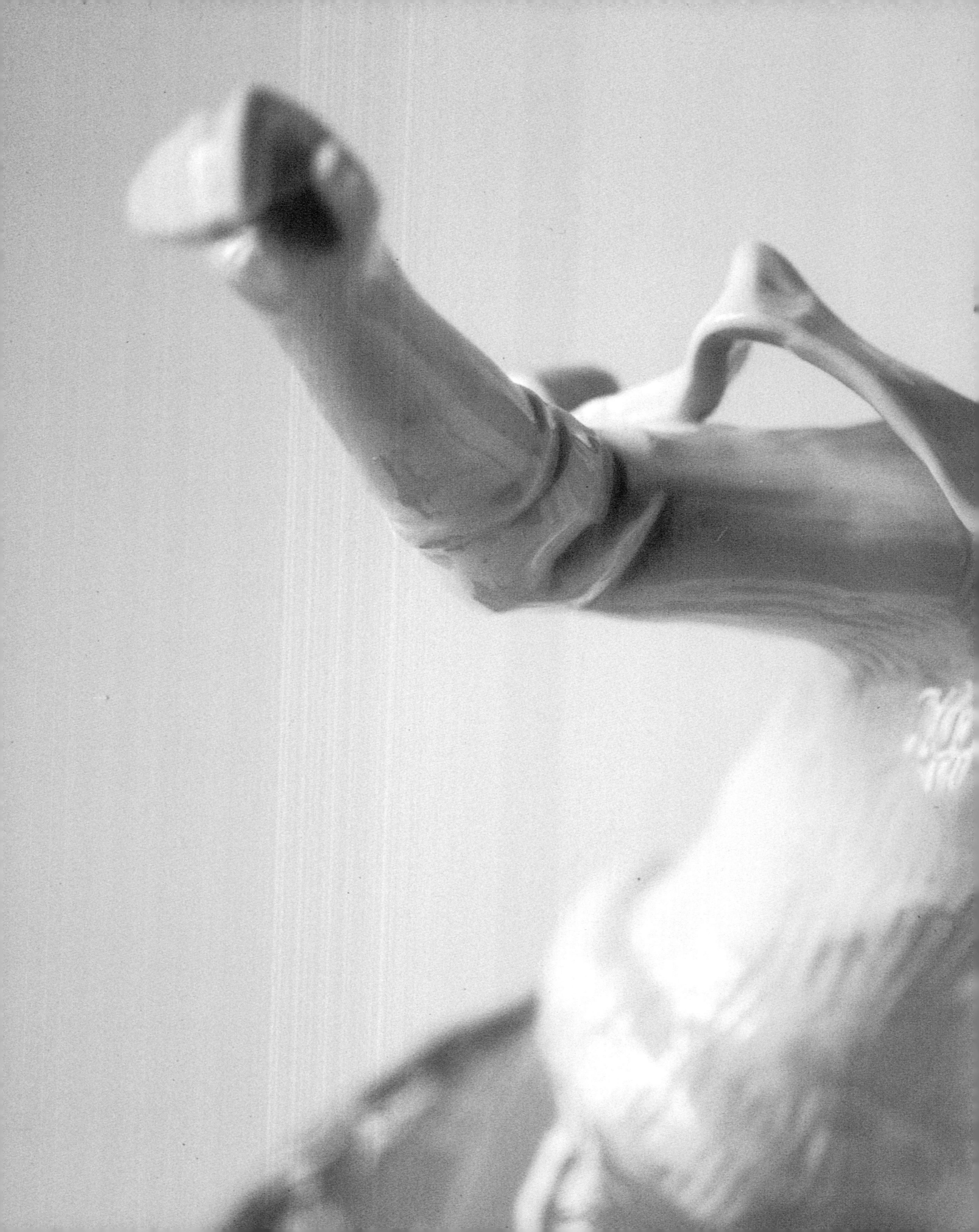

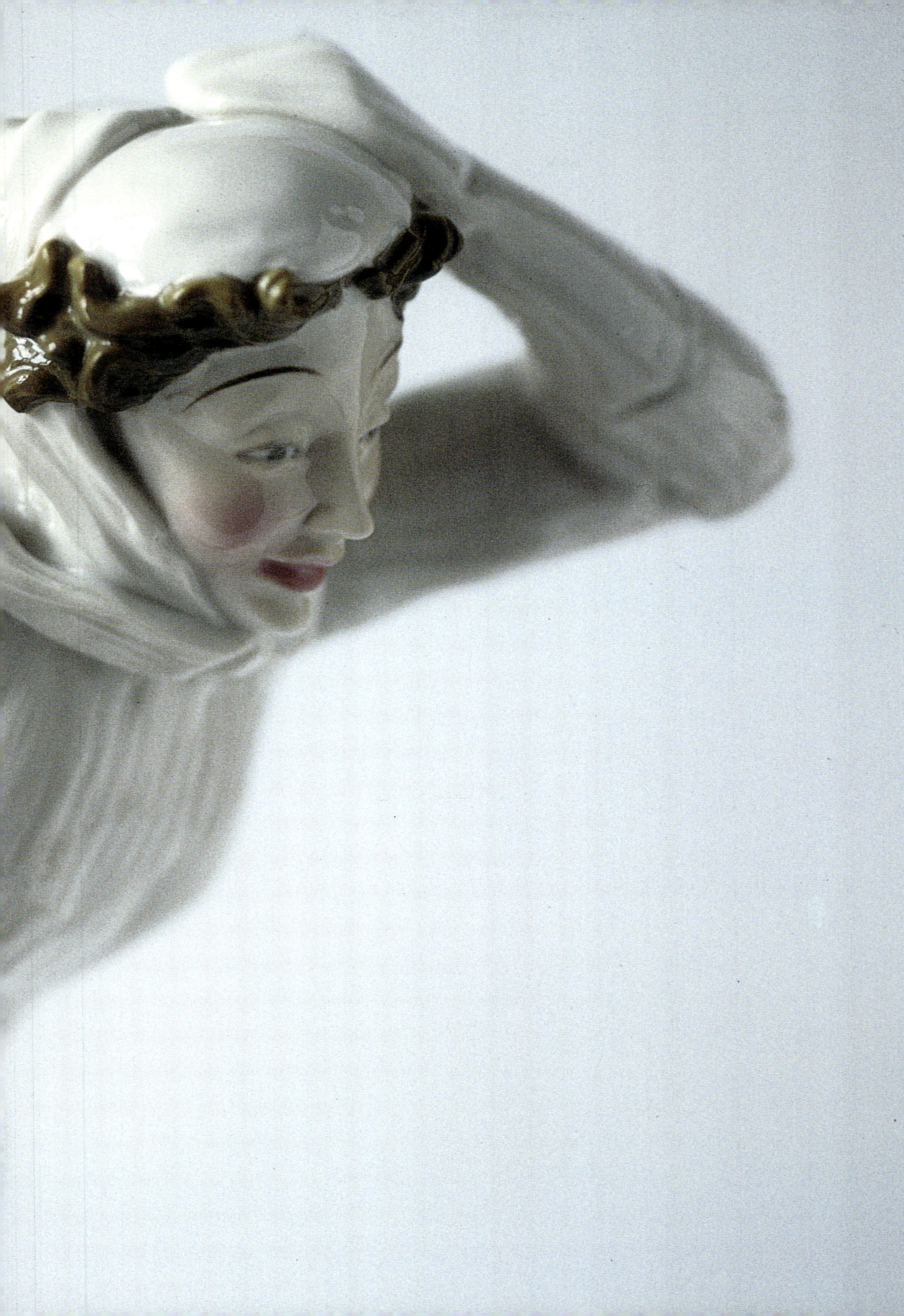

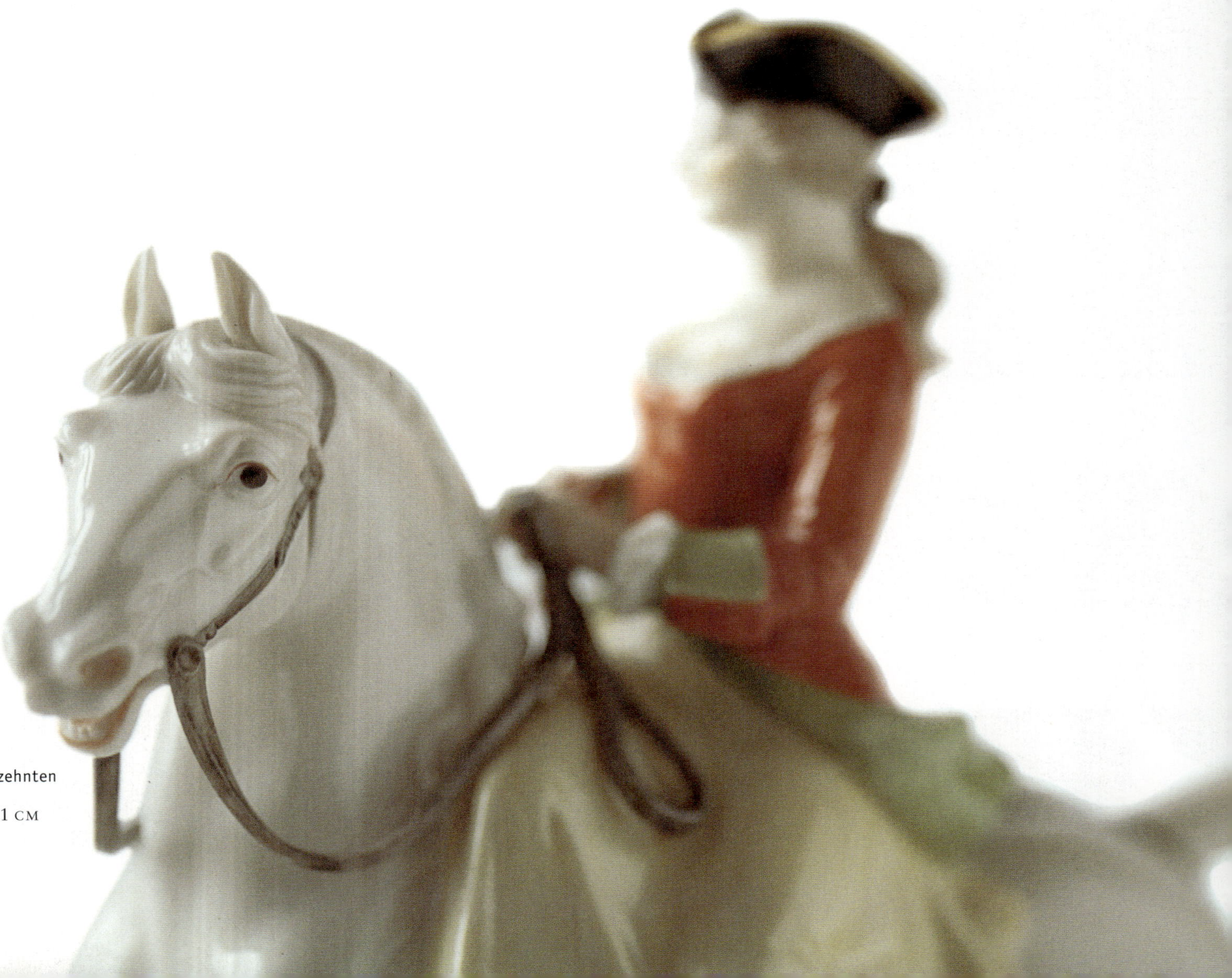

Reiterin aus der Roten
Nymphenburger Jagd
nach Vorlage des achtzehnten
Jahrhunderts
ORIGINALGRÖSSE 21 CM

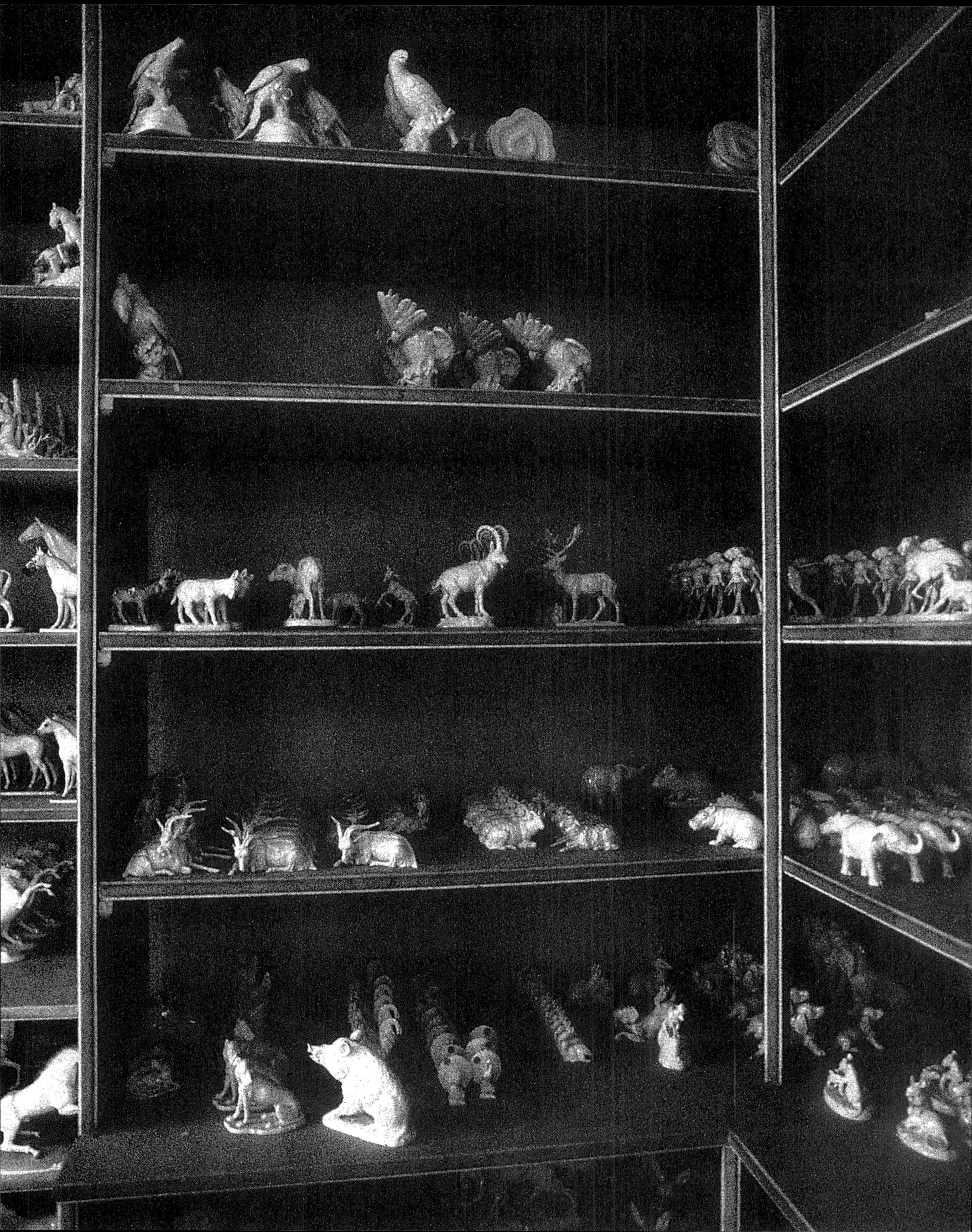

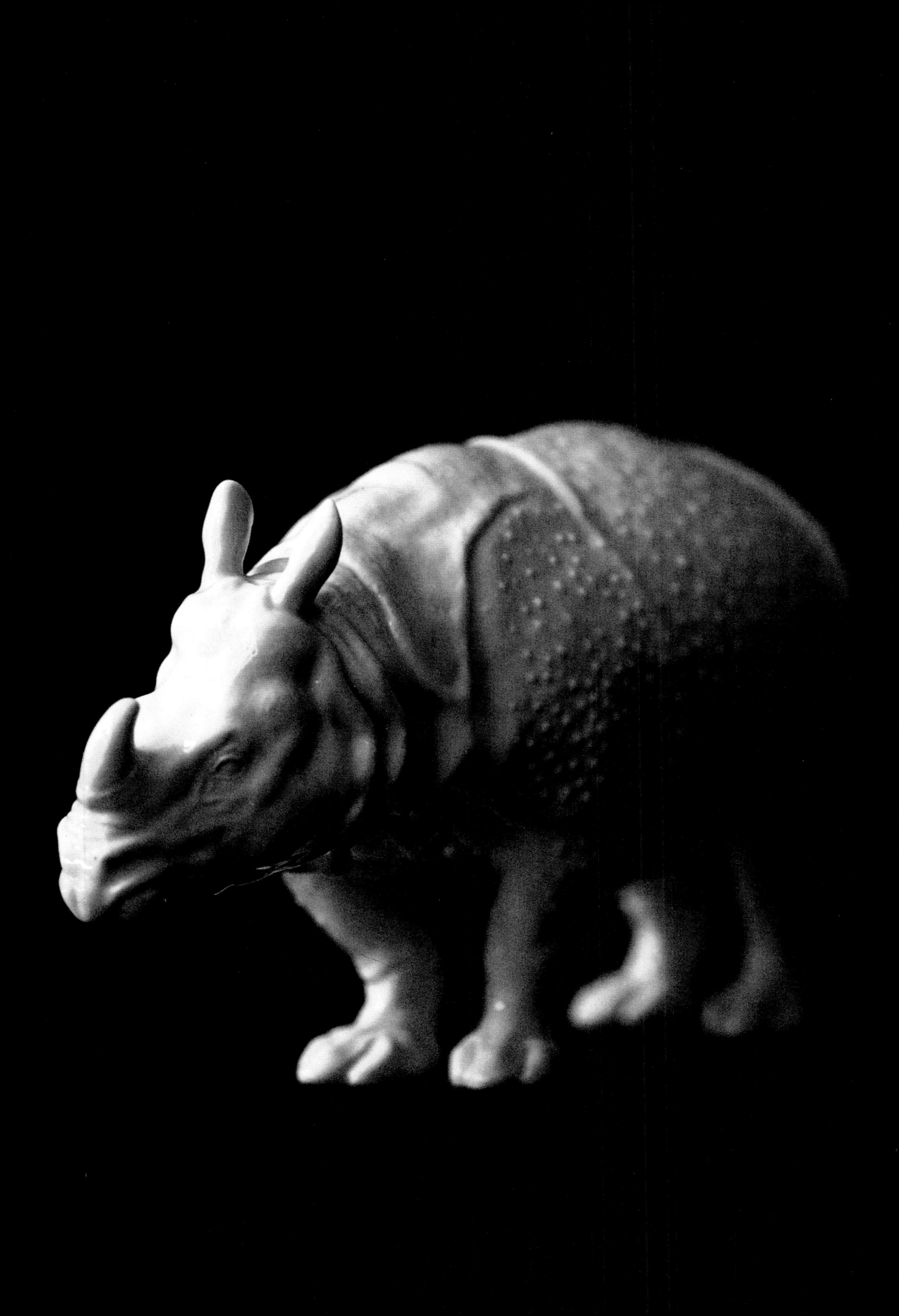

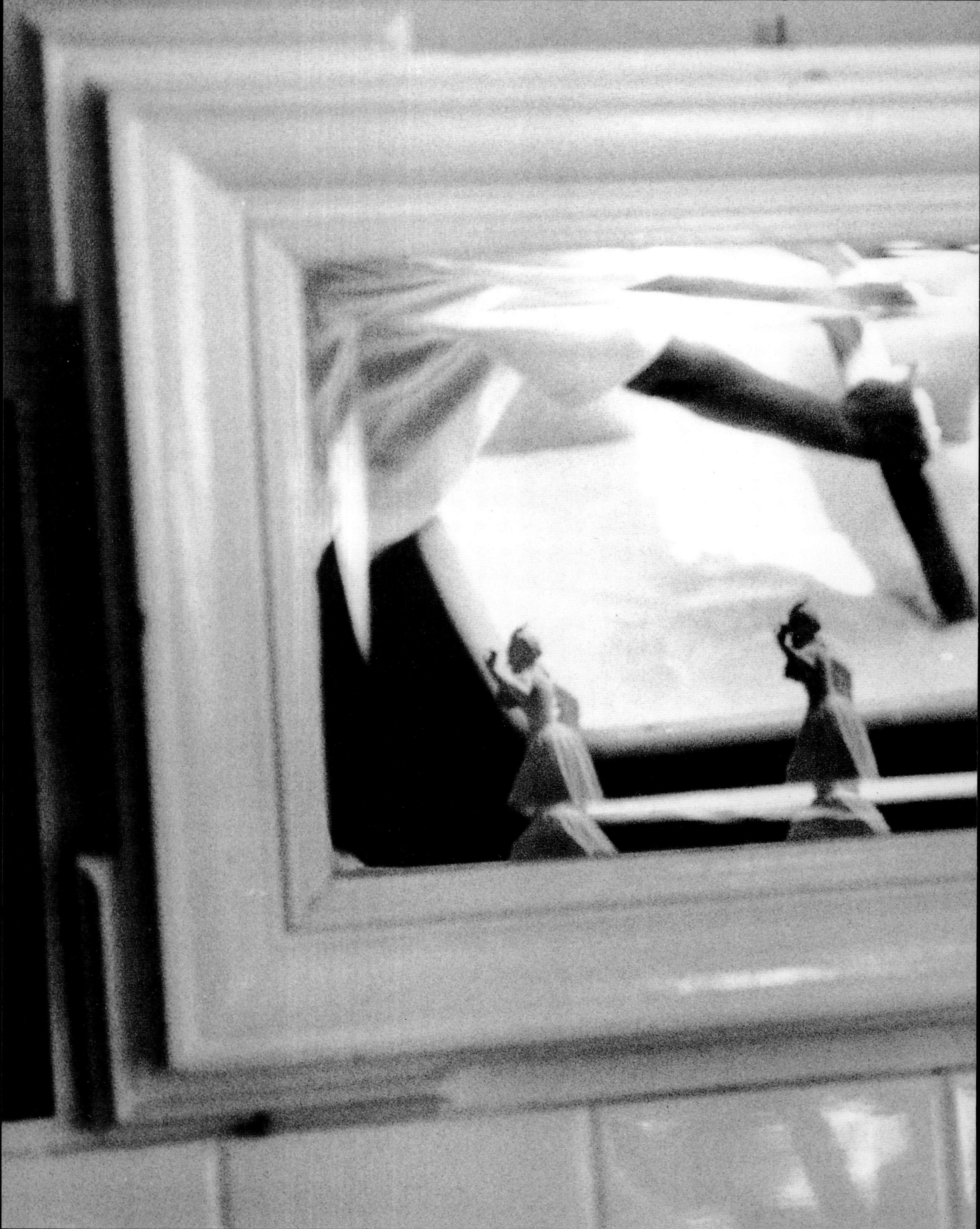

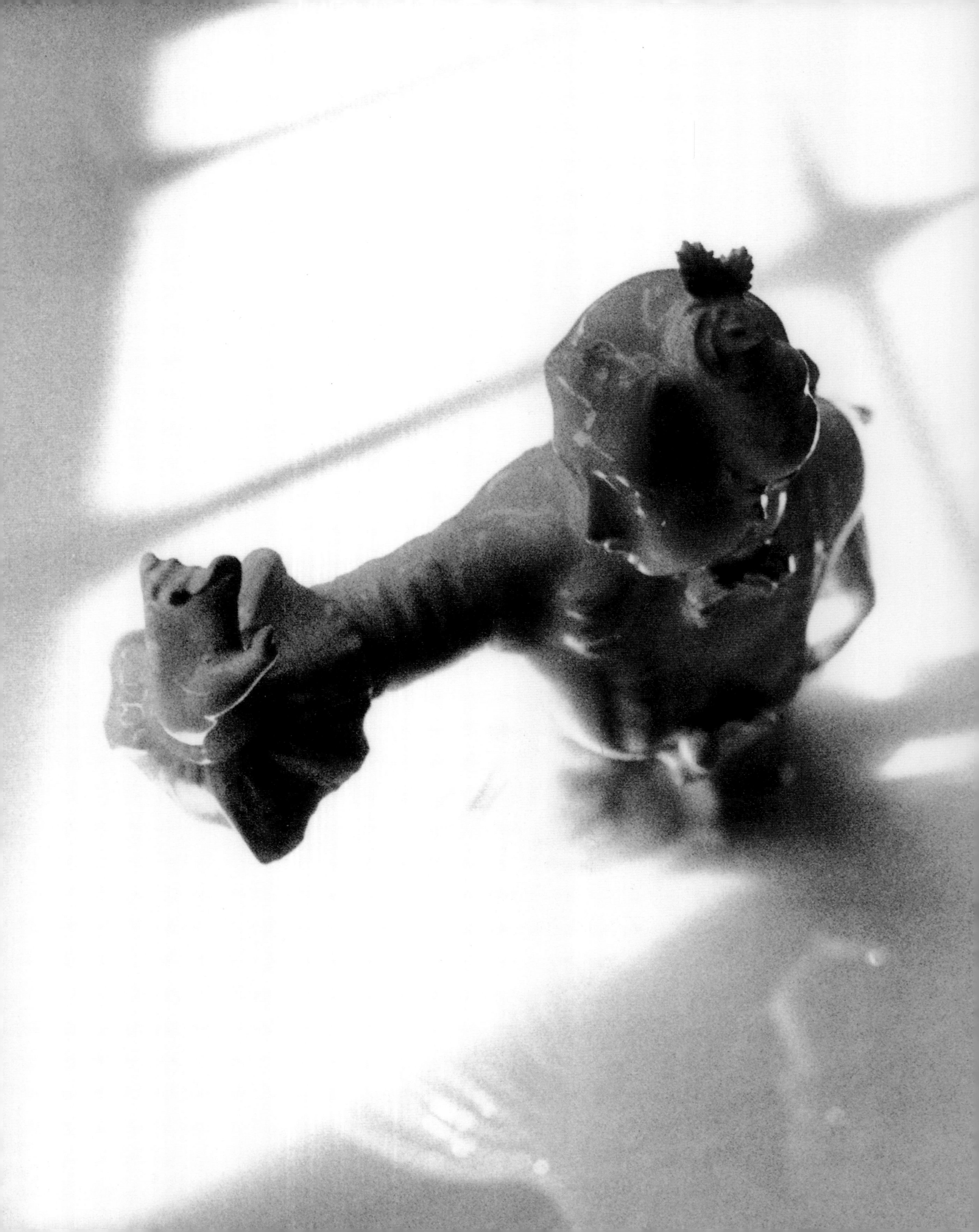

Die Glasiererei. Die Zusammensetzung der Glasur ist nahezu identisch mit der des Scherbens, weshalb beide eine innige Verbindung eingehen. Wie ein Schwamm saugt sich die Figur an der Oberfläche mit der flüssigen Glasur voll. Der Mitarbeiter läßt sie abtropfen, reinigt die Standfläche, damit sie beim Brand nicht mit dem Boden verklebt und plaziert sie in den Glattbrandofen. Im sogenannten Scharffeuer werden über 1400°C erreicht. Bei den Figuren reichen allerdings schon 1320°C, genug, die Leda um 14% schrumpfen zu lassen (letztes Bild). Die Atmosphäre wird nicht reduktiv angelegt, so daß es zu keiner Reduktion des Eisens kommt. Es sind nämlich noch immer geringe Spuren von Eisen im Porzellan. Sein Oxid verleiht dem gebrannten Porzellan einen Hauch von Gelb.

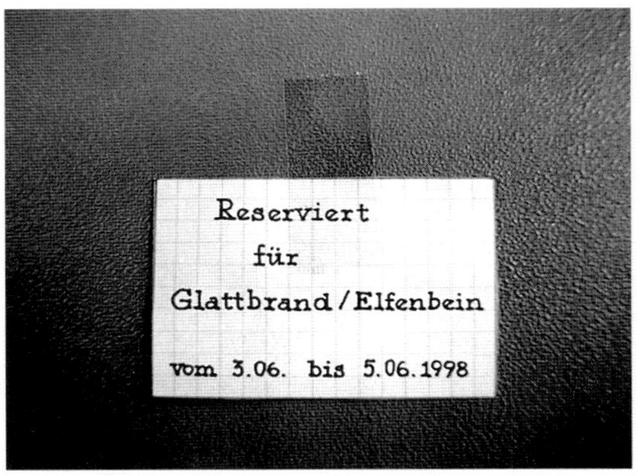
Reserviert
für
Glattbrand / Elfenbein
vom 3.06. bis 5.06.1998

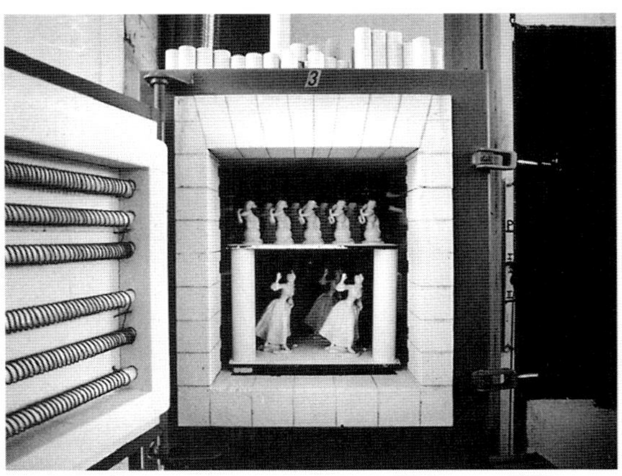

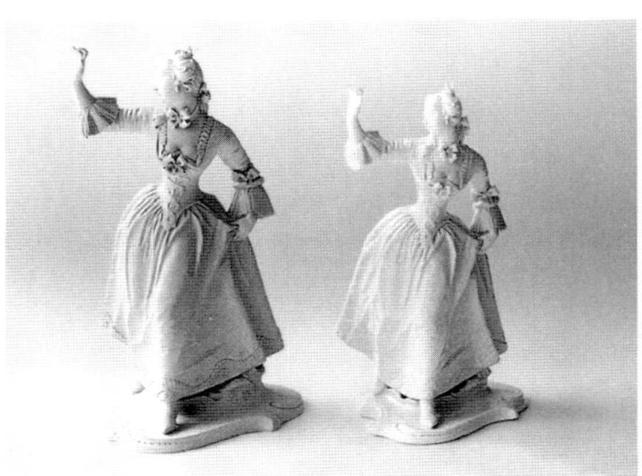

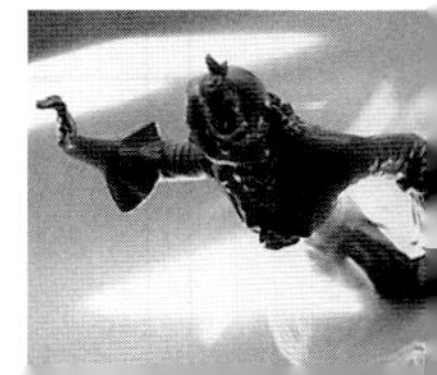

Die Moderne. Nymphenburg geht neue Wege

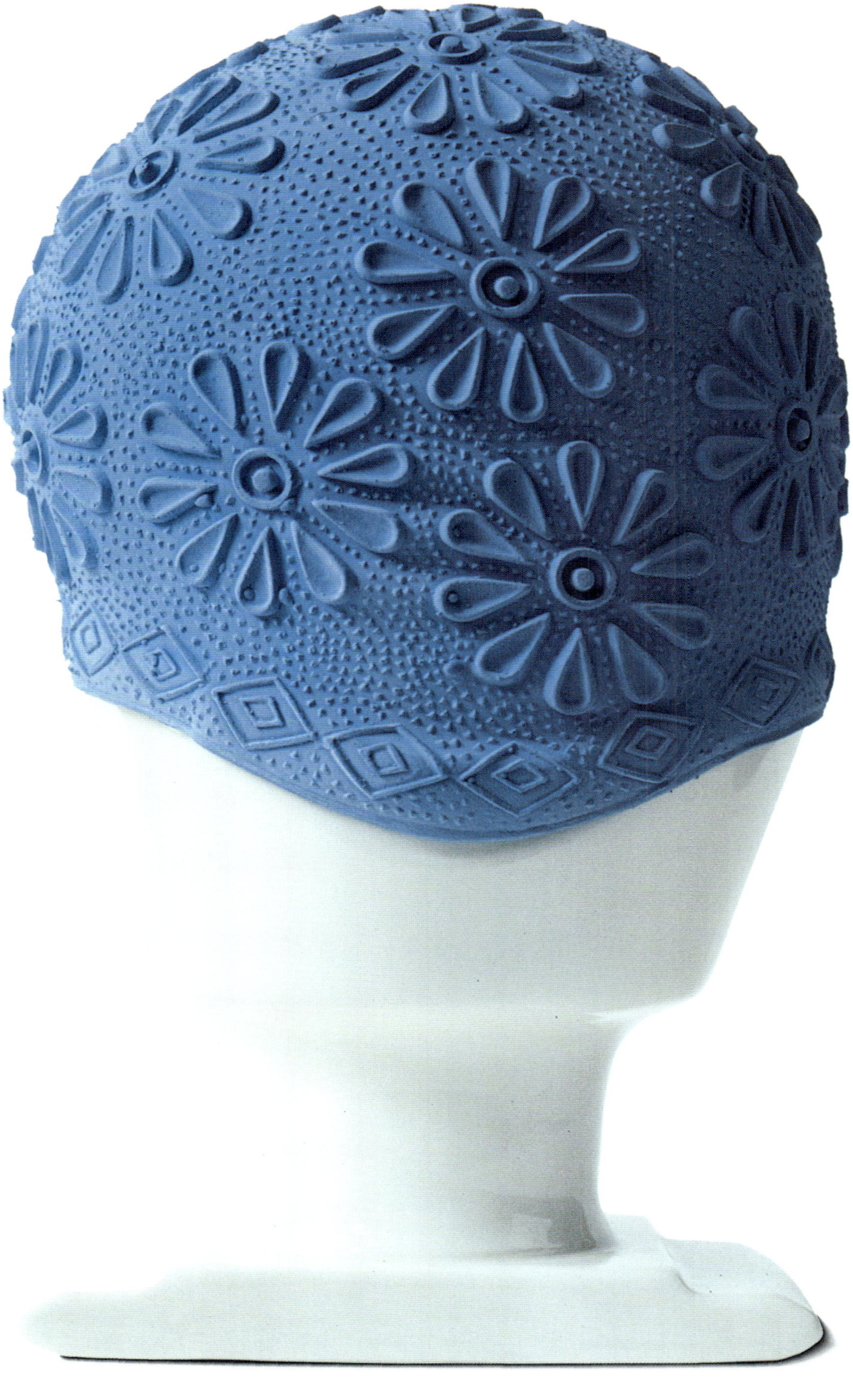

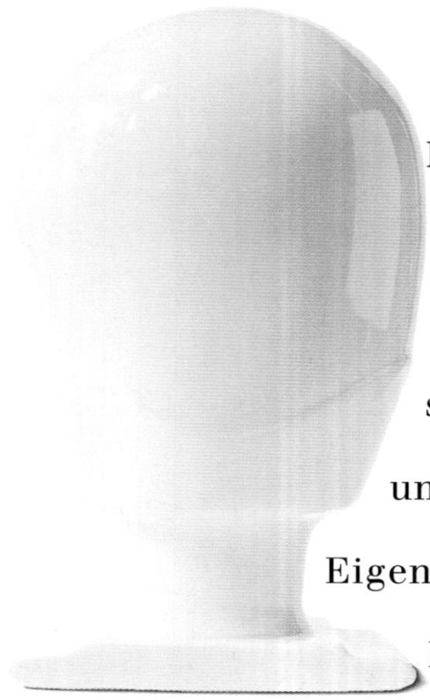

Ein Lebenswerk im Umbruch – die zweite Generation „Bäuml". 1929 starb Albert Bäuml, und die Manufakturleitung ging in die Hände seiner drei Söhne über. Dr. Fritz Bäuml, der Chemie und Kunstgeschichte studiert hatte und in dieser Eigenschaft den künstlerischen Part übernahm bzw. der Mann für Porzellan und Farbe wurde. Alfred Bäuml, der nach Studienaufenthalten im Ausland als kaufmännischer Leiter fungierte. Und Kurt Bäuml, der die Öffentlichkeitsarbeit organisierte. Was Albert Bäuml für die Manufaktur geleistet hat, ist von unschätzbarem Wert. Es ist kaum vorstellbar, daß ein anderer Pächter (72 weitere standen 1887 zur Auswahl) Vergleichbares zustande gebracht hätte. Er war es, der der Porzellan-Manufaktur Nymphenburg ihre Identität wiedergab.

Mit 1928 sind die ersten Aufträge für Wolfgang v. Wersin datiert. Perfekt ausgewogen, doch nie langweilig, von großer Feinheit, aber nie überzüchtet, sind sie Archetypen des modernen Geschirrs, manche sogar die Quintessenz. Die zeitlos schönen Formen Helios, Lotos und Adonis entstanden zwischen 1929 und 1934, und es ist nahezu unvorstellbar, daß sie jemals alt würden. Diese Leistung gilt um so schwerer, als es von hohem Können spricht, überhaupt ein gutes Geschirr zu gestalten. In diesem Zusammenhang sei auf Alfred Ziffers Buch „Nymphenburger Moderne" hingewiesen, das einen lexikalischen Überblick über all die Erzeugnisse dieses Jahrhunderts bietet. Ab den dreißiger Jahren ließ das Geschäft

Tauchform für Bademützen
von Ing. Brüggemann
ab 1930

mit den Isolatoren kontinuierlich nach. Da man auf die Erlöse aus dem technischen Bereich noch immer angewiesen war, gingen die Bäumls daran, ein neues Absatzfeld zu erschließen: den Tauchformen-Markt für Gummiwaren. Das waren Porzellangüsse, mit denen die Gummiindustrie ihre Produkte herstellte. Der edle Stempel der Manufaktur zierte eine Vielzahl dieser wiederverwendbaren Positive. Tauchformen für Ballons, Windelhöschen, Badehauben, Gummihandschuhe und Präservative waren darunter, und sie wurden bis in die fünfziger Jahre europaweit verschickt.

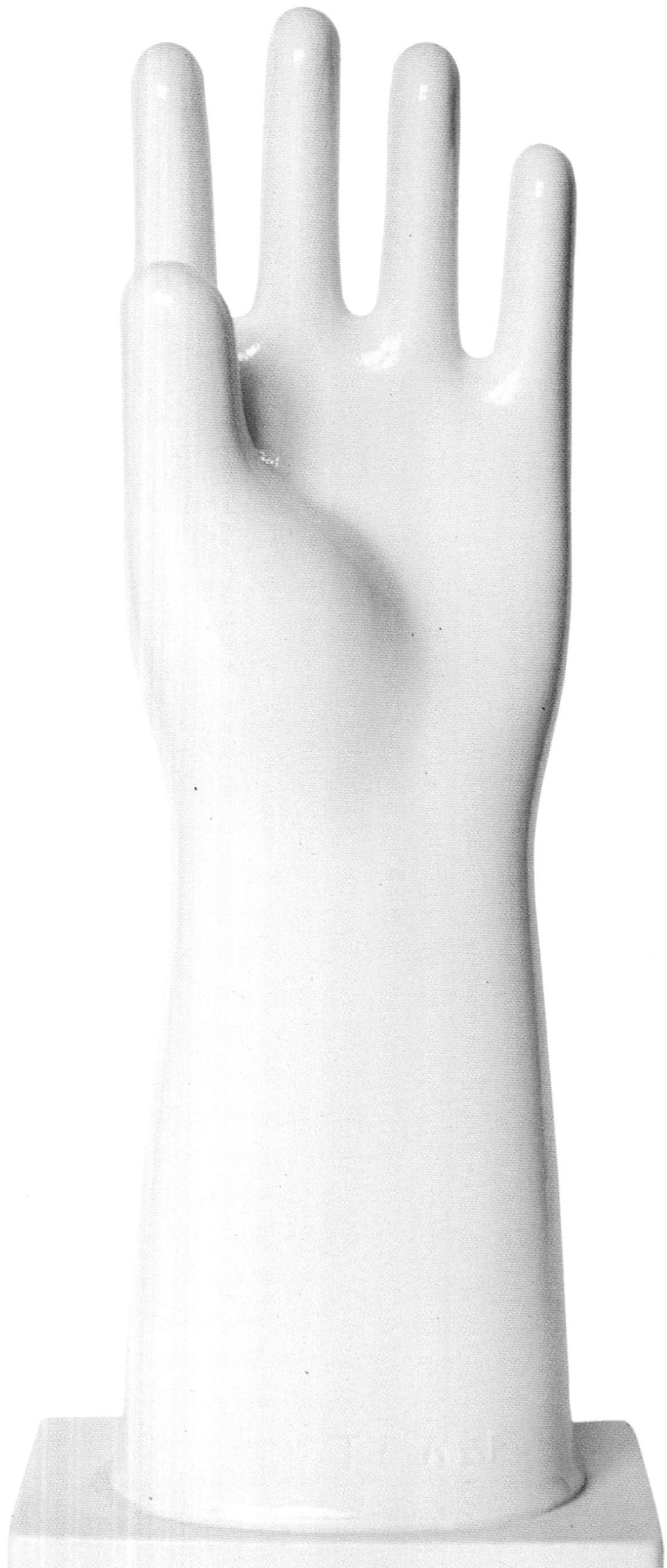

Tauchformen für Gummihandschuhe
von Ing. Brüggemann
ab 1930 | 50er Jahre

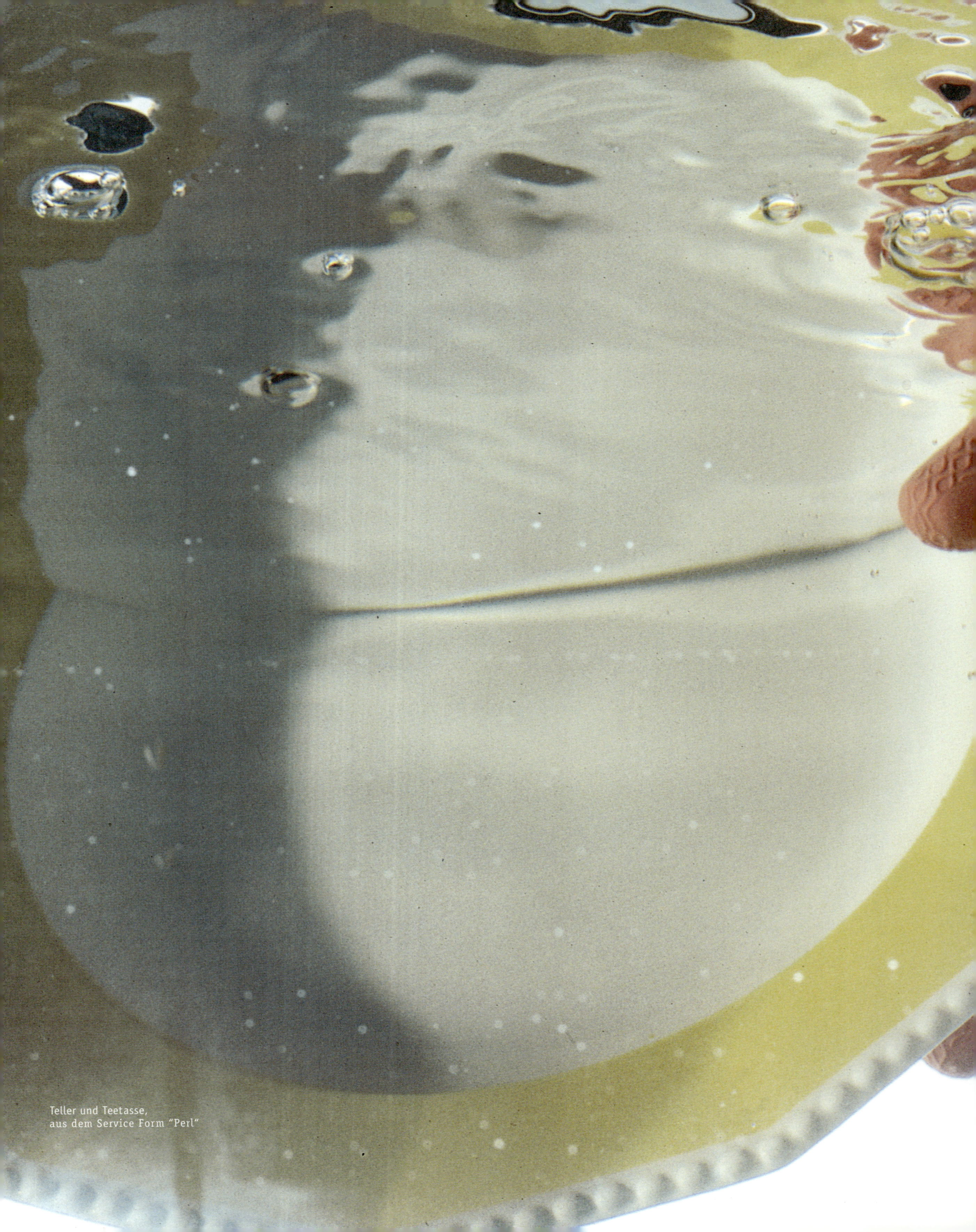

Teller und Teetasse,
aus dem Service Form "Perl"

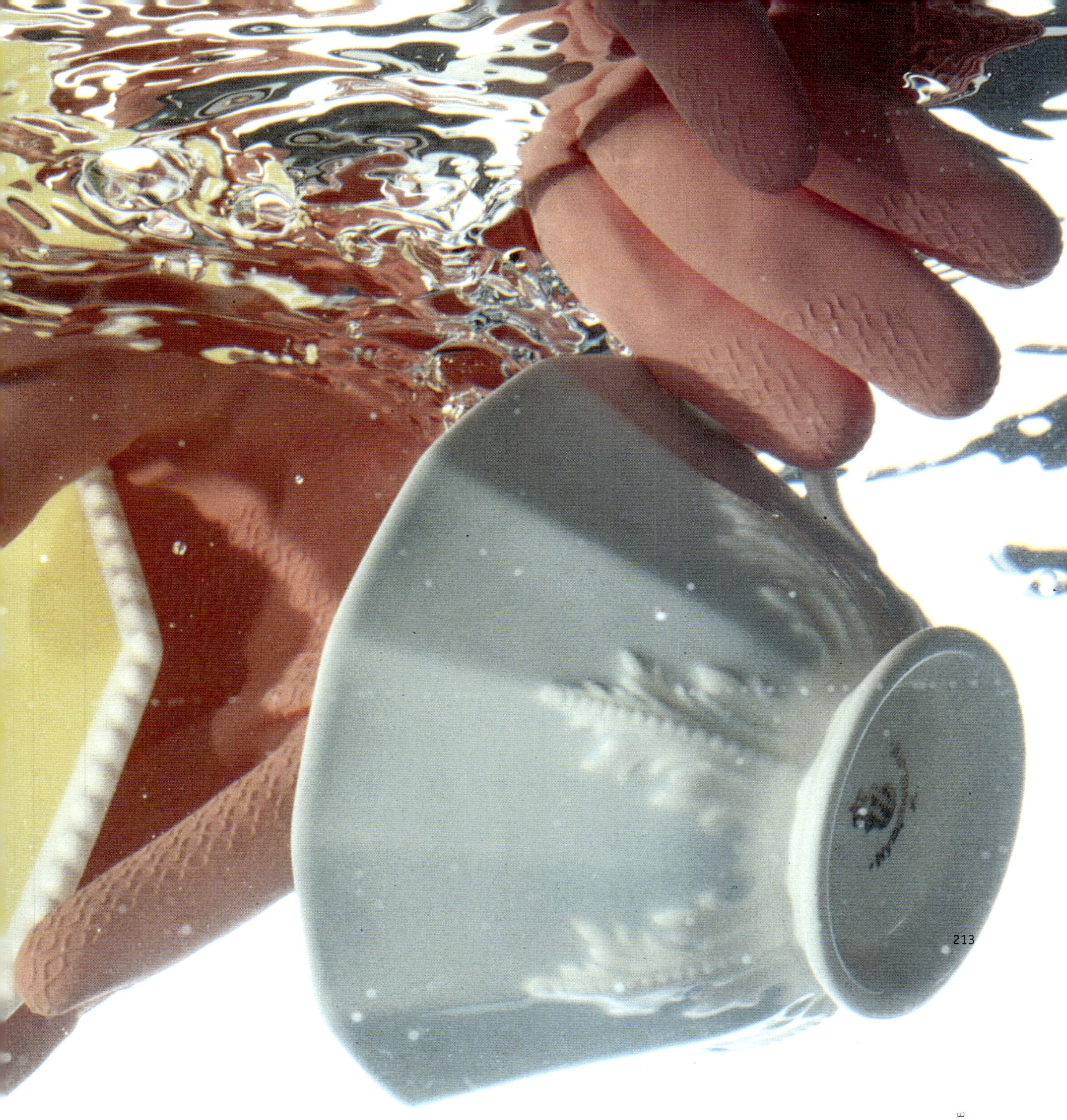

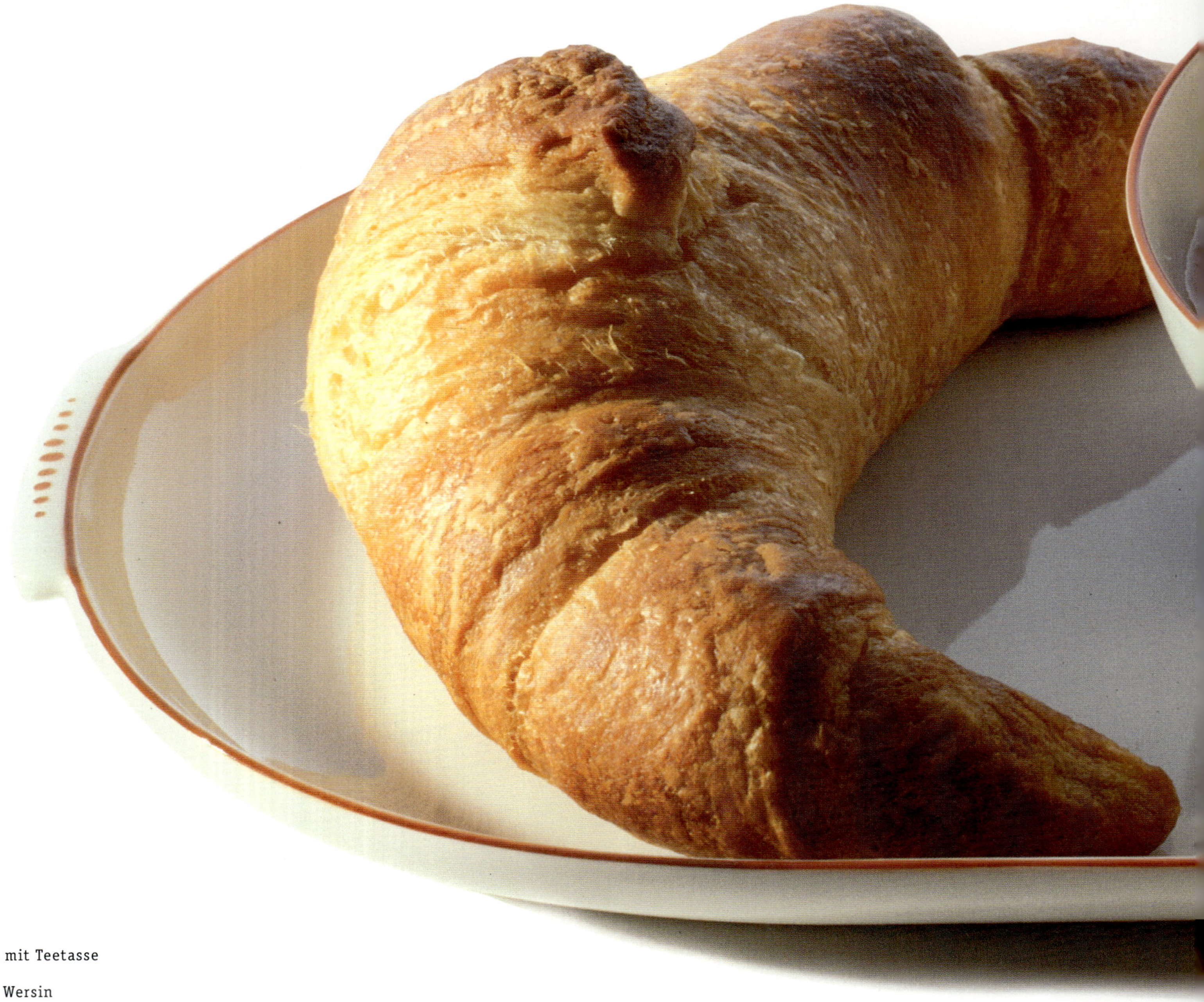

Frühstückstablett mit Teetasse
Form "Lotos"
von Wolfgang von Wersin
Entwurf 1935

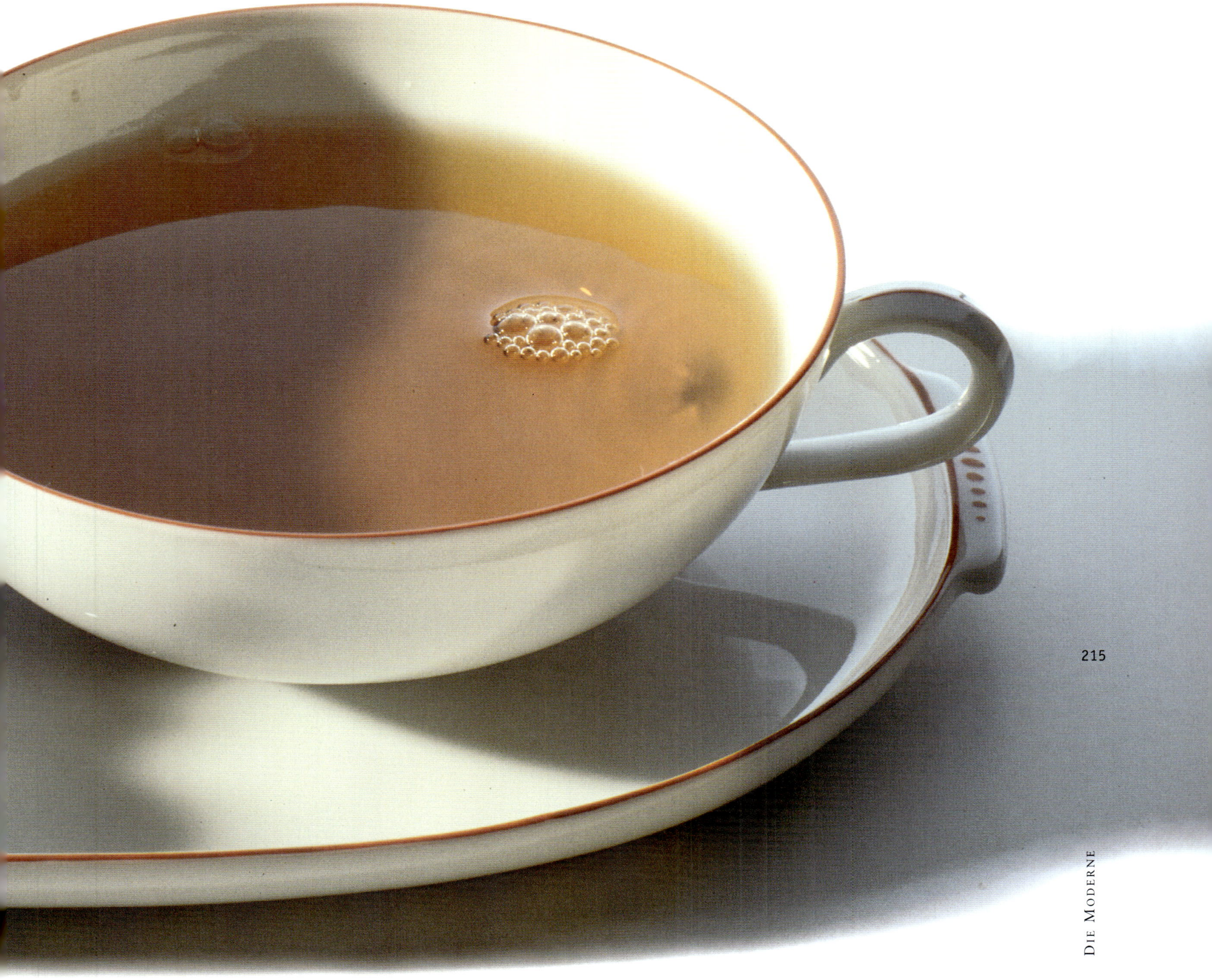

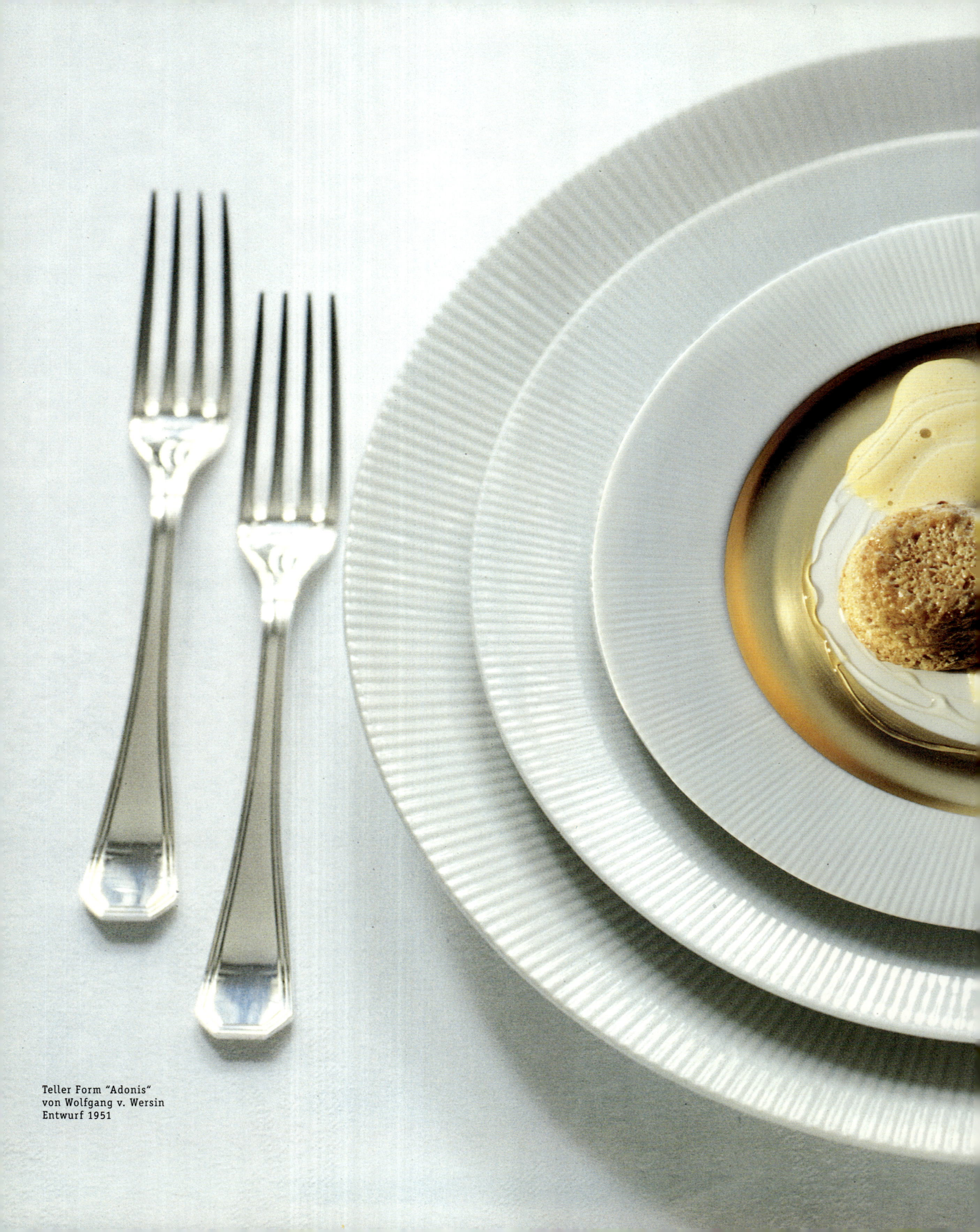

Teller Form "Adonis"
von Wolfgang v. Wersin
Entwurf 1951

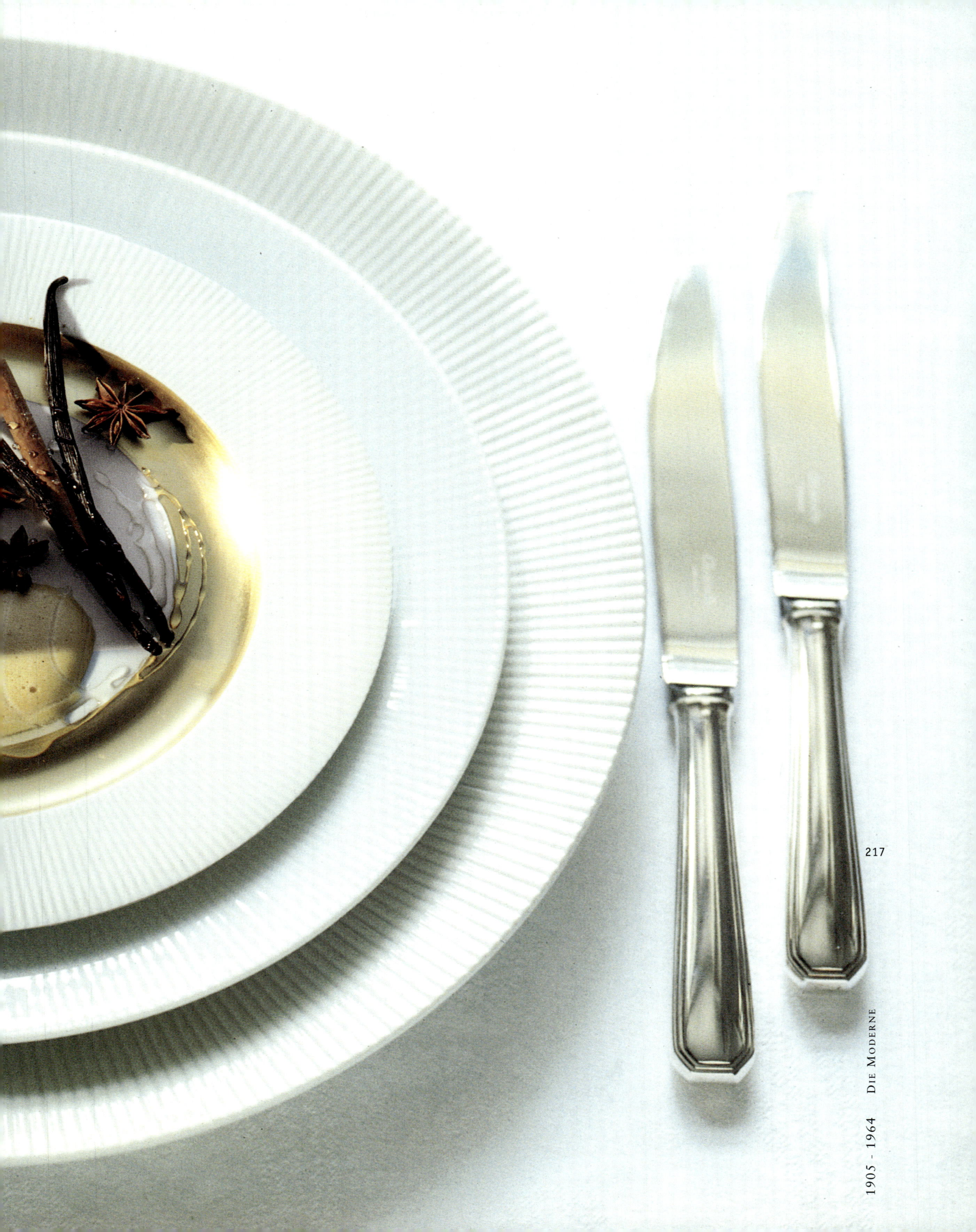

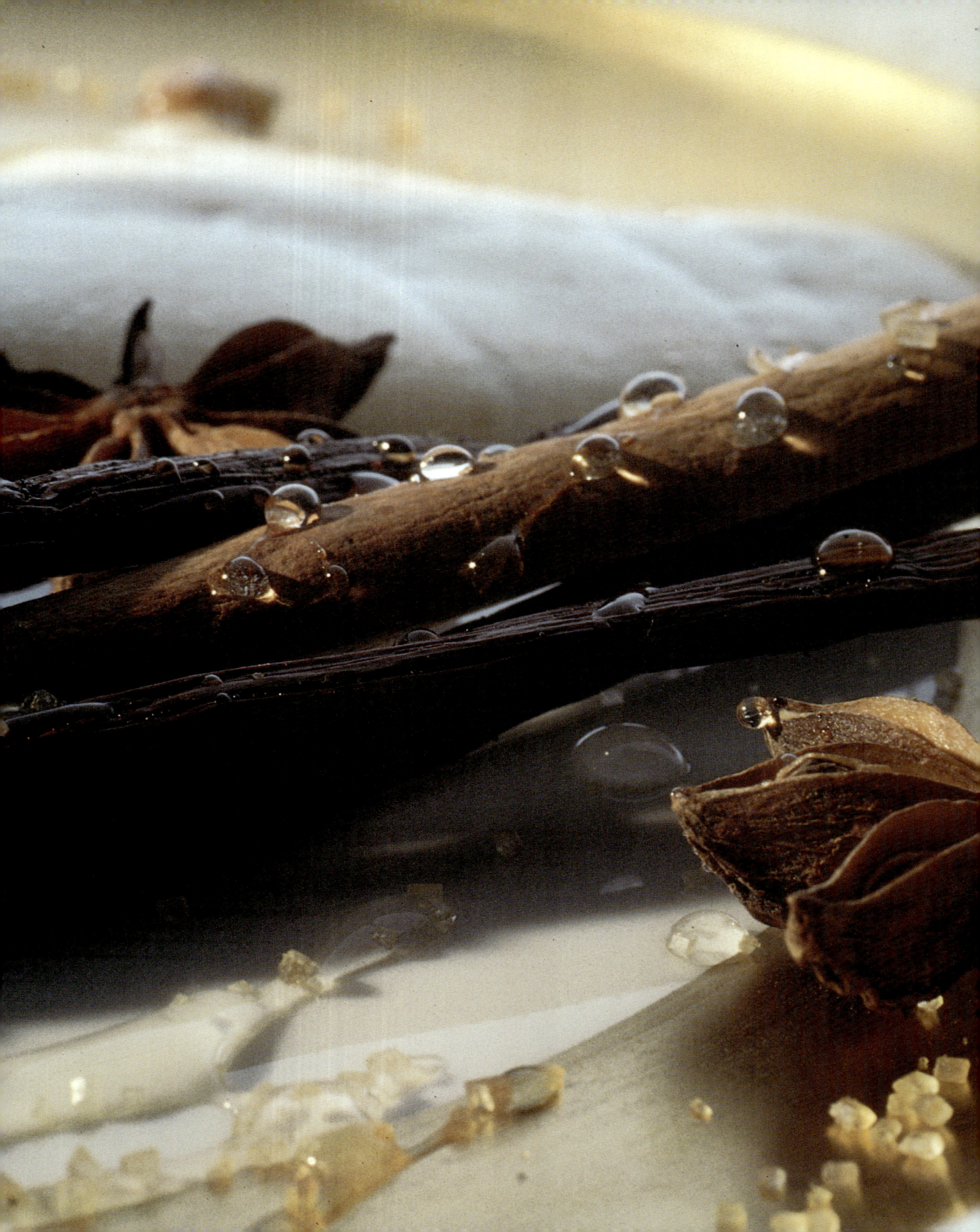

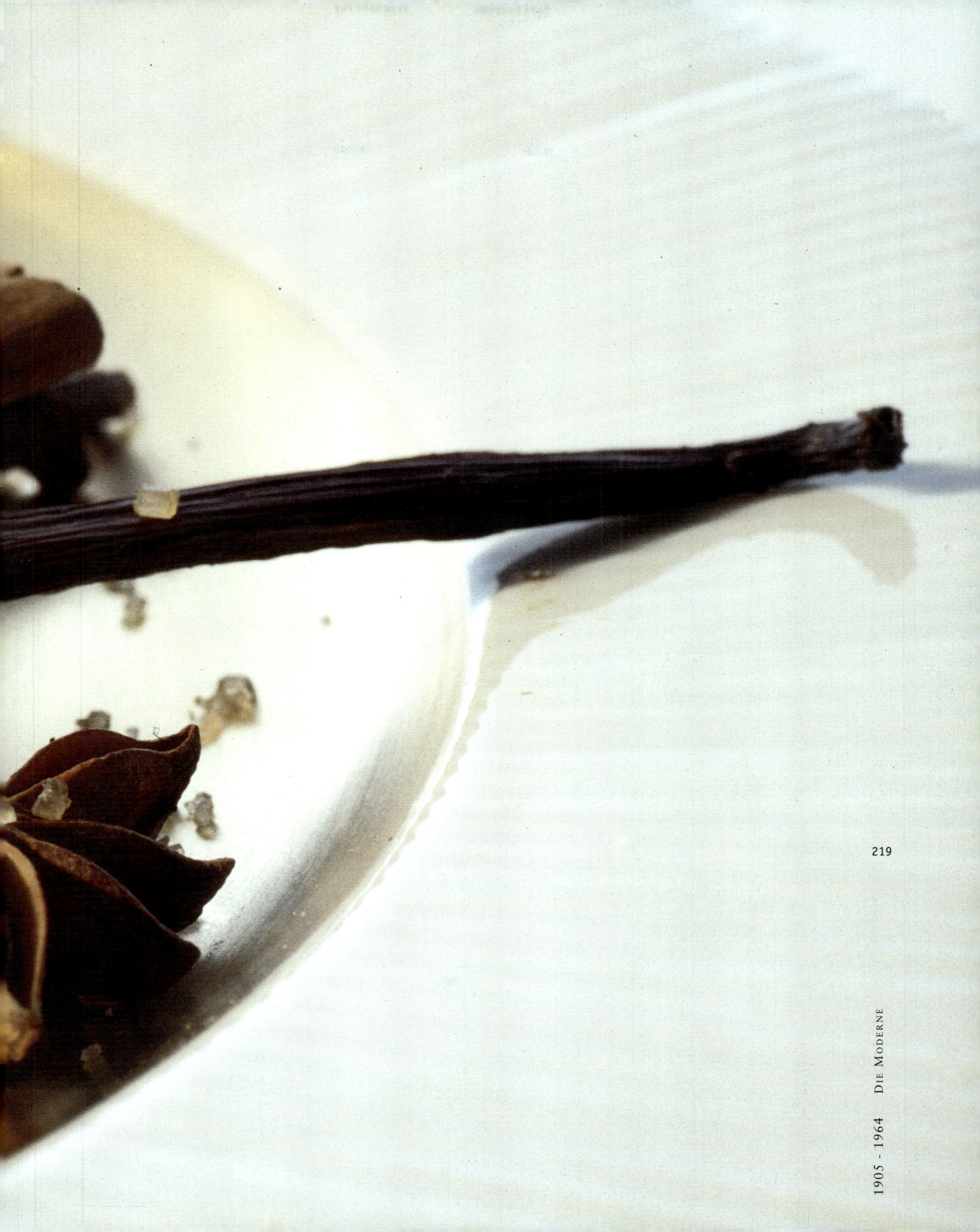

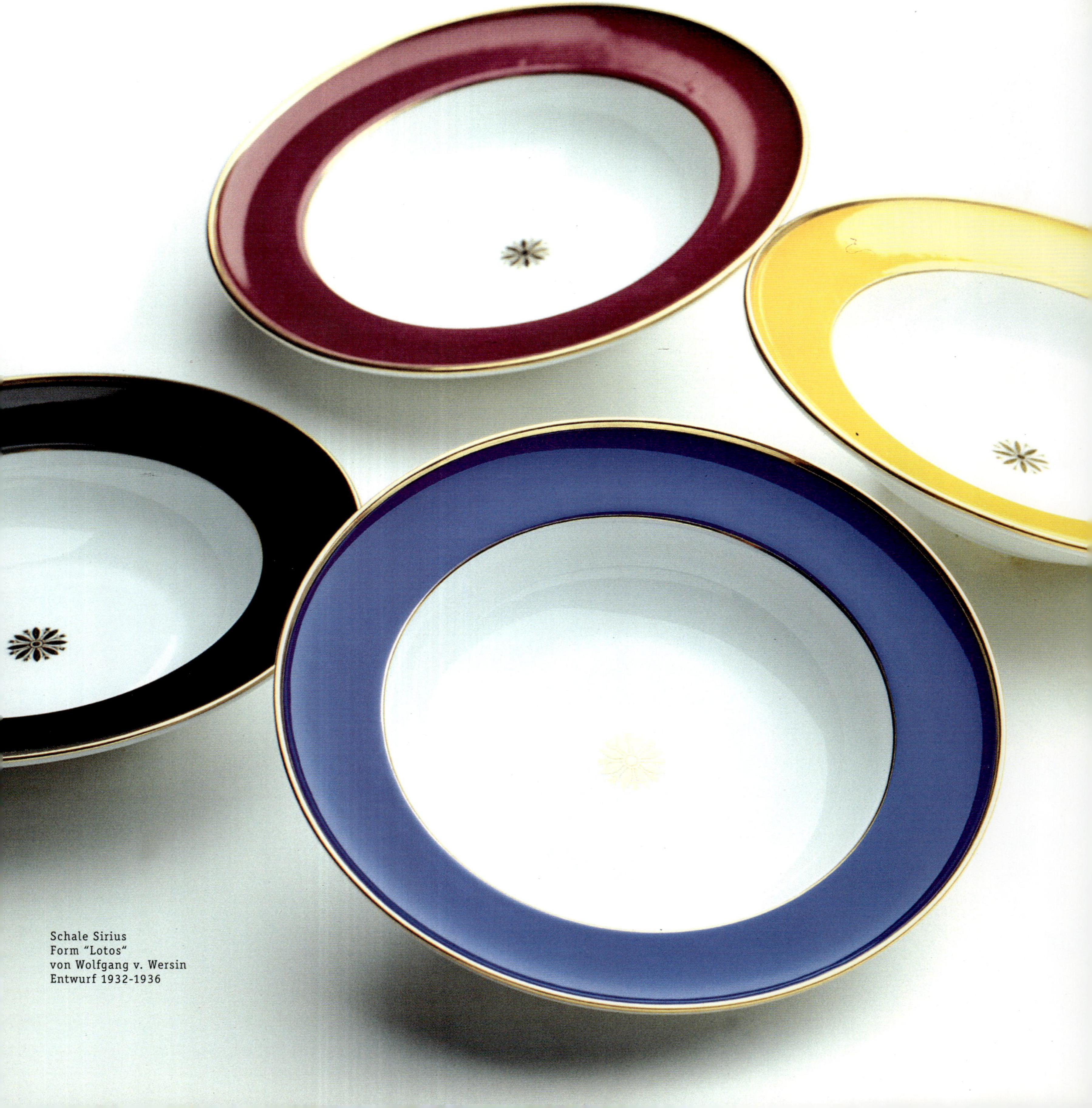

Schale Sirius
Form "Lotos"
von Wolfgang v. Wersin
Entwurf 1932-1936

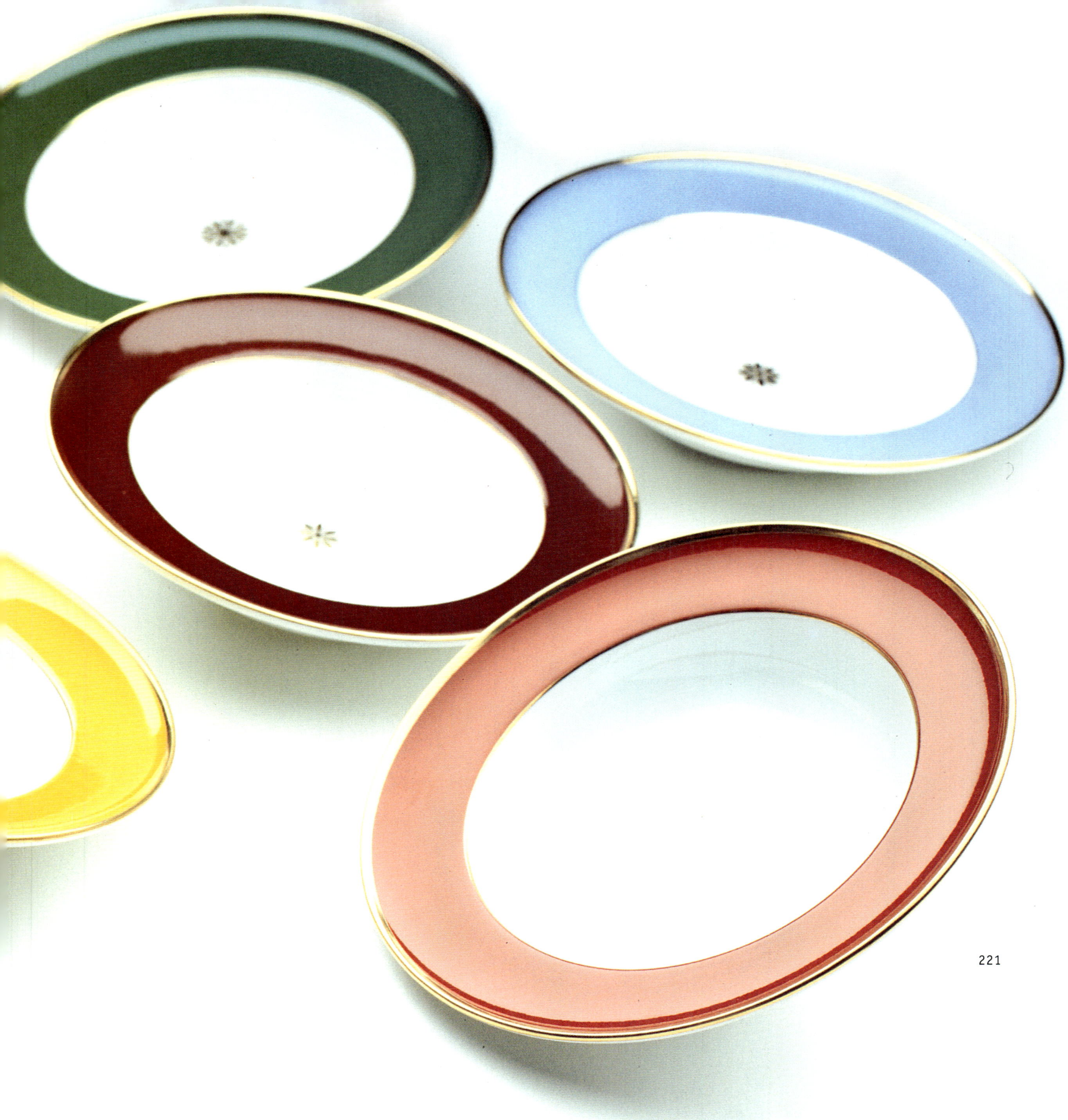

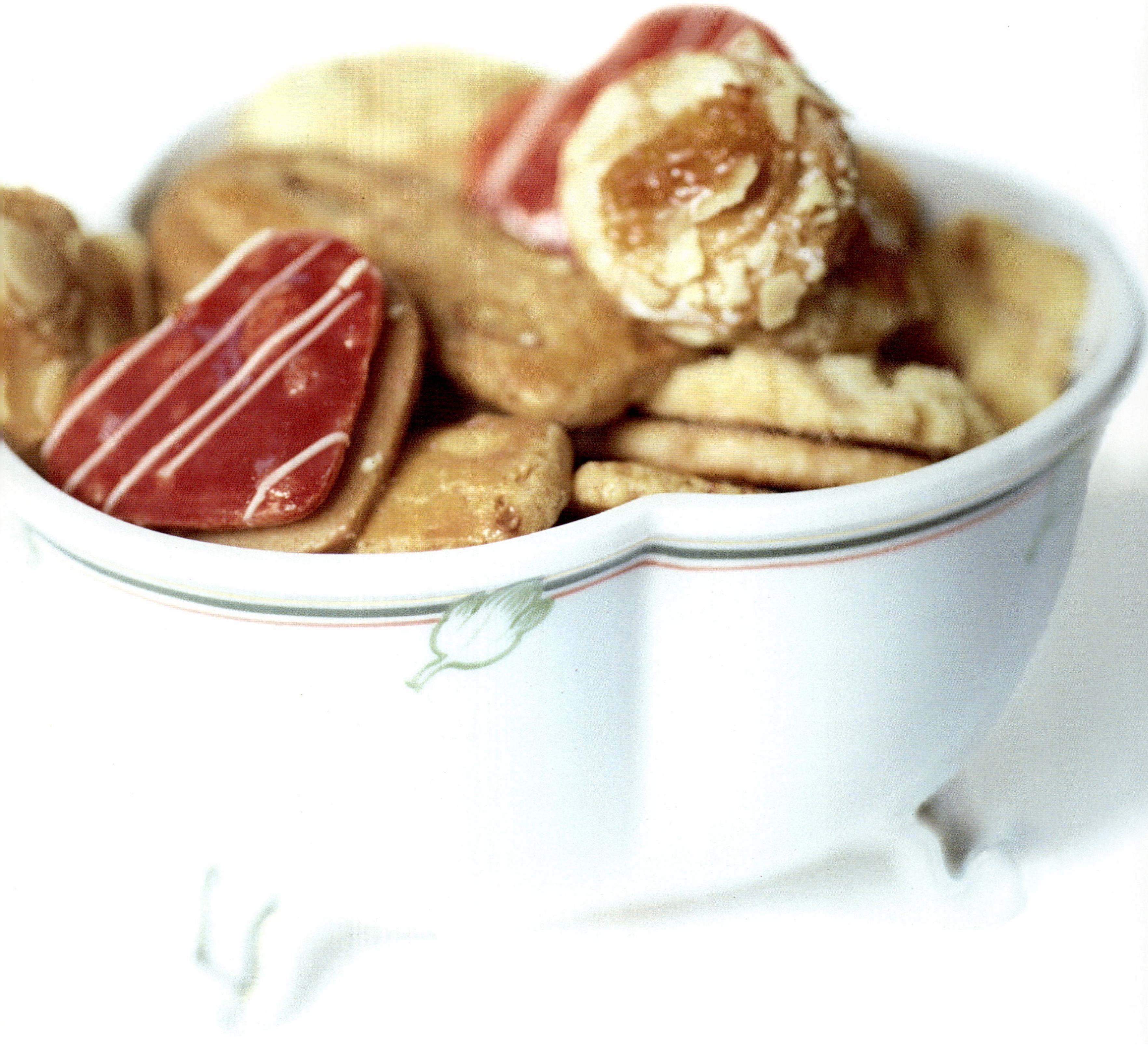

Gebäckdose
von Adelbert Niemeyer
Entwurf 1929-1930

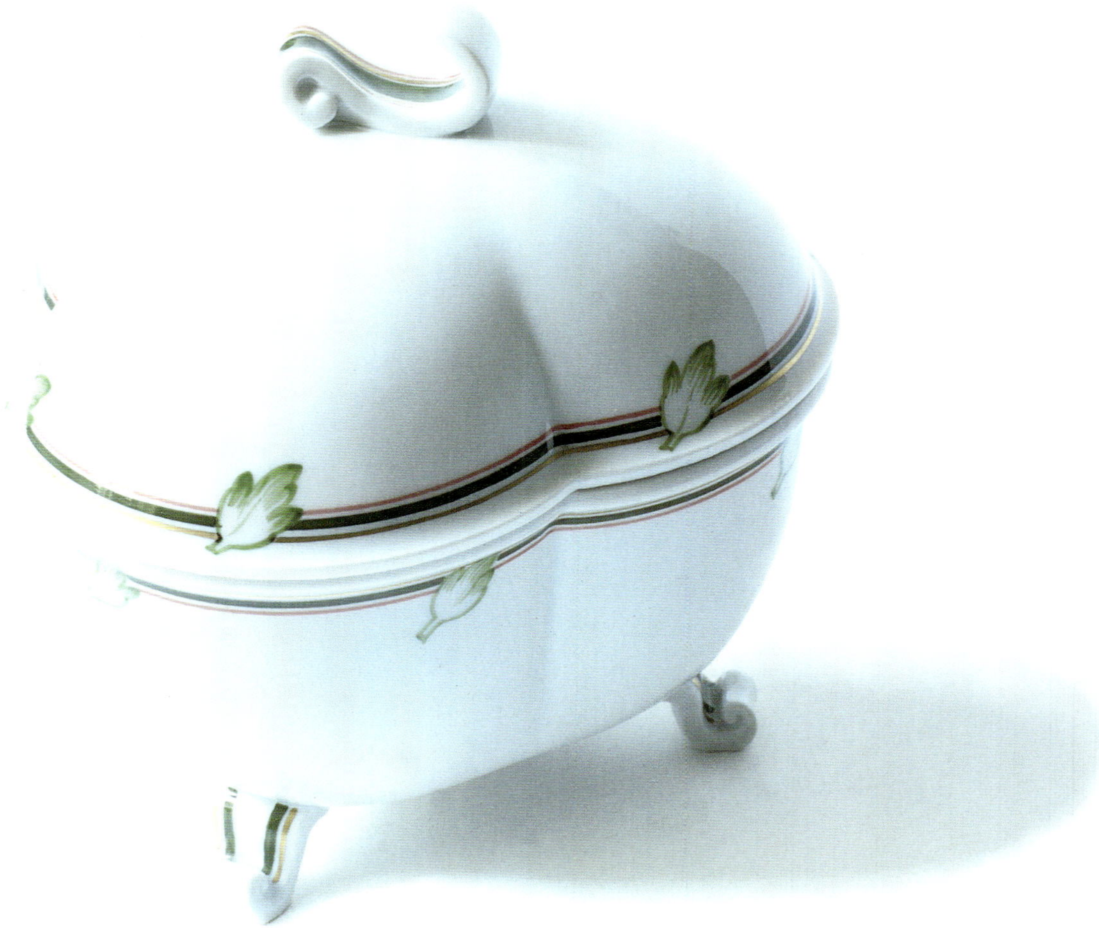

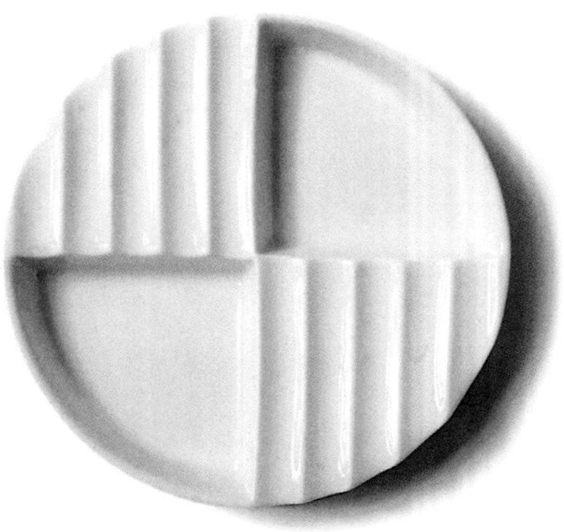

Aschenbecher
von Wolfgang v. Wersin
Entwurf 1933

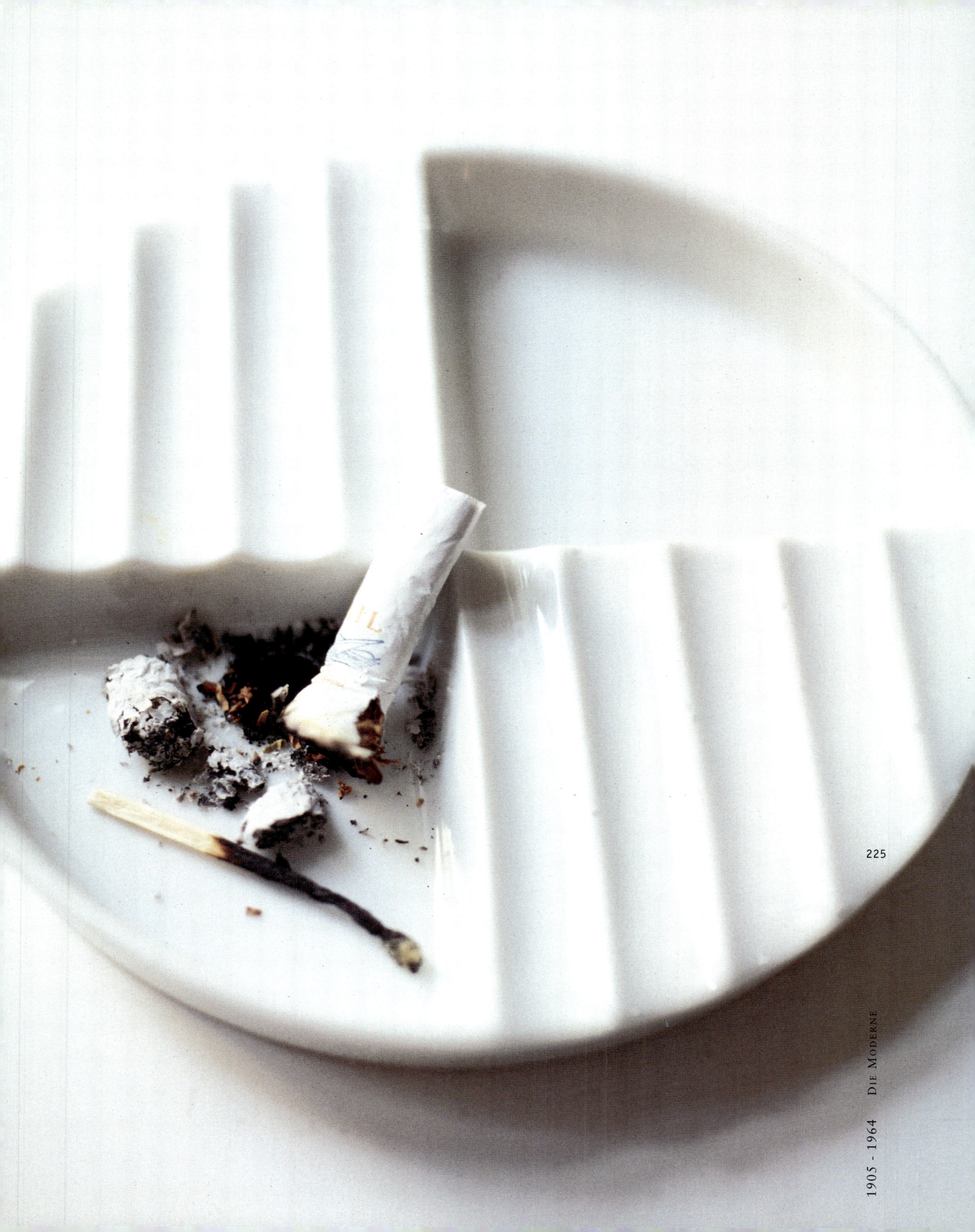

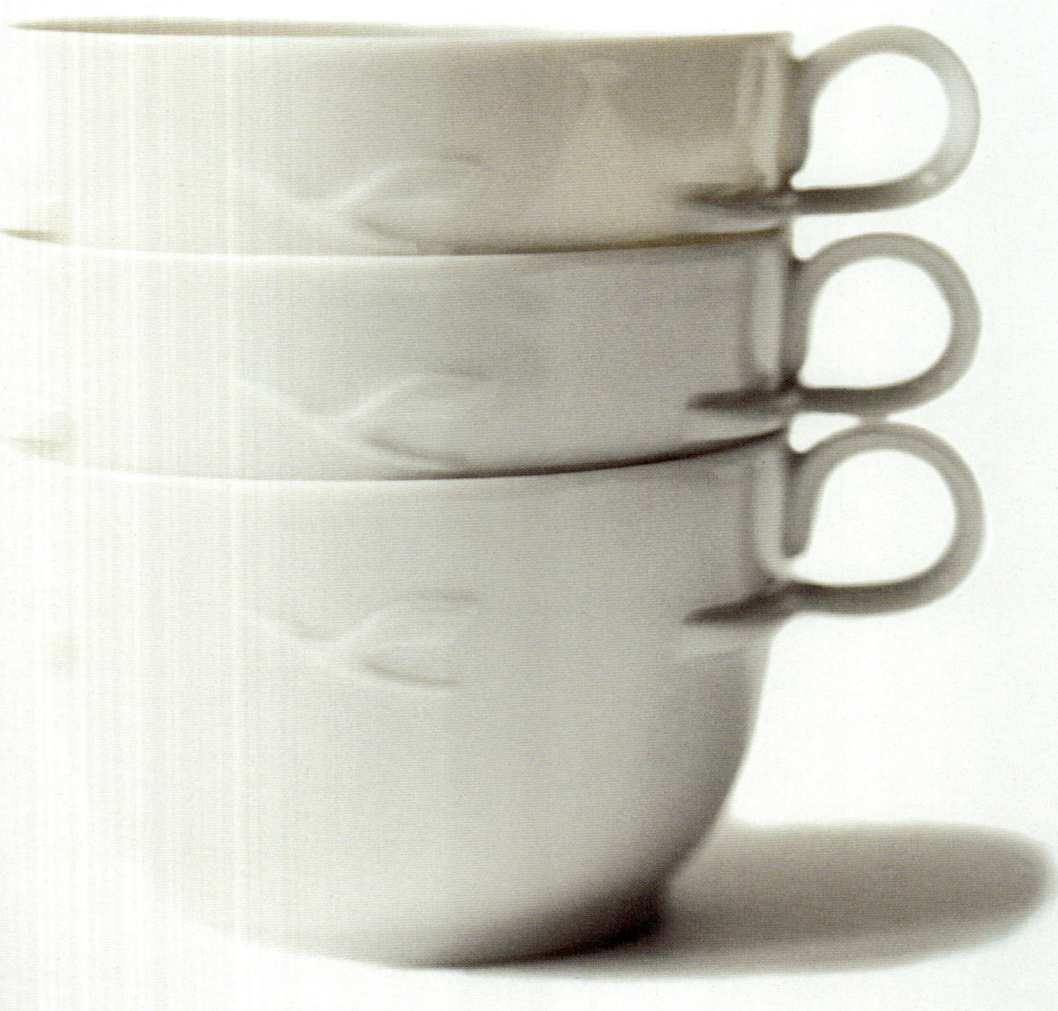

Stapeltassen
für "Lufthansa"
von Wolfgang v. Wersin
Entwurf 1954
ORIGINALHÖHE 5 CM

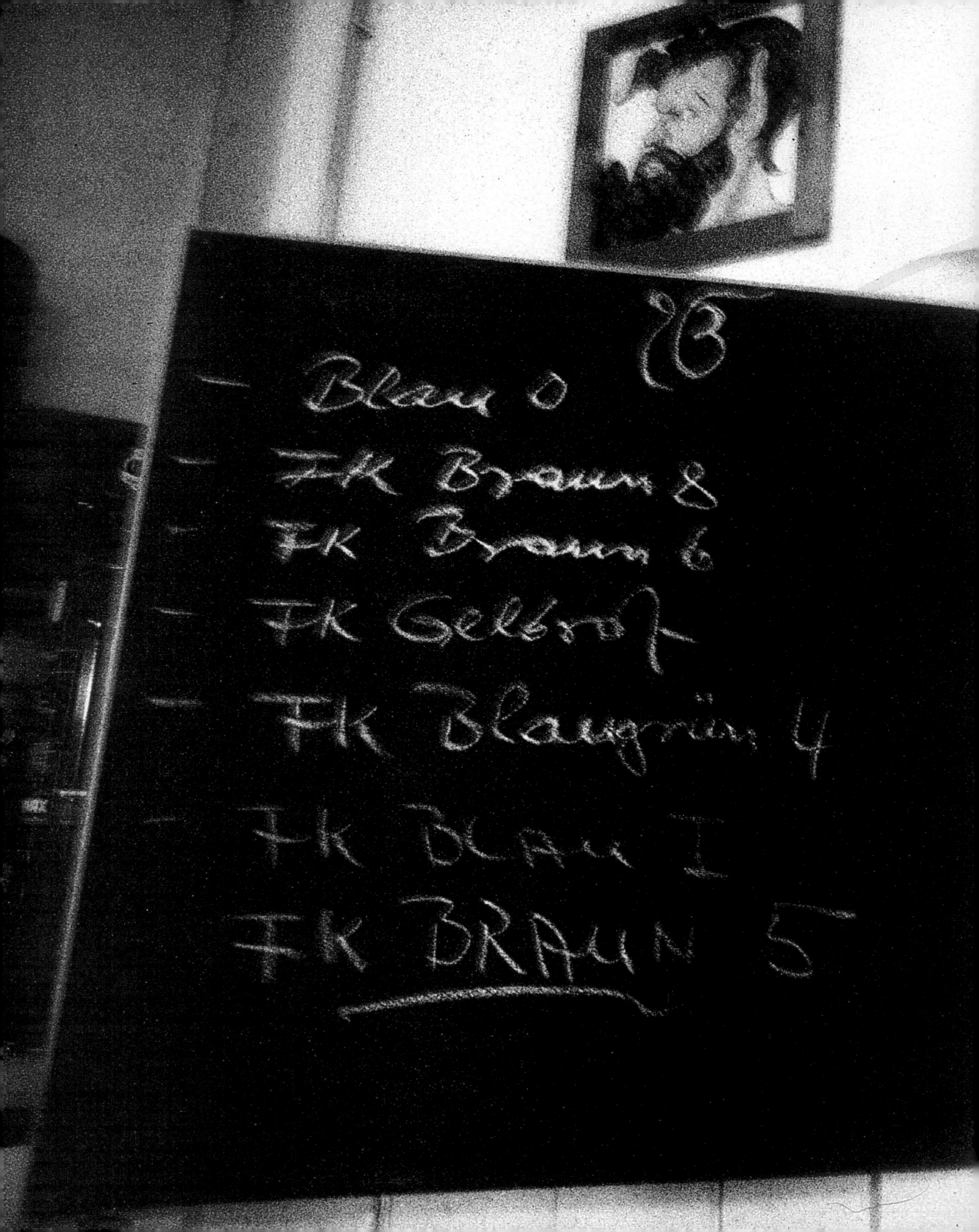
Blau 0
FK Braun 8
FK Braun 6
FK Gelbrot
FK Blaugrün 4
FK BLAU I
FK BRAUN 5

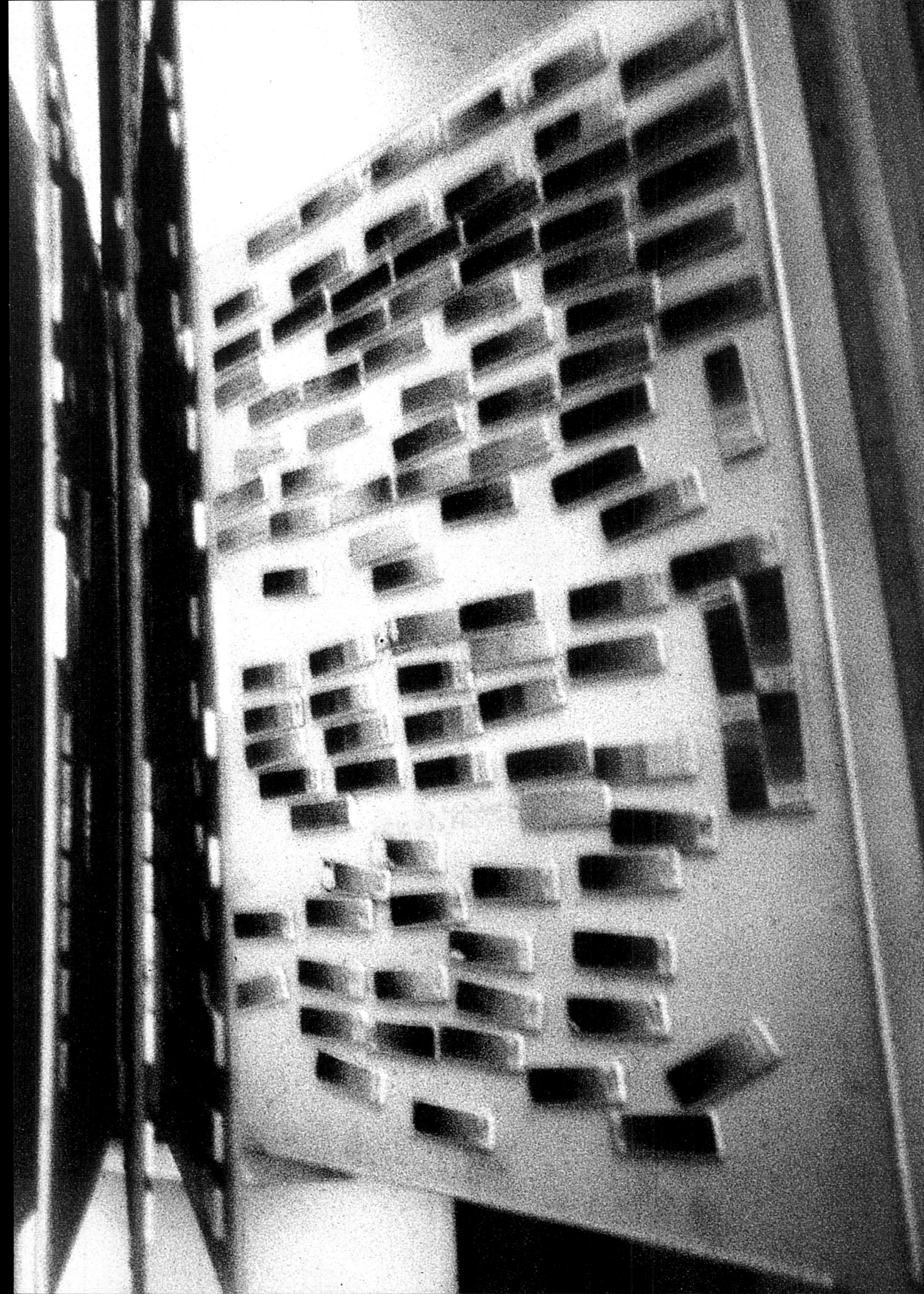

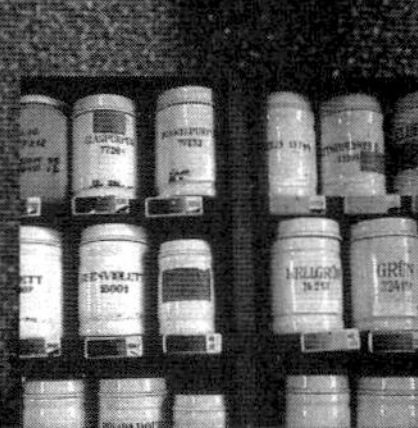

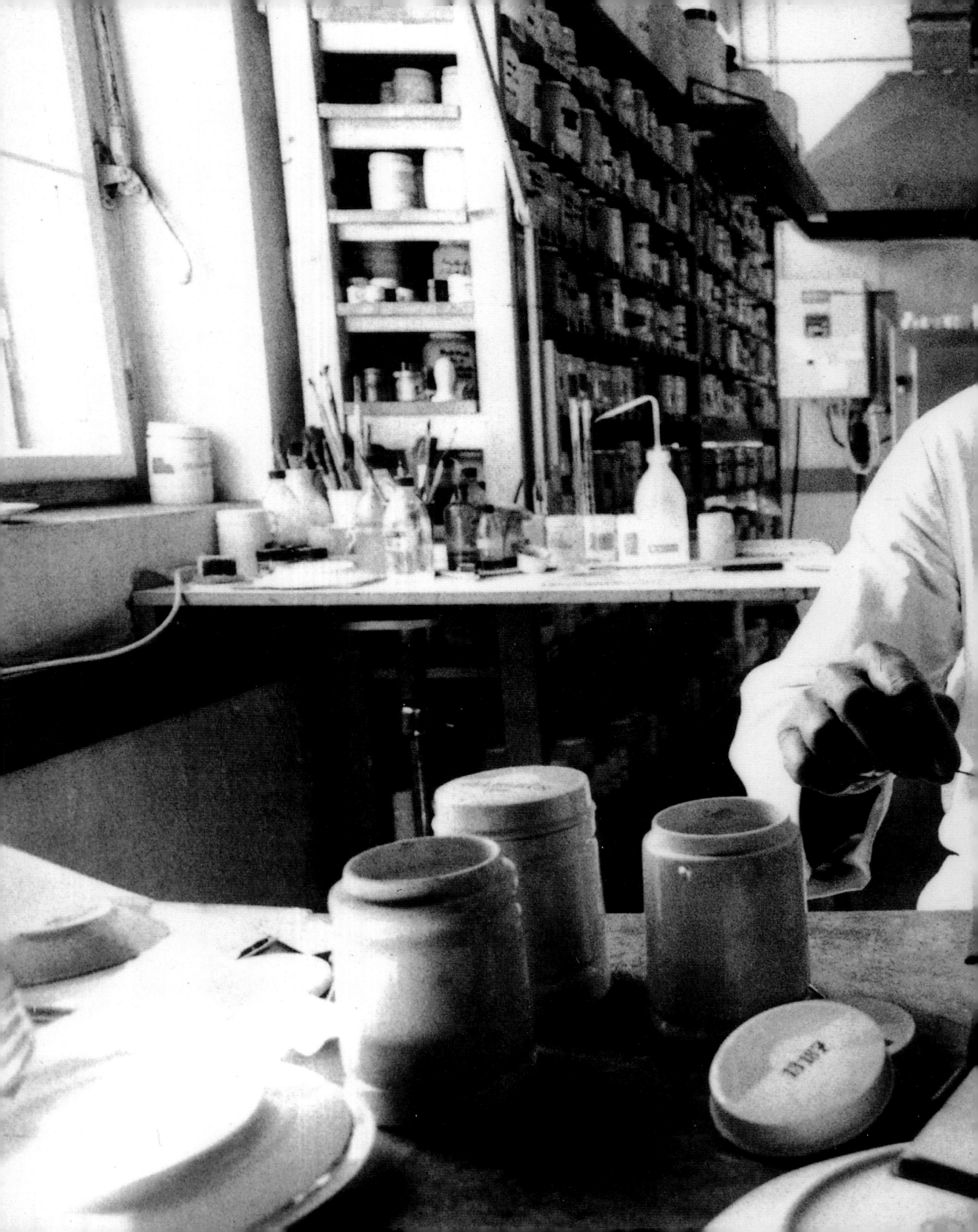

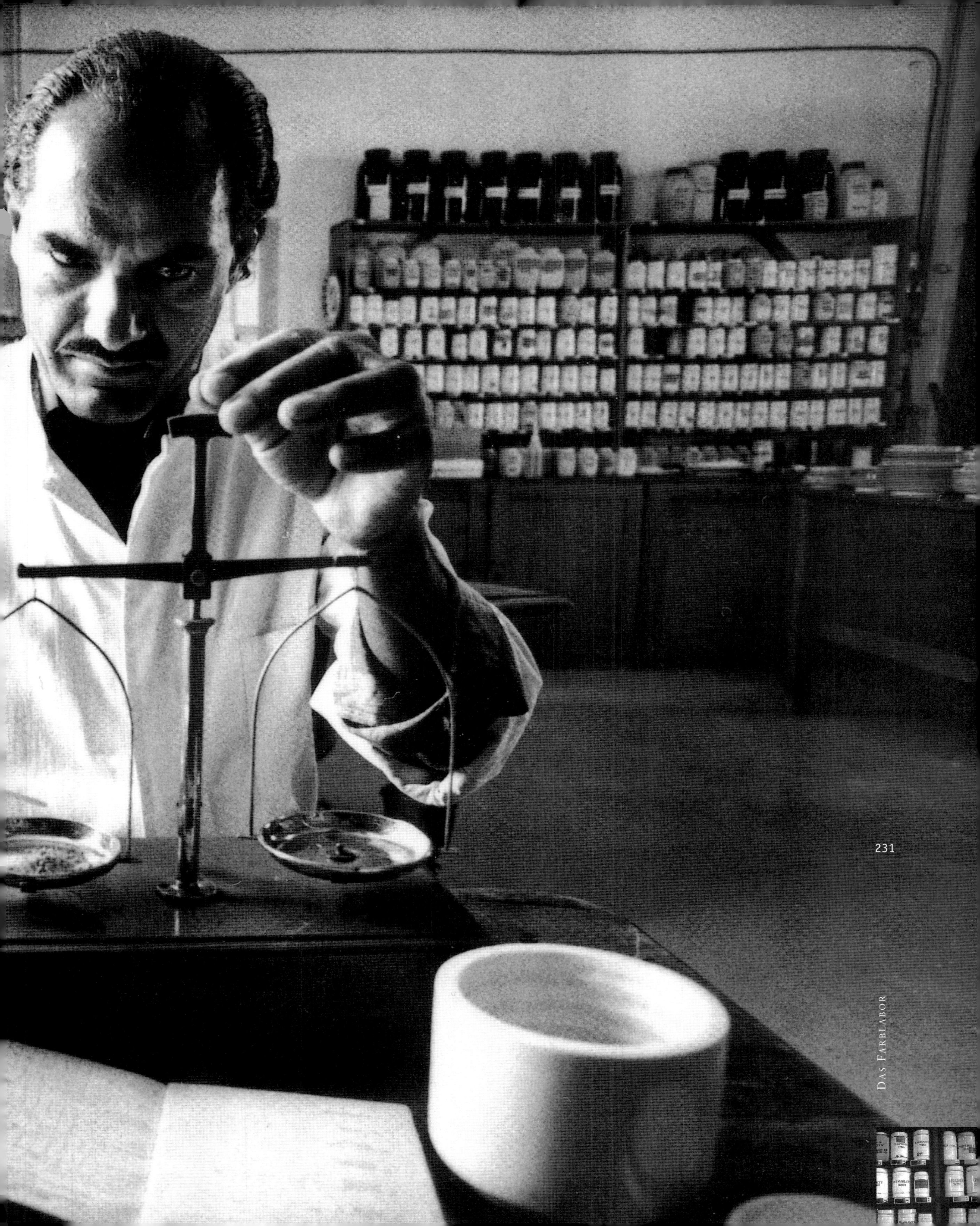

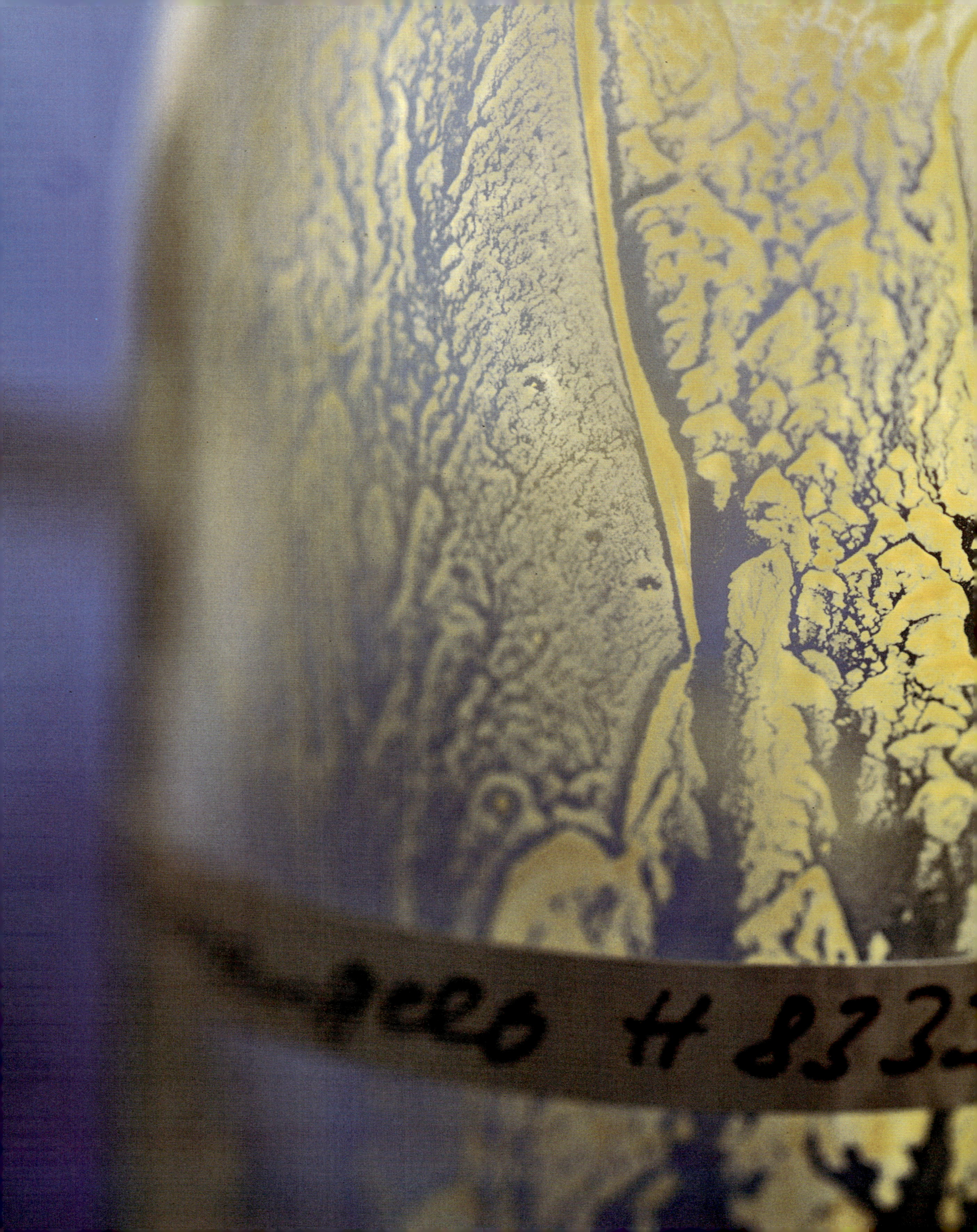

Der Ruhm der Porzellan-Manufaktur Nymphenburg gründet auch auf ihrer Farbpalette. Schon im achtzehnten Jahrhundert war die Manufaktur berühmt für ihre leuchtenden Farben, die bei all ihrer Intensität einen duftigen Charakter haben. Eine Folge langer, ausgiebiger Experimente, bei denen ehemals mit sehr giftigen Chemikalien gearbeitet wurde. Diese Farben sind nicht mehr in Verwendung. Es waren allerdings viele Versuche nötig, um zu gleichwertigen Alternativen zu gelangen. Auf den vorangegangenen Seiten sehen wir Farbproben, wie sie tausendfach in Nymphenburg archiviert sind. Ein unveräußerlicher Schatz, der unter hoher Geheimhaltungsstufe steht und stets noch erweitert wird.

Hier, im Labor, ist die Aura des Arkanums noch stets spürbar, und wohl keiner, der zwischen den Chemikalien, Oxiden, Schälchen, Meßinstrumenten und Proben durchwandern darf, kann sich dem entziehen. Grundsätzlich gibt es zwei Farbgruppen. Diejenigen, die direkt auf den Scherben gemalt werden und deren Pigmente 1400°C Hitze überstehen müssen – die Unterglasurfarben. Und die Aufglasurfarben, die im Muffelofen bei bis zu 900°C aufgebrannt werden. Farbträger sind Pigmente aus Metalloxiden, die im eigenen Labor aufbereitet und mit dem Flußmittel vermischt werden. Nur so können sie auf der Glasur haften bleiben und ihren Glanz entwickeln.

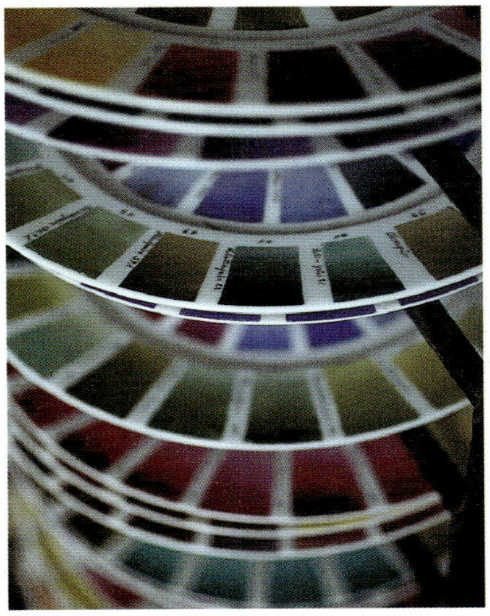

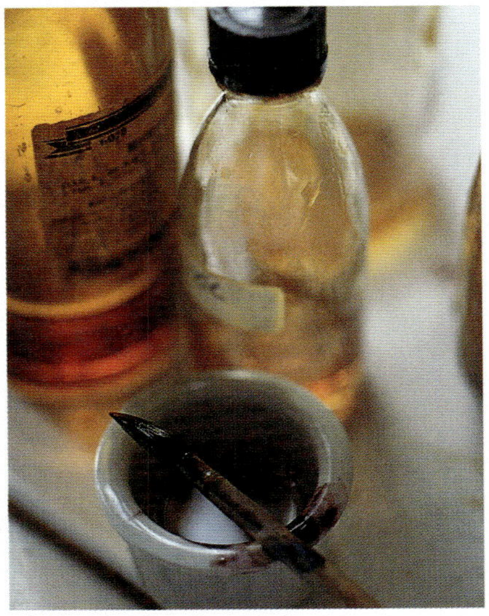

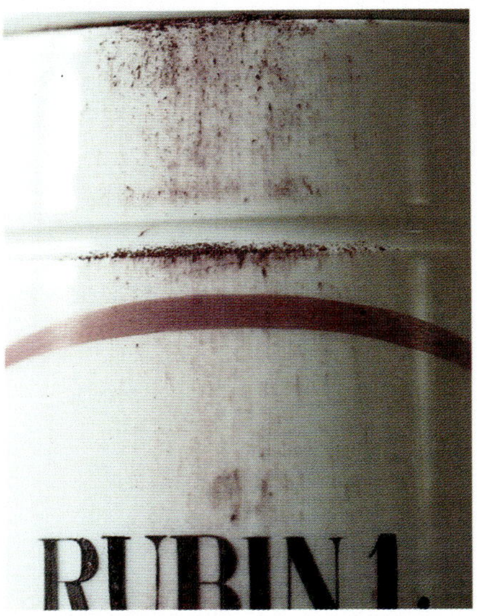

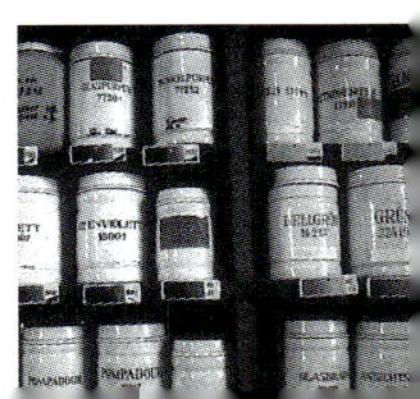

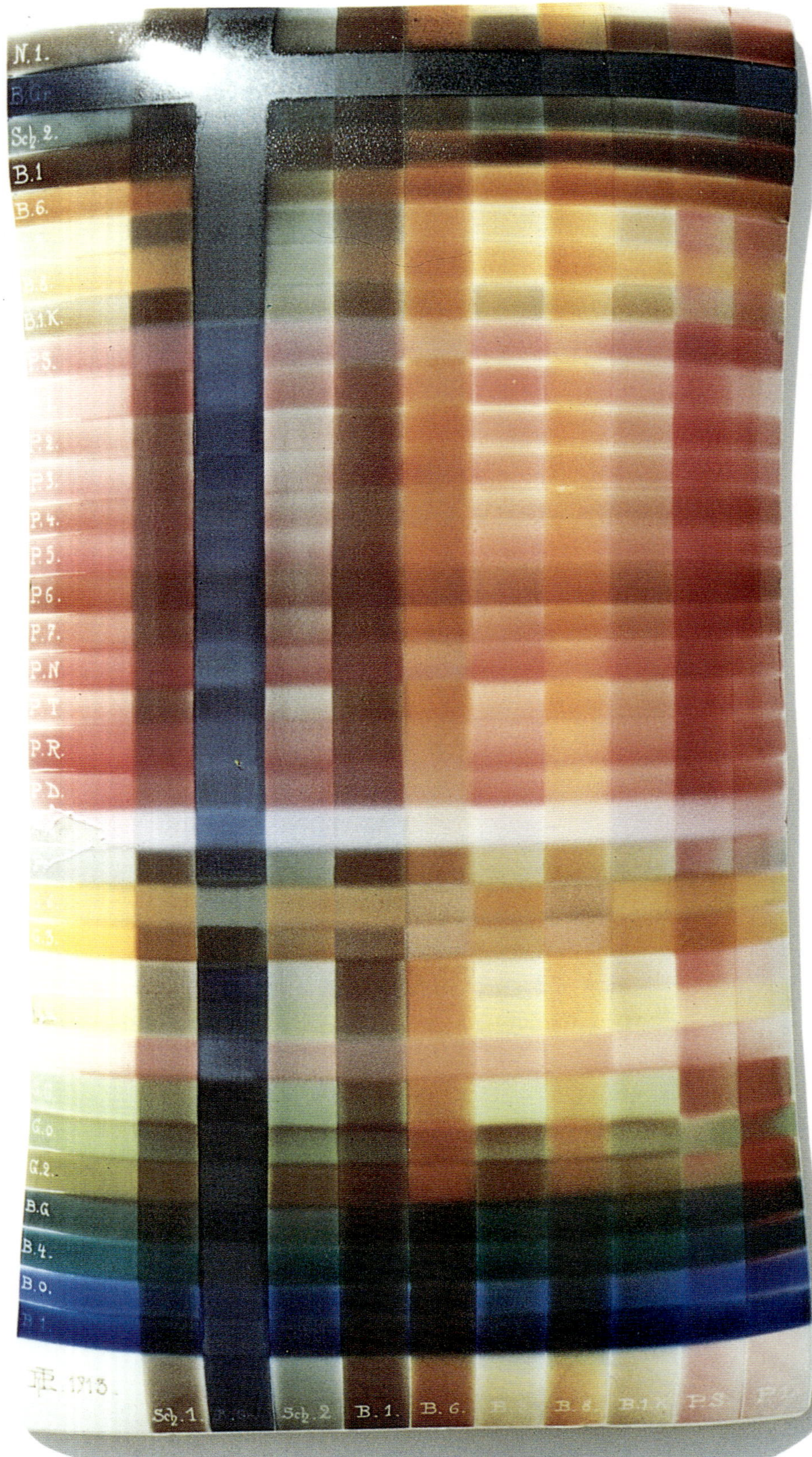

N.1.
Sch.2.
B.1
B.6.
B.1K.
P.4.
P.5.
P.6.
P.7.
P.N
P.R.
P.D.
G.2.
B.G
B.4.
B.o.
1913.
Sch.1.
Sch.2
B.1.
B.6.
B.1K

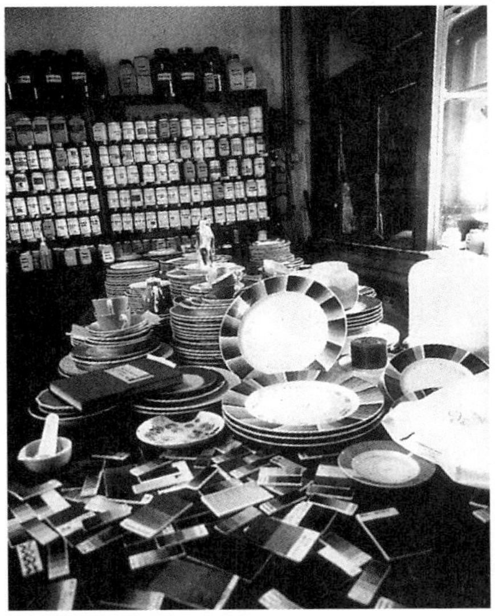

Was wir hier sehen, ist kein Kunstwerk.
Es ist eine Farbproben-Platte. Eine Ähnliche wurde eigens für die Leda à la Missoni erstellt. Der Betrachter erkennt sehr schön die unterschiedlichen Nuancen und ahnt etwas von dem diffizilen Laborhandwerk, das sich dahinter verbirgt – und der wochenlangen Arbeit. Denn jedes Rechteck steht für eine eigene Mischung.

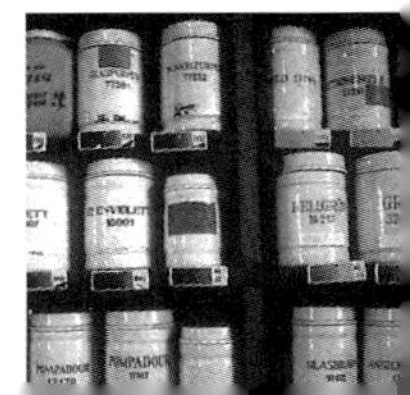

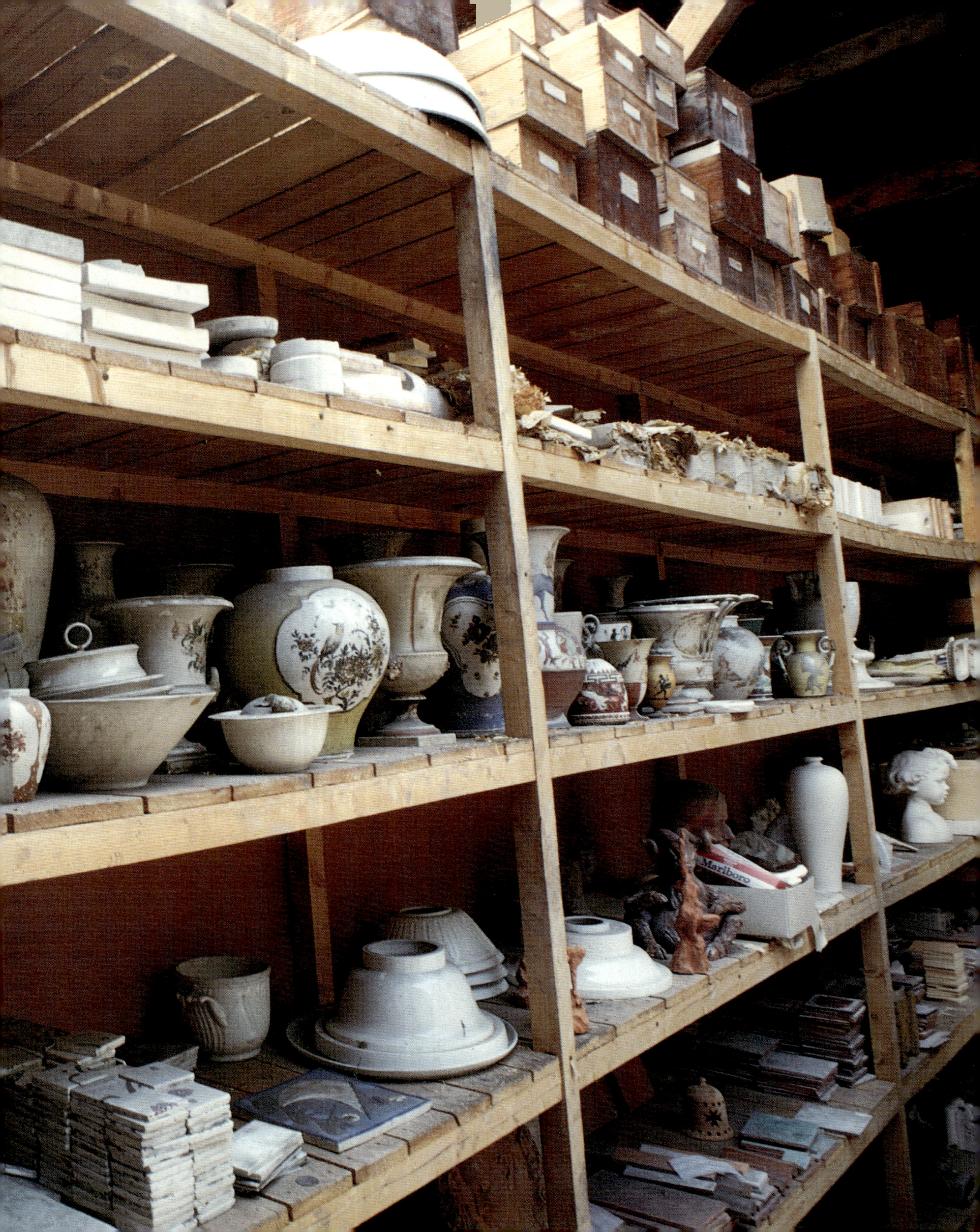
Marlboro

Eine Manufaktur tritt auf der Stelle

Es ist ein etwas heikler Part, der sich nun anschließt und mit dem die Geschichte des Unternehmens zu Ende erzählt werden soll. Wir meinen nicht die Zeit des Dritten Reichs, in der die Manufaktur keine anrüchige Rolle spielte. Es sei denn, man würde die Tatsache, daß in Nymphenburg Geschirr für Hitler, Göring und Konsorten hergestellt wurde, über Gebühr aufbauschen und damit ein hysterisches Geschichtsverständnis an den Tag legen. Vor allem, weil dies nie im vorauseilenden Gehorsam geschah. Nein, wir meinen den künstlerischen Werdegang der Manufaktur. Ein delikates Thema, zweifelsohne. Was die Manufaktur bis auf einige wenige Geschirrformen seit den fünfziger Jahren auf den Markt brachte, hat nicht die Qualität, die man von ihr gewohnt war. Was hat dieser Betrieb nicht alles an Herrlichem hervorgebracht. Die unvergleichlichen Figuren von Bustelli, wunderschönes Rokoko-Porzellan, den herrlichen Malstil von Zächenberger, prachtvolles, ausgewogenes Geschirr aus der klassizistischen Epoche, bemerkenswerte Unterglasurarbeiten im Jugendstil, eine ungemein breite leuchtende, trotzdem nie auftrumpfende Farbpalette, den zeitlos schönen „Wersin" ... und dann? Bei der Auswahl der Figuristen scheint das allein ausschlaggebende Kriterium gewesen zu sein, ob der Aspirant bei Wackerle gelernt hatte. Allem Anschein nach hat dieser den Figurenstil festgelegt. Nicht ein Bäuml. Und was das Geschirr angeht, so ist leider auch nichts Inspirierendes zu vermelden. Die Leitung der Manufaktur ruhte sich auf ihrer „Klassischen

Moderne“ aus und vergaß dabei, daß es der Wesenszug der „Moderne“ ist, immer wieder aufs neue erfunden zu werden. Es ist dies auch eine wirtschaftliche Überlebensfrage. Natürlich wird es immer Menschen geben, die das Rokoko- oder Perlservice, das Geschirr „Gerippt“ oder „Helios“ kaufen werden. Nur wird man sich damit nicht die Zukunft sichern können. Eine zunehmend andere Käuferschicht wird die Manufaktur tragen müssen, eine Käuferschicht, für die Giacometti, Tàpies, Schumacher, Rauschenberg, Judd, Rückriem, Holzer, aber auch Galiano und Miyake ein Begriff sind. Und wer weiß: Vielleicht wird die Utopie stilvollen Lebens doch noch Realität. Wenn Mitmenschen sich beispielsweise überlegen, daß zwei Zylinder und ein Liter Hubraum weniger es auch tun. Und sich an Stelle dessen ein schönes Service in jahrhundertealter Handwerkskunst zulegen. Denn genau das bietet die Porzellan-Manufaktur Nymphenburg wie keine andere. Haben bei den übrigen Manufakturen Preßformen, Farbschablonen und neuartige Antriebsformen Einzug gehalten oder „mußten“ neue seelenlose Räume bezogen werden, in dem Rokoko-Anwesen am Rondell ist man der Überzeugung, daß all dies eine Einbuße an Individualität, an Einzigartigkeit zur Folge hätte. Dafür gibt es technische Gründe, die rational nachvollziehbar sind, gewiß. Aber auch emotionale. Etwas Kryptisches, ein nicht mit Worten beschreibbares Stück Geschichte reicht hier zurück in die Zeit. Und dieses Band will man auf keinen Fall kappen. Mit der Manufaktur hat sich eine Art Gesamtkunstwerk aus dem letzten Jahrhundert in die Neuzeit hinübergerettet, in der soviel Handwerk, Ausbildung, Können und Stil vereint sind, daß es auch für die Neuzeit reichen wird. Und man ist auch bereit, dafür zu kämpfen. Wie der dreizehnjährige Gerichtsstreit gegen das Porzellanunternehmen „Fürstenberg“ beweist, an dessen Ende den Fürstenbergern die Bezeichnung „Manufaktur“ nur im Zusammenhang mit den Produkten zugestanden wurde, die auch wirklich mit freier Hand bemalt wurden. Denn nur dann würden sie, gemäß dem Urteilsspruch, dieser Bezeichnung würdig sein.

Ein neuer Beginn mit unvergleichlichen Ressourcen. Nach dieser Philosophie handelt auch die neue Geschäftsführung, die seit 1997 die Geschicke leitet. Was keineswegs heißt, daß man nun in Nymphenburg versucht, sich in forcierter Weise den Zeitläufen inklusive ihrer diversen Irrwege anzubiedern. Darüber hinaus weiß man, daß im Magazin mehr als zweitausend nicht veröffentlichte Formen darauf warten, sondiert und gegebenenfalls umgesetzt zu werden. Es ist ein spannendes Kapitel, was sich jetzt auftut. Ein Kapitel, das vielleicht auch die Frage beantworten wird, was Porzellan gerade in diesem handwerklichen und künstlerischen Extrem für die Zukunft bedeuten kann.

Eingangs dieses Buches war die Rede von Authentizität und Einzigartigkeit. Von einer gewissen Ehrfürchtigkeit Dingen gegenüber, die so gar nicht mehr in unsere schnellebige Zeit zu

Unterplatte des Kurfürstlichen
Hofservices Form "Rokoko"
Dekor nach Joseph Zächenberger
1760–1765

passen scheinen. Porzellan ragt in dieser Form und Unvergleichlichkeit aus der Masse standardisierter und anonymer Dinge wie kaum ein anderes heraus und – romantischer Nachschlag gefällig? – vereint in wunderschöner Form Geschichte, Handwerk, Schönheit und Nutzen. Allerdings – ein Teller, eine Figur, sie sagen mehr als tausend Worte ...

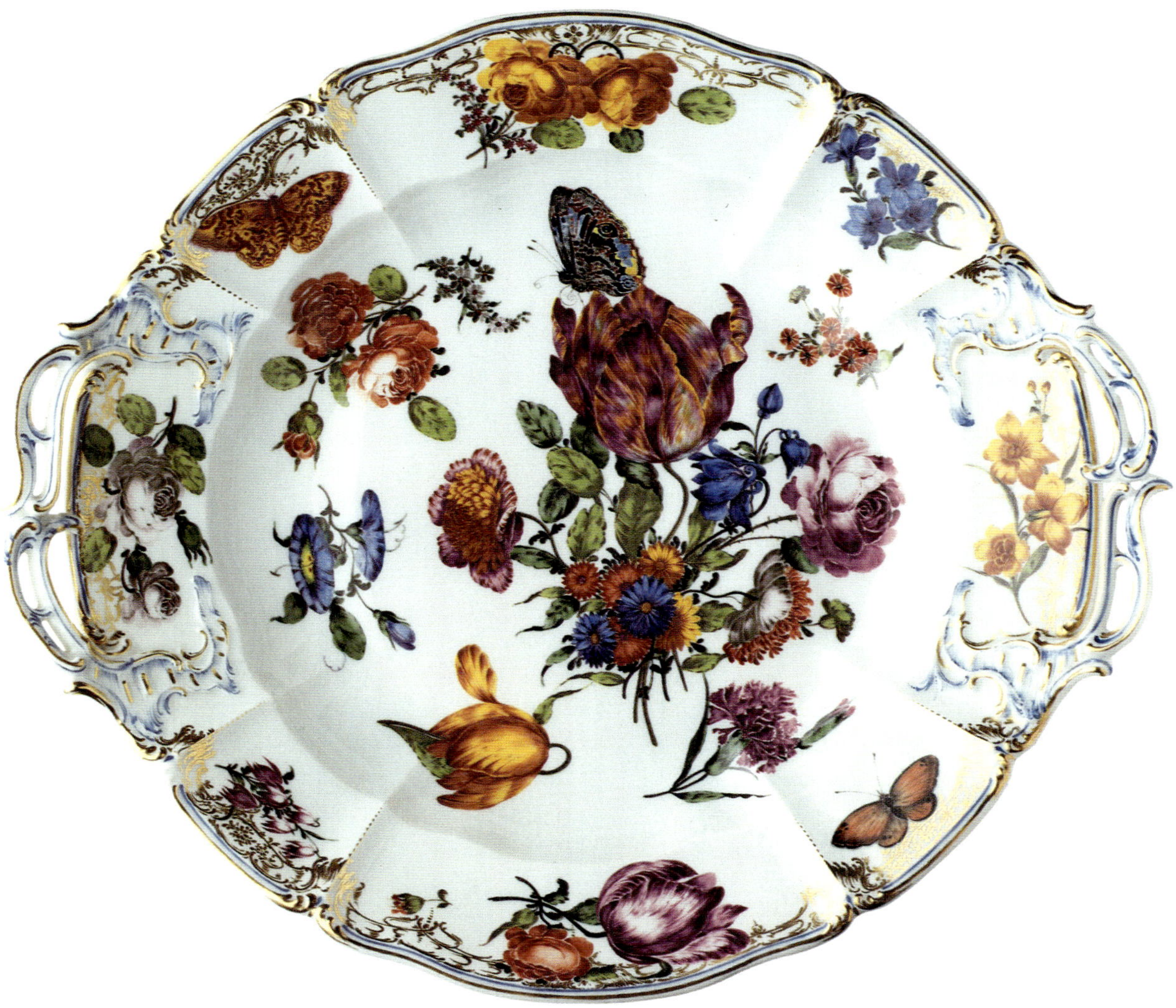

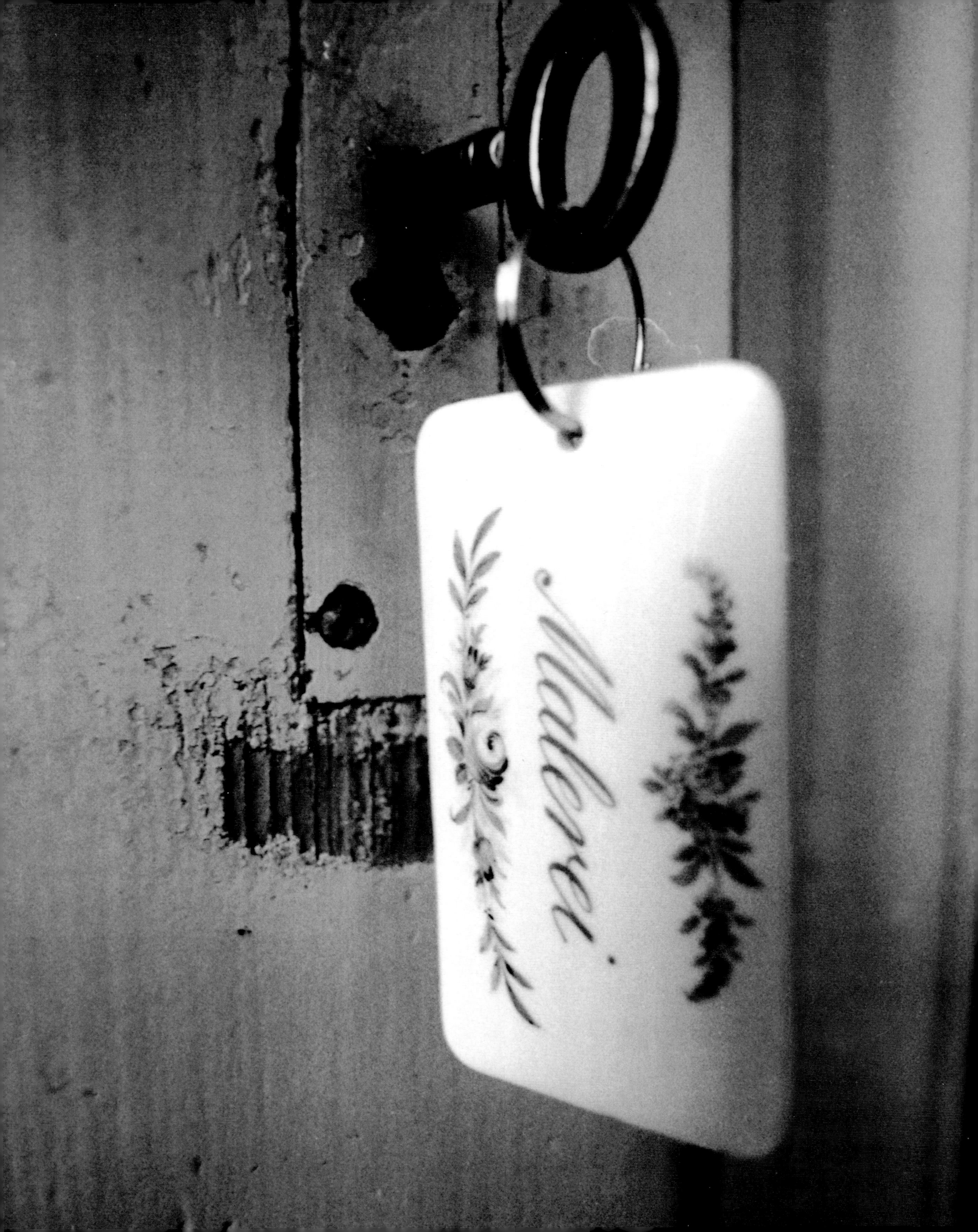
Malerei

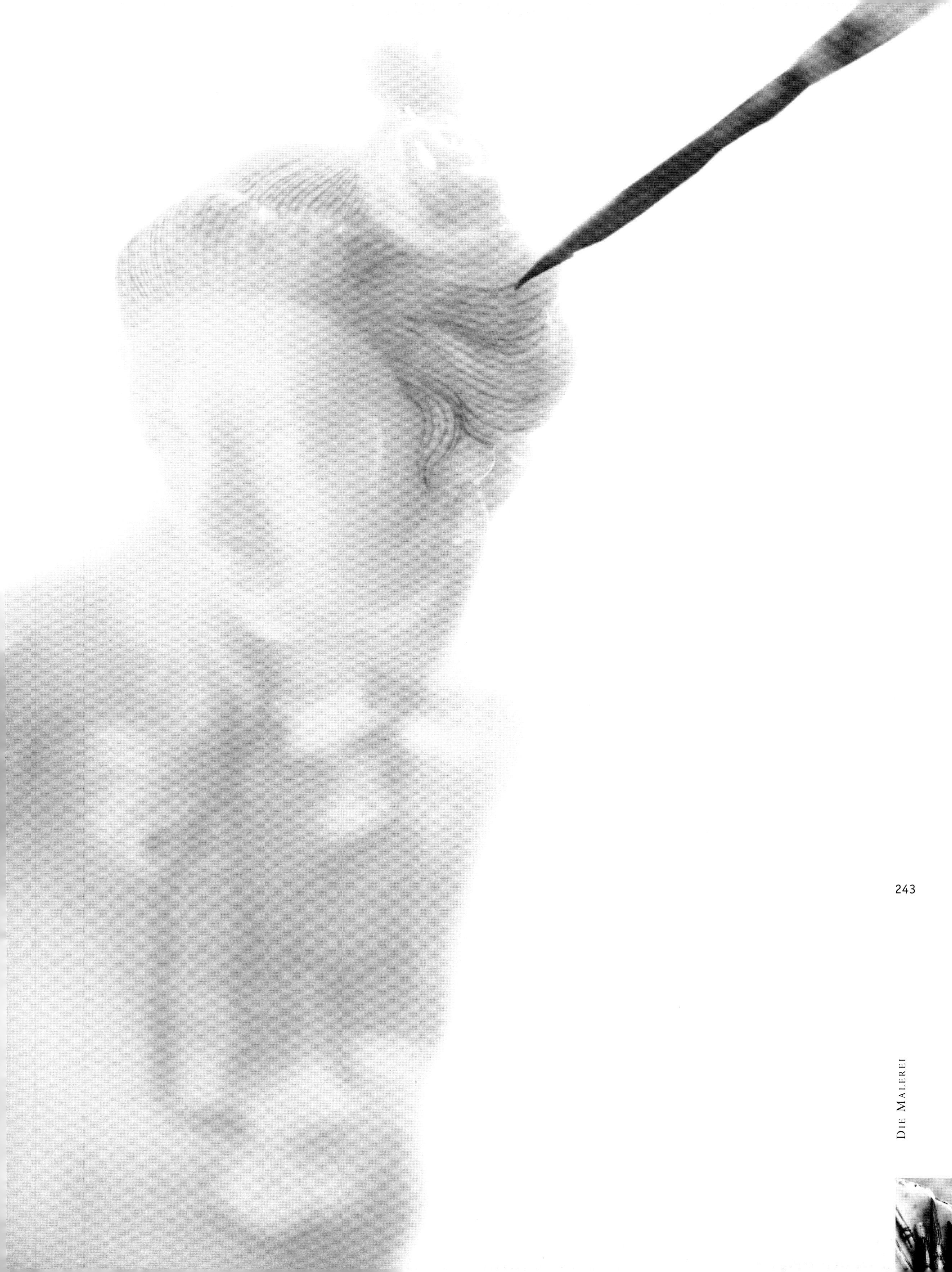

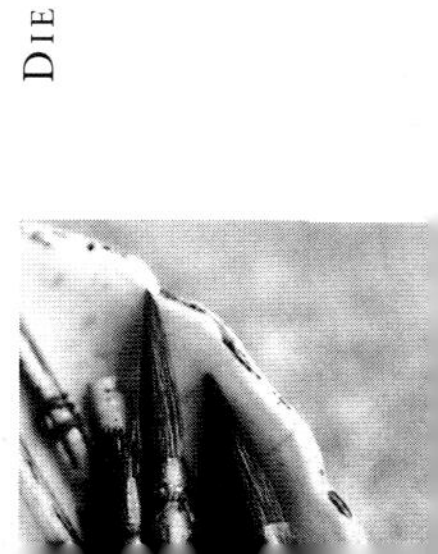

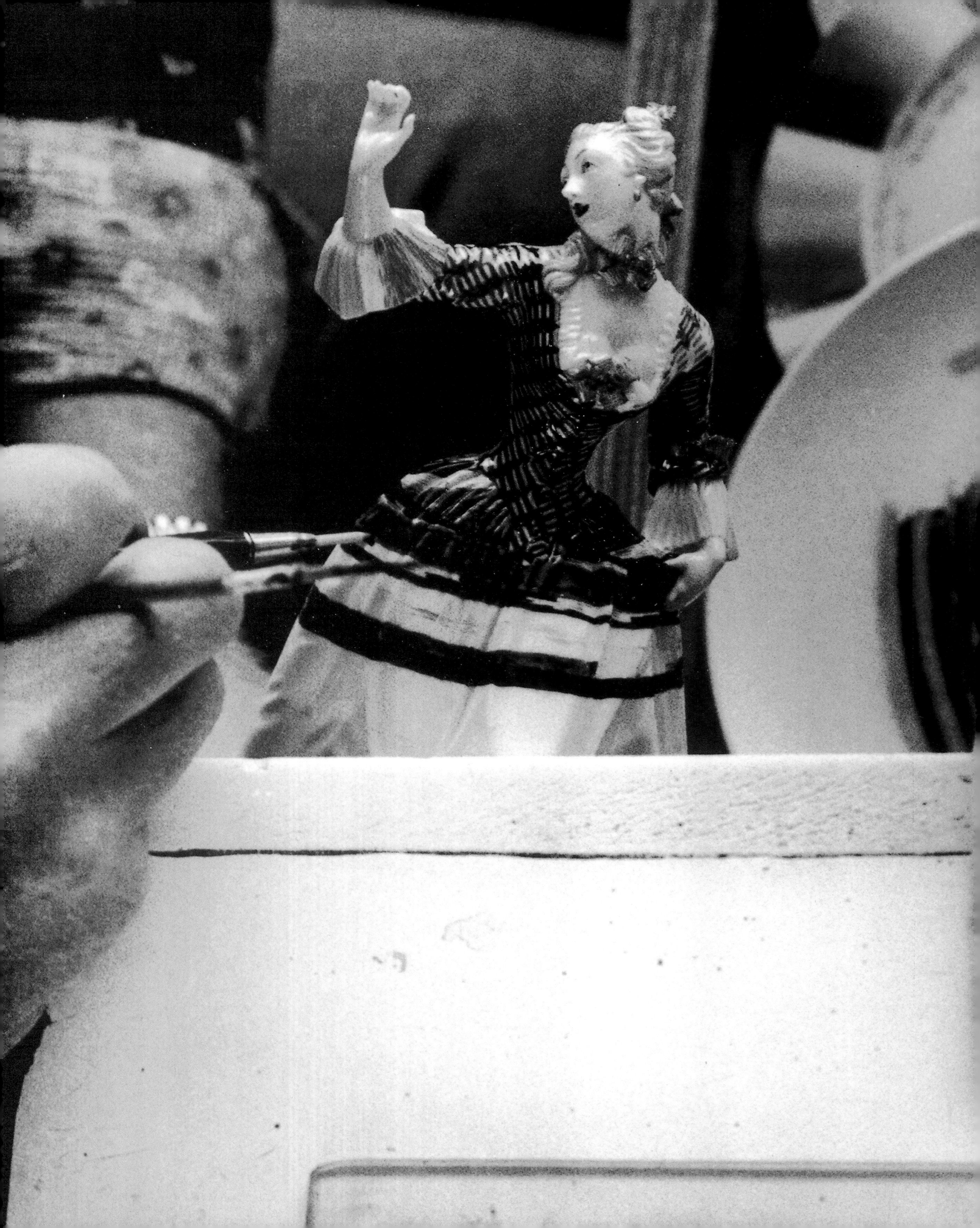

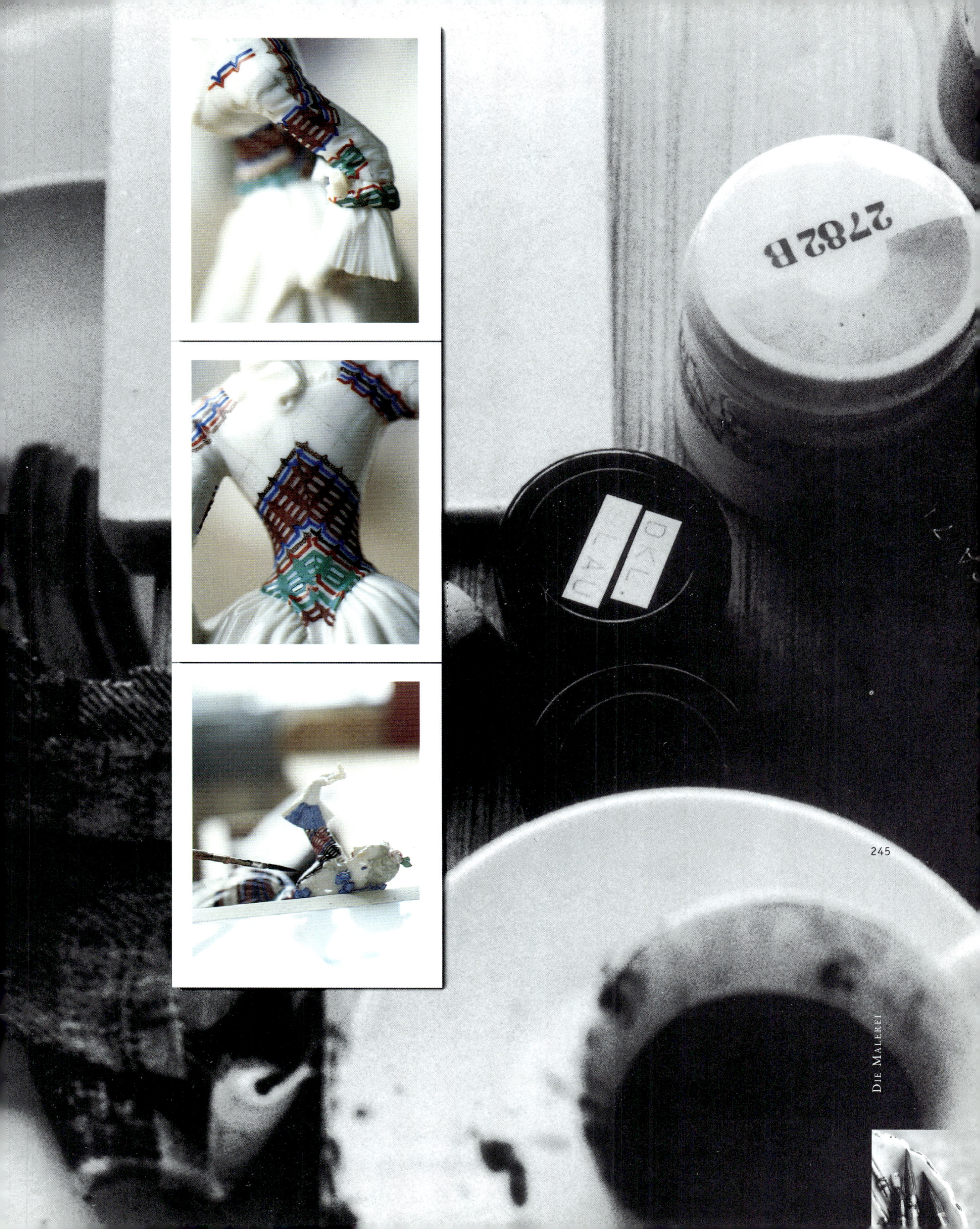
2782 B
DKL.

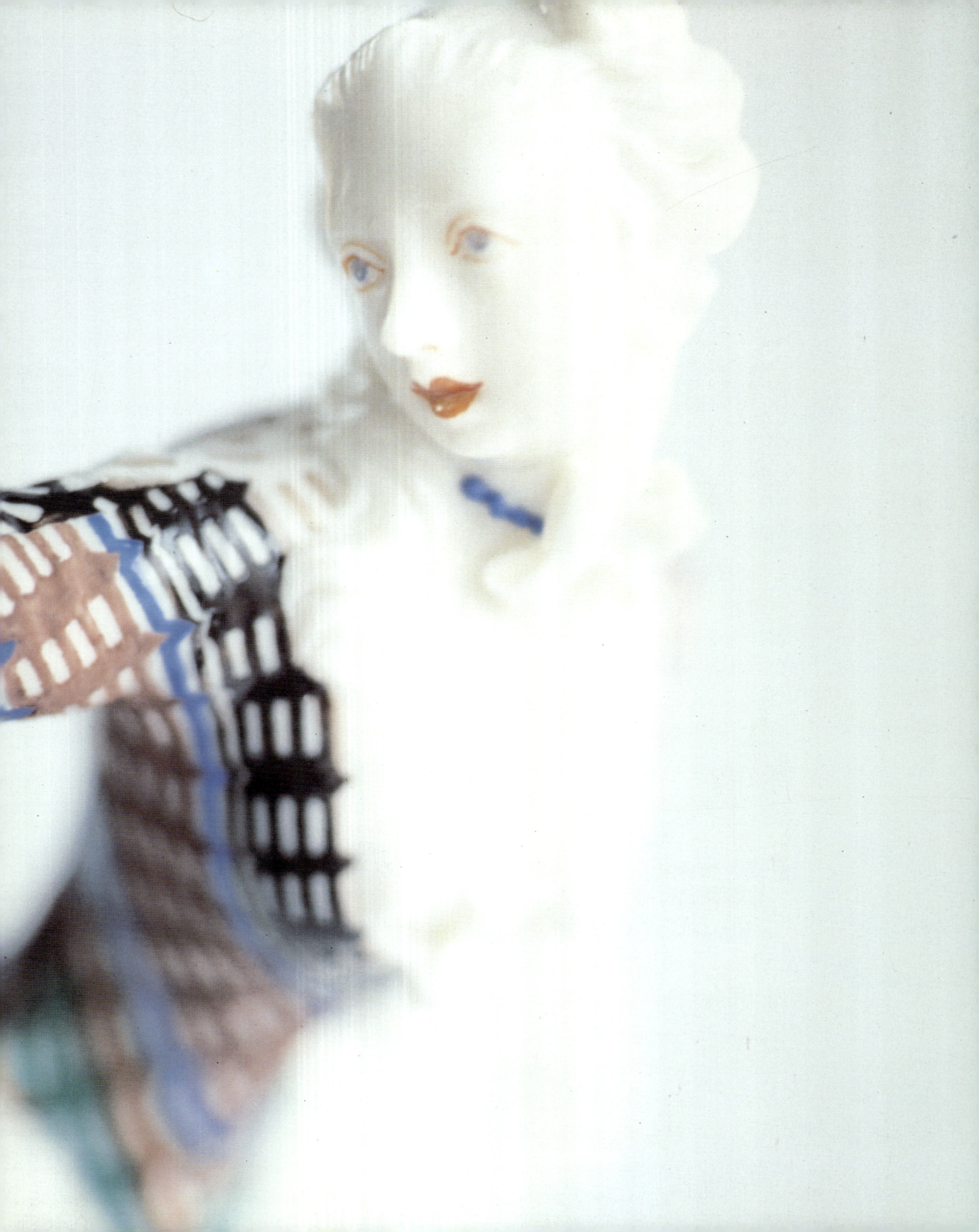

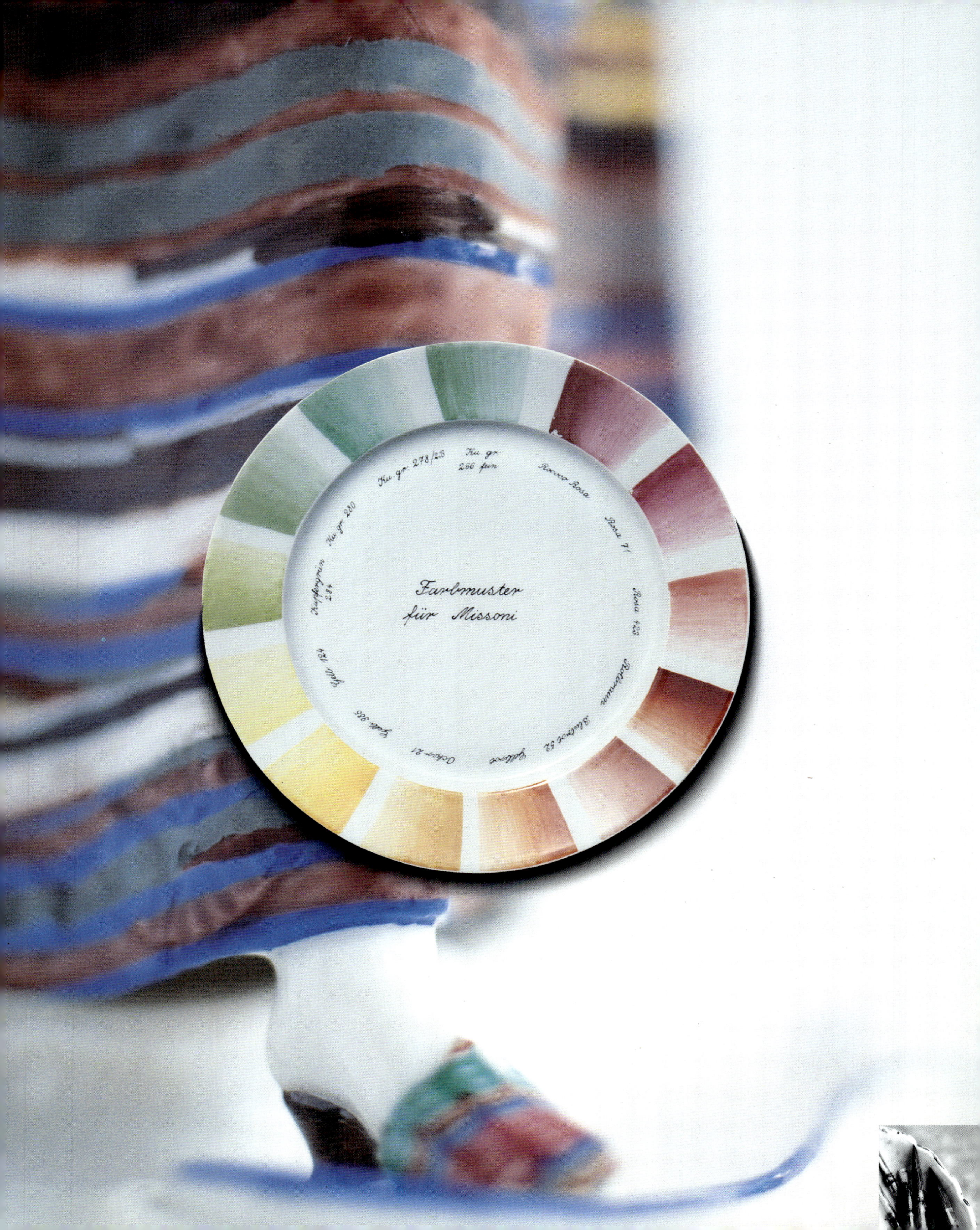
Farbmuster
für Missoni
Ku gr 278/23
Ku gr
266 fein
Rococo Rosa
Rosa 71
Rosa 423
Ocker 21
Gelb 385
Gelb 134
Ku gr 230

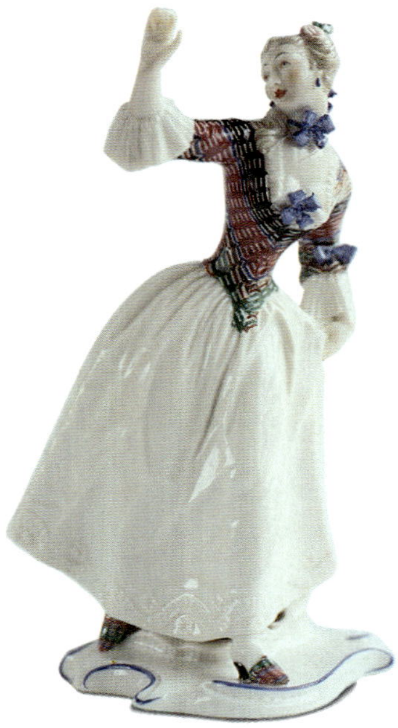
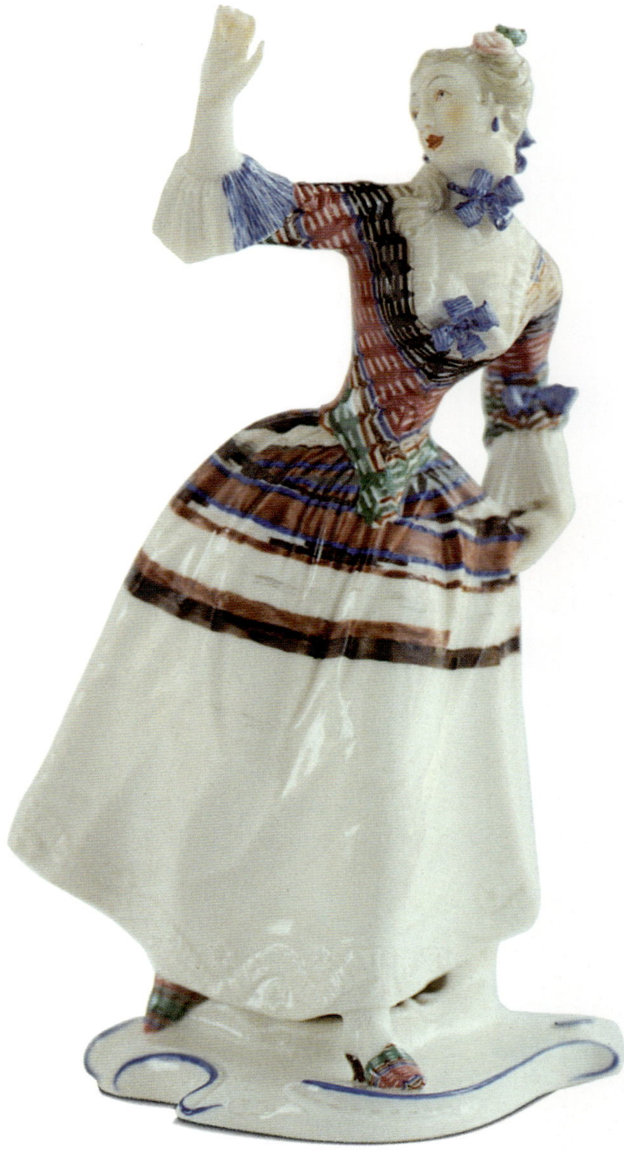
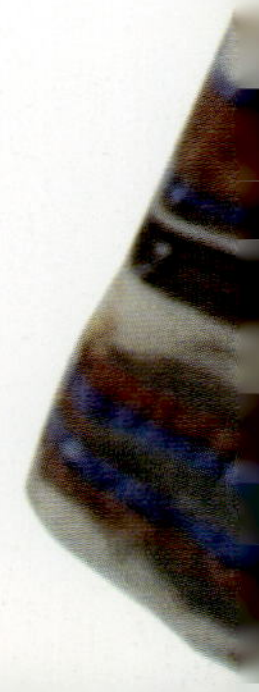

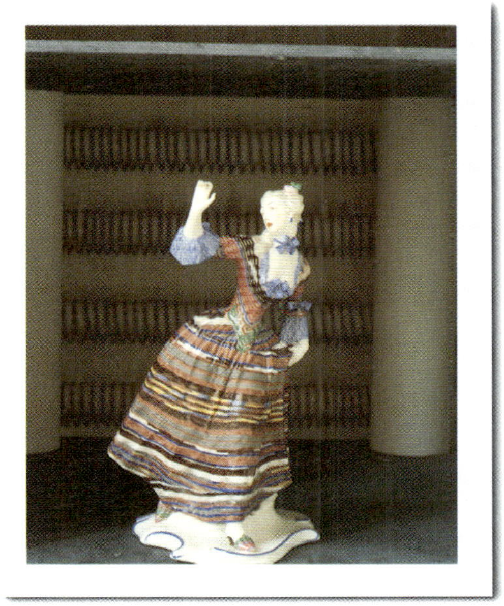

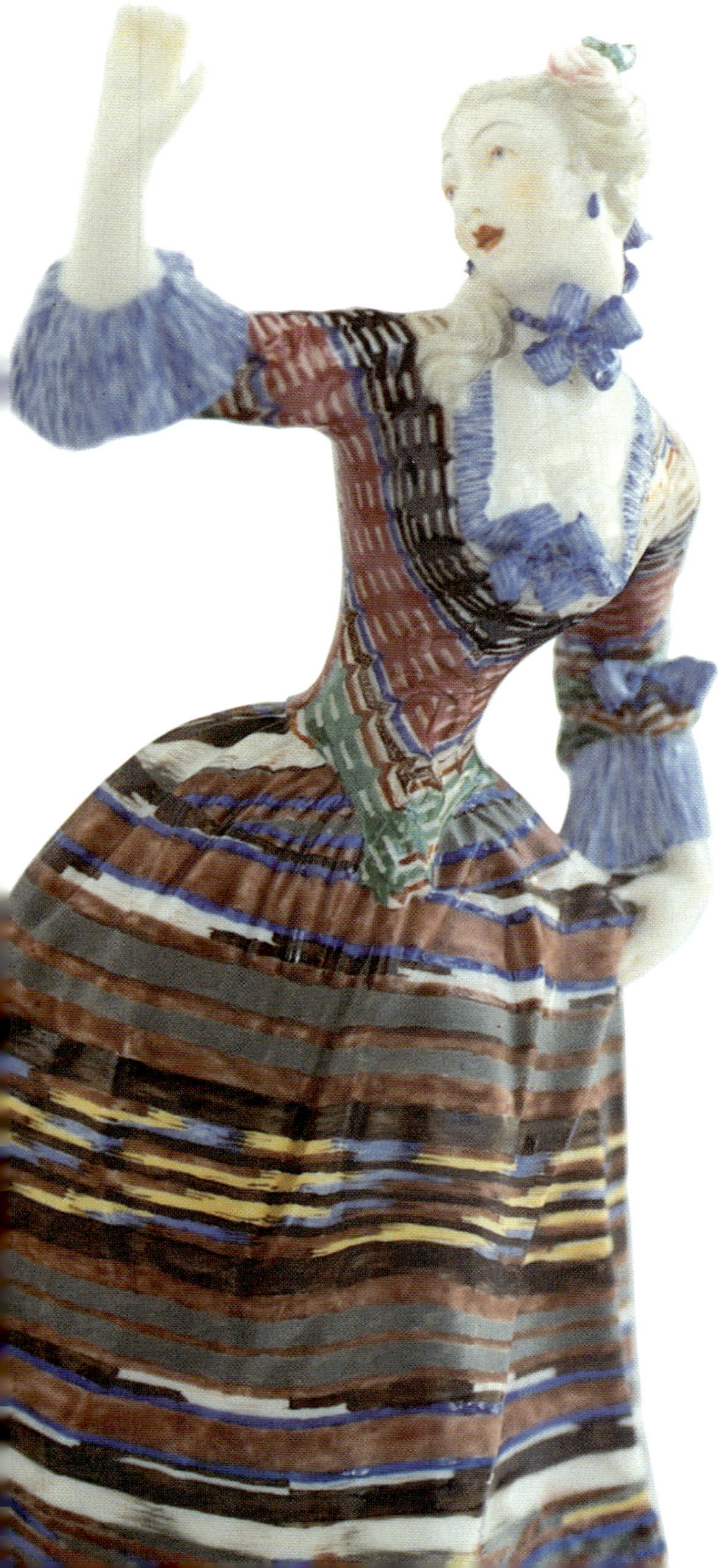

Die ultimative Anprobe: der Leda wird der neue Missoni-Stoff aufgemalt. Die Vorgaben kommen direkt aus den italienischen Modeateliers. Da die Farben beim Einbrennen in die Glasur, dem sogenannten Muffelbrand (800°C bis 900°C), ihren Charakter verändern, orientierten sich die Missoni-Designer an den eigens gebrannten Farbproben. Viele unzählige, zum Teil winzige Pinselstriche müssen auf die Glasur gezaubert werden, um das Kunstwerk zu vollenden. Über fünfzig Stunden verbringt der Maler in der Manufaktur, allein um der Leda diese Kreation anzupassen, eine Kunstfertigkeit, für die man über zwanzig Jahre Übung braucht – wenn nicht mehr. Ein anschauliches Bild, das die verschiedenen Malstadien dokumentiert. Die ersten drei Zwischenaufnahmen (von hinten bzw. links) zeigen die Leda, zwar bemalt, jedoch ungebrannt. Die durch den Muffelbrand erzeugte Farbveränderung wird durch die große Figur auf der nächsten Seiten ersichtlich und macht nochmals klar, unter welch erschwerten Bedingungen der Maler arbeiten muß.

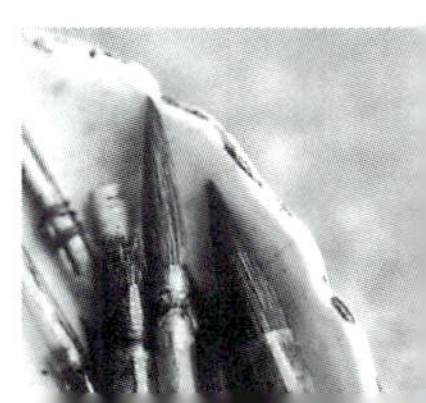

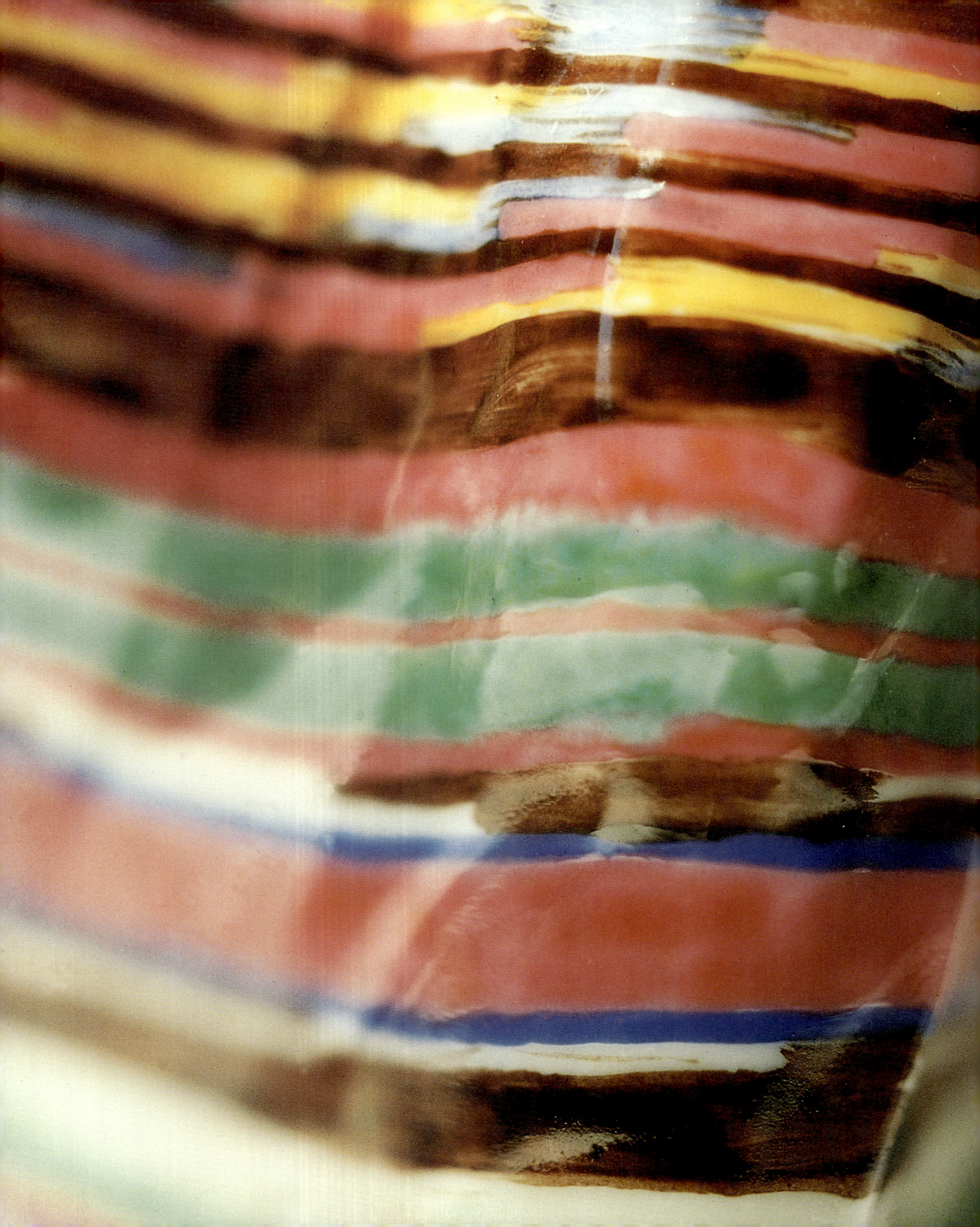

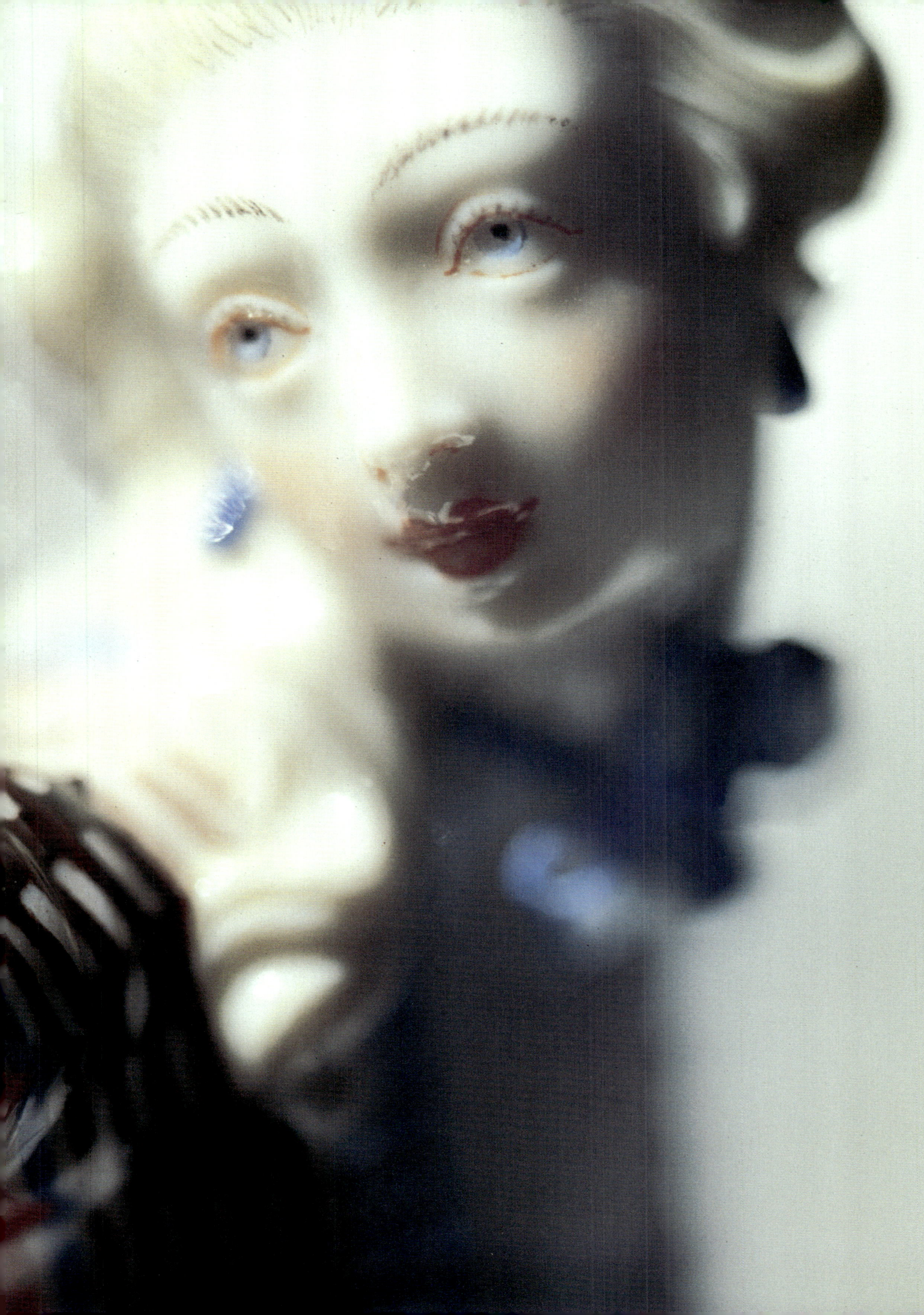

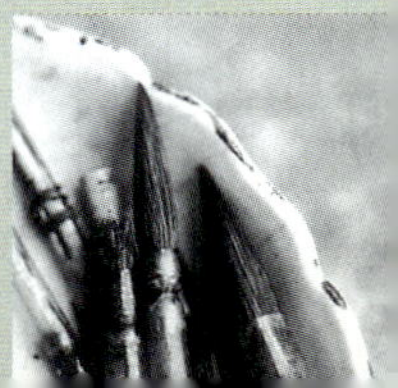

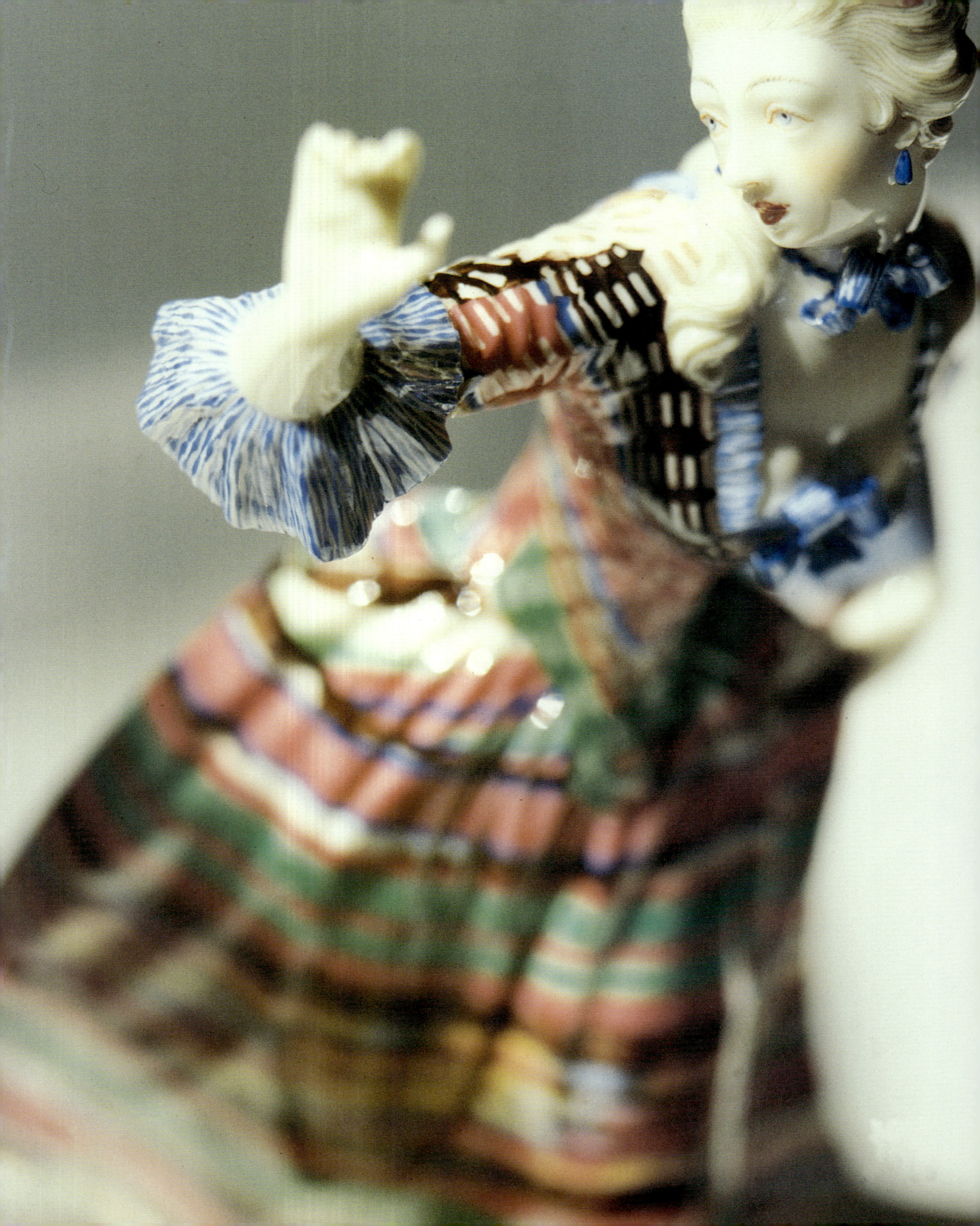

Das Warten hat sich gelohnt. Nach fast zweihundertundfünfzig Jahren erstrahlt die Leda in einem neuen, diesmal italienischen Kleid der Haute Couture.

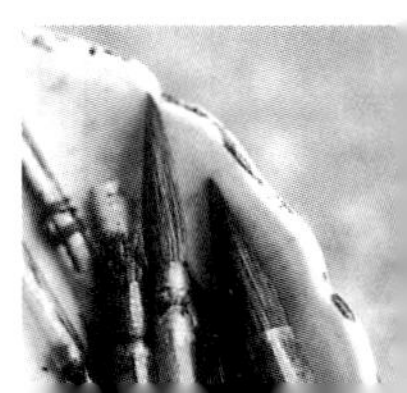

Danke

Bei der Entstehung dieses Buches haben uns die im folgenden Genannten in vielfältiger Weise unterstützt. Wir möchten ihnen an dieser Stelle herzlich danken, daß sie uns auf der Reise in die Vergangenheit gefolgt sind und geholfen haben, unseren Traum zu verwirklichen. Besonderer Dank gebührt Egbert Freiherr von Maltzahn, der uns mit großer Begeisterung und persönlichem Einsatz stets zur Seite stand. Gedankt sei Dr. Katharina Hantschmann, Bayerisches Nationalmuseum, Dr. Dieter Kudorfer, Bayerische Staatsbibliothek, Dr. Albrecht Miller, Bayerische Verwaltung der Staatlichen Schlösser, Gärten und Seen, Luca Missoni und Liz Griffiths, Missoni SPA, die mit großer Begeisterung der Leda ein neues Kleid entworfen haben, Ekkehard Haseneder, der uns über die ganzen Monate hinweg unermüdlich und geduldig in die Geheimnisse und technischen Abläufe der Manufaktur einführte, Helmut Schnitzler, der nicht nur mit Freude, sondern auch mit ungewöhnlichem Interpretationsvermögen den Missoni-Entwurf auf Porzellan bannte, Anton Hörl und Joseph Knipfer, Theo Eisenrieth, der immer wieder neue Gipsformen für die Kamera goß, Helmut Kügler, der mit einem kritischen Auge über der Malerei wachte, Evelin Arneth, die das Archiv betreut, Helmut Wagner, Susanne Bauer, Robert Gilg, Gurnam Singh Thandi, Monika Reimann, Christine Dreike, Elisabeth Hartung, Sybille Masian und Waltraud Scharnowski, bei der immer ein heißer Kaffee wartete.

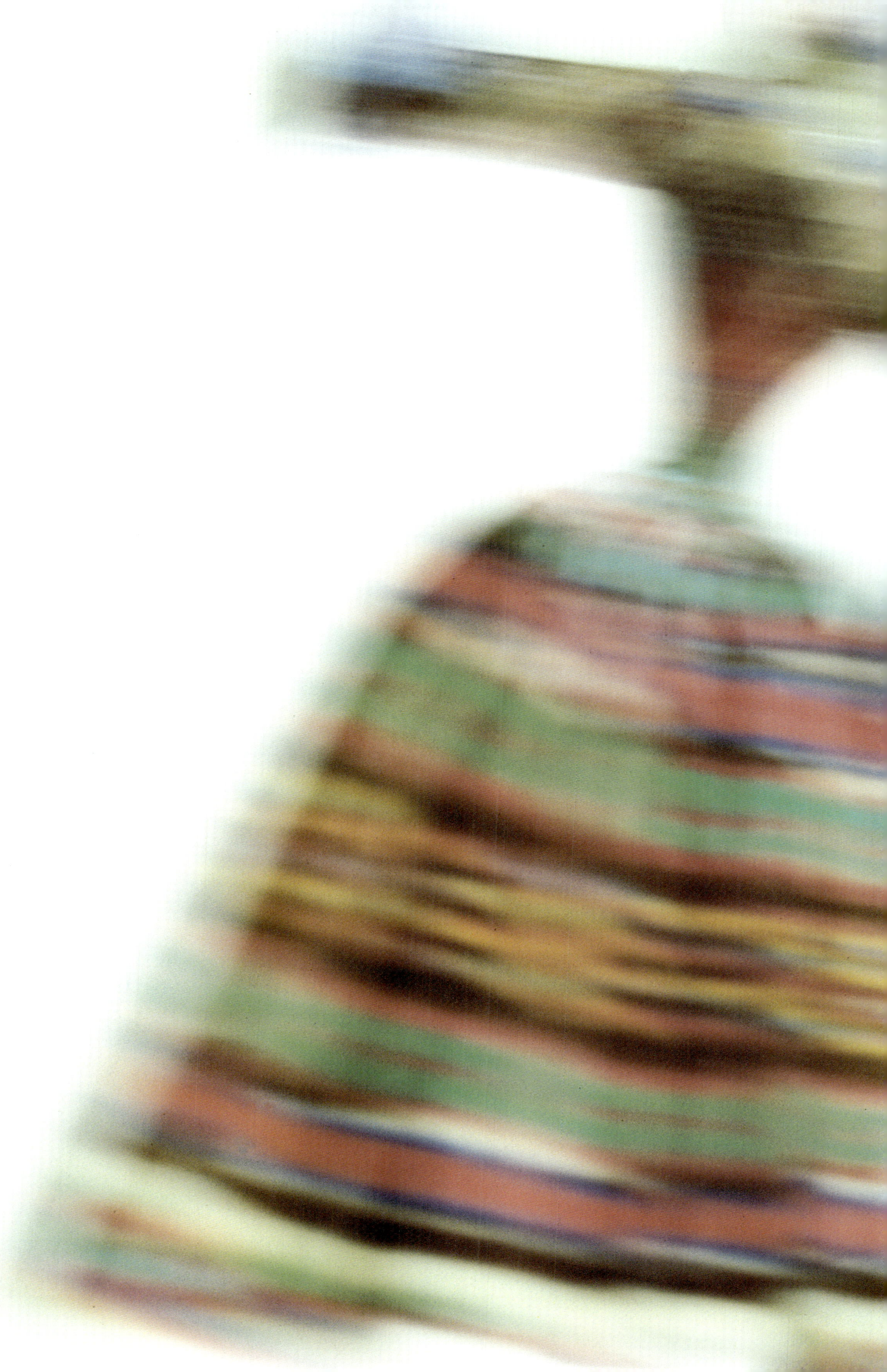

Literaturnachweis

Norbert Elias,
Über den Prozess der Zivilisation,
Frankfurt am Main 1976

Michael Newmann,
Die Deutsche Porzellanmanufaktur im 18. Jahrhundert,
Braunschweig 1977

Barbara Krafft,
250 Jahre Porzellan-Manufaktur Nymphenburg,
München 1997

Alfred Ziffer,
Nymphenburger Moderne,
Die Porzellan-Manufaktur im 20. Jahrhundert
Eurasburg 1997

Alfred Ziffer,
Nymphenburger Porzellan Sammlung Bäuml,
Stuttgart 1997

Friedrich H. Hoffmann,
Geschichte der Bayerischen Porzellan-Manufaktur Nymphenburg,
Anton Hiersemann Verlag 1922, Neuauflage Berlin 1991

B. Michael Andressen,
Barocke Tafelfreuden an Europas Höfen,
Stuttgart, Zürich 1996

Konzeption: Raffaella und Manuel Schnell,
Susanne Schaal
Fotografie: Raffaella und Manuel Schnell
Grafische Gestaltung: Susanne Schaal
Text: Otward Buchner
Foodstyling: Patrik Jaros
Herstellung: Birgit Veits
Reproduktionen: reproteam siefert, Ulm
Druck und Binden: Offizin Andersen Nexö, Leipzig
Printed in Germany
ISBN 3-485-00802-8

[illegible]